XIANDAI HUXI XITONG
WEIZHONGZHENG ZHENLIAO

现代呼吸系统
危重症诊疗

主 编 徐喜媛 杨敬平 卜宝英 闫明宇 李培英

科学技术文献出版社
SCIENTIFIC AND TECHNICAL DOCUMENTATION PRESS
·北 京·

图书在版编目（CIP）数据

现代呼吸系统危重症诊疗 / 徐喜媛等主编. — 北京:科学技术文献出版社,2018.5
ISBN 978-7-5189-4481-1

Ⅰ.①现… Ⅱ.①徐… Ⅲ.①呼吸系统疾病—险症—诊疗 Ⅳ.①R56

中国版本图书馆CIP数据核字(2018)第104404号

现代呼吸系统危重症诊疗

策划编辑：曹沧晔　　　责任编辑：曹沧晔　　　责任校对：赵　瑷　　　责任出版：张志平

出 版 者　科学技术文献出版社
地　　址　北京市复兴路15号　邮编　100038
编 务 部　(010) 58882938，58882087（传真）
发 行 部　(010) 58882868，58882874（传真）
邮 购 部　(010) 58882873
官方网址　www.stdp.com.cn
发 行 者　科学技术文献出版社发行　全国各地新华书店经销
印 刷 者　济南大地图文快印有限公司
版　　次　2018年5月第1版　2018年5月第1次印刷
开　　本　787×1092　1/16
字　　数　334千
印　　张　13
书　　号　ISBN 978-7-5189-4481-1
定　　价　148.00元

前　言

随着我国工业化、现代化进程的加速和生活方式的转型，空气污染、吸烟、人口老龄化等问题日趋严重，使呼吸系统疾病愈发成为影响我国人民健康和生命的重大、常见、多发疾病，所造成的疾病负担极为严重。近年的疫情说明，新发呼吸道传染病亦对人类健康构成重大威胁。呼吸学界在敏锐积极地运用新的办法、接受新的理念、实践新的模式应对。

本书主要介绍了呼吸系统的病理学检查、常用治疗技术与常见疾病的诊疗，包括药物和雾化吸入治疗、呼吸重症疾病的治疗、呼吸系统感染性疾病、肺循环疾病、肺部肿瘤等疾病的诊疗，最后介绍了呼吸系统常见疾病的护理。

鉴于医学的飞速发展，随着时间的推移，本书一定存在知识滞后需要更新的地方，望广大读者取其精华、弃其糟粕；由于参编人数较多，文笔不尽一致，加上编者时间和篇幅有限，书中不足之处在所难免，望广大读者提出宝贵意见和建议，以便以后修订。

编　者
2018 年 4 月

目 录

第一章

呼吸系统病理学检查

病理学是一门基础医学与临床医学之间的桥梁学科，是研究疾病病因，发病机制，病变组织器官的大体及显微镜下改变及疾病的进展和转归等，现代病理学还包含了疾病的分子生物学和生化改变。呼吸系统疾病丰富多样，堪称浩瀚，其病理学分类多种多样，如有按照疾病的病因或损伤类型进行分类的，也有按病变解剖分布进行讨论的，不同的分类方式可以说各有利弊。随着纤维支气管镜及胸腔镜技术的广泛应用以及影像学技术的进展，除了常规的肺叶切除标本外，在日常诊疗工作中，面临大量的经纤维支气管镜肺活检、CT 引导下经皮肺细针穿刺活检及胸腔镜肺活检标本，这些标本的特点是取材组织较少，提供的病理组织学表现有限，这是广大病理工作者面临的巨大挑战。与此同时，描述性病理诊断大量增加，呼吸科医师面对病理描述性诊断常倍感困惑，如何解读这些病理形态变化以及其含义变得非常重要。因此，本章试图按疾病的主要病理变化为基本框架对呼吸系统疾病的基本病理学进行分类讨论。

第一节　细胞损伤的一般特征

当内外因素的刺激作用超过了组织细胞的适应限度时，引起细胞损伤。根据损伤的程度可分为可逆性及不可逆性损伤两类。可逆性损伤细胞仍能存活，在去除损伤因子后，发生可逆损伤的细胞可以恢复或部分恢复其正常功能。不可逆性损伤细胞失去了维持其基本功能的能力，引起细胞死亡。细胞有两种死亡方式：凋亡（程序性细胞死亡）和坏死。本章简单介绍呼吸系统常见的细胞损伤的一般病理特征。

坏死（necrosis）是指活体内局部组织细胞的死亡，坏死后细胞内物质漏出，引起周围组织的炎症性反应。这是鉴别坏死和凋亡的重要形态学依据，坏死后细胞发生一系列的形态学改变，主要表现为核溶解、核固缩和核碎裂、细胞膜破裂及崩解。由于坏死过程中蛋白质酸变性，酶消化及坏死物中成分的差别，坏死在病理形态上可分为多种类型。不同类型的坏死提示不同的病因。在肺组织中常见三种类型坏死，即凝固性坏死、液化性坏死和干酪样坏死。细胞死亡之后发生细胞蛋白的变性，可引起凝固性坏死（coagulative necrosis），凝固性坏死灶大体上表现为灰白色，质实，早期阶段可有微小的肿胀，随时间延长而变得质软，黄色。镜下可见坏死区细胞及组织结构消失，但保留了细胞及组织外形轮廓。常见于肺栓塞引起的缺血性坏死。液化性坏死（liquefaction necrosis/colliquative necrosis）是由于坏死区细胞内含水分较多或由于水解酶的溶解作用，坏死细胞被完全溶解液化。肺的化脓性感染时，由于大量中性粒细胞的产生，释放水解酶，溶解坏死组织形成肺脓肿，属于液化性坏死。大体病变质软，中心有坏死。显微镜下中心部位由坏死组织和中性粒细胞构成，随着病变愈合，成纤维细胞和肉芽组织围绕病变。干酪样坏死（caseous necrosis）常与分枝杆菌和真菌感染有关，因肉眼观微黄，质软，细腻，状似干酪而得名。干酪性坏死也可认为是一种特殊类型的凝固性坏死。镜下表现为无结构颗粒状物，看不到细胞及组织结构轮廓，是一种彻底的坏死。结核病的干酪样坏死周边可见上皮样细胞，多核巨细胞围绕，外周有纤维组织增生及淋巴细胞聚集。

凋亡（apoptosis）是在不同时相的单个细胞程序性死亡。凋亡作为一种生理机制，消除体内多余的、衰老的或损伤的细胞，因此，在健康成人的器官生长或修复阶段的组织重塑过程中，凋亡都起到非常重要的作用。病理学上，畸形、自身免疫性疾病、肿瘤可以引起凋亡减少，而缺血再灌注、多种感染、急性和慢性变质性疾病损伤可以引起凋亡增多。

在电子显微镜下，凋亡的细胞首先出现细胞连接和特定胞质膜结构的消失，然后出现细胞表面小泡的形成，而后 DNA 裂解，染色质聚集成不规则形、新月形、念珠状及凋亡小体形成。在凋亡过程中，巨噬细胞或邻近的细胞通过吞噬作用消除凋亡小体，而不是通过水解酶或反应性氧原子物质的释放，所以没有炎症反应的表现。早期通过特殊技术标记凋亡细胞中碎片的高度重复脱氧核糖核苷酸（DNA），可在光镜下辨认细胞凋亡。

萎缩（atrophy）是指发育正常的实质细胞体积变小。萎缩可分为生理性和病理性两大类，可由于多种因素引起，如营养不良、失用性、神经支配丧失、血液供应减少、压迫、内分泌紊乱等。萎缩细胞体积变小，细胞内线粒体、内质网等细胞器数量明显减少，自噬空泡增加。萎缩在呼吸系统表现不明显，肺气肿时可有支气管软骨的萎缩；干燥综合征患者累及肺部可有气管、支气管黏膜腺体萎缩。

增生（hyperplasia）是指器官或组织的实质细胞数目增多。增生在许多肺部疾病中均可见到，如各种因素引起肺泡 I 型上皮细胞损伤时，常有 II 型肺泡上皮增生。很多慢性阻塞性肺疾病，尤其是慢性支气管炎，气管支气管黏膜杯状细胞和黏膜腺体细胞增生。哮喘和特发性肺纤维化，可有小气道平滑肌增生。

化生（metaplasia）是一种分化成熟的细胞被另一种分化成熟的细胞所替代的过程。化生是机体对一些慢性损伤的适应性反应，是非特异性的。化生的组织对损伤的抵抗力增加，但同时失去了正常组织的功能，反而削弱其防御能力。呼吸系统常见以下几种化生：①支气管黏膜纤毛柱状上皮的鳞状上皮化生。表现为纤毛呼吸上皮被复层鳞状上皮取代，可见于长期吸烟、维生素 A 缺乏、放疗或细胞毒性药物治疗、支气管扩张、病毒感染等其他慢性损伤。鳞化的支气管黏膜上皮是一种异常增生，由于失去了呼吸道黏膜上皮的纤毛－黏液防御机制，从而增加感染的概率。增生的鳞状上皮可以发生非典型增生，继而癌变。②肺泡上皮鳞状上皮化生和细支气管上皮化生，见于多种慢性损伤。③气管及支气管软骨环的骨化，常见于气管支气管骨化症。④细支气管黏膜上皮的杯状细胞化生。

细胞内外异常物质积聚：细胞反复及持续性非致死性损伤，可导致正常及异常代谢产物在细胞内外积聚。①含铁血黄素沉积（hemosiderin）：肺泡腔内吞噬含铁血黄素的巨噬细胞聚集见于慢性充血性心力衰竭、各种原因引起的肺出血、Good－pasture 综合征、特发性肺含铁血黄素沉着病等，红细胞或血红蛋白被吞噬细胞吞噬后，通过溶解酶消化形成铁蛋白微粒，这些铁蛋白微粒聚集成形状大小不一的金黄色或棕黄色颗粒，具有折光性，由于含有 Fe^{3+}，普鲁士蓝染色呈蓝色。②脂质积聚：可分为内源性和外源性脂质聚集，常见于脂质性肺炎（lipid pneumonia）。③脂蛋白沉积：肺泡腔内脂蛋白沉积症主要见于肺泡蛋白沉积症（pulmonary alveolar proteinosis），表现为肺泡腔内大量粉染颗粒状脂蛋白物质沉积，其内可有针状裂隙及泡沫细胞，这些脂蛋白物质用淀粉酶消化的过碘酸雪夫氏反应（D‑PAS）呈阳性。④骨化（ossification）：肺内骨化可见于多种情况，老年人的气管、支气管软骨环可发生骨化性改变，在慢性营养不良性钙化的基础上也可继发骨化，肺骨化病时在肺实质内见分支状的骨组织，其内尚可见骨髓的造血及脂肪组织。⑤病理性钙化（pathologic calcification）：是指骨及牙齿以外的组织内有固体的钙盐沉积，可分为营养不良性钙化和转移性钙化两种，营养不良性钙化（dystrophic calcification）继发于局部坏死组织及异物的异常钙盐沉积，可见于结核坏死灶、陈旧性瘢痕组织及异物（如石棉纤维、坏死的寄生虫体、虫卵），营养不良性钙化不伴有高钙血症，对机体影响相对较小，高钙血症及钙代谢异常患者可有转移性钙化（metastatic calcification）。在肺组织内转移性钙化可发生于气道、肺泡壁和血管壁，肺泡微石症（pulmonary alveolar microlithiasis）是肺脏发生的一种特殊的钙化类型，原因不明，有些病例有家族史，表现为肺泡腔内或肺实质内有层状同心圆结构的钙化小体。除此以外，外源性物质如各种粉尘、矿物质和重金属等吸入肺内便可引起其在肺组织内沉积及损伤。

肺淀粉样变（pulmonary amyloidosis）可作为许多全身性疾病的一部分，也可是局限于呼吸系统。局限于肺的淀粉样变可表现为四种形式即气管支气管淀粉样变、肺实质结节性淀粉样变、弥散性肺组织淀粉样变及胸膜淀粉样变。

此外，其他可在肺内检测到的外来物质如灰尘、石棉小体、矿物质和重金属等。

（徐喜媛）

第二节 急性肺损伤

很多因素都可引起肺组织的急性损伤，如感染、休克、结缔组织病、药物反应、放射、吸入有毒气体等等，也有些是原因不明的即特发性肺损伤。这些损伤的病理学特征一般不具有特异性，可表现为肺间质水肿，Ⅱ型肺泡上皮增生，纤维素样渗出，坏死。急性嗜酸细胞性肺炎，肺出血，弥散性肺泡损伤，也有人把急性纤维素性机化性肺炎归入急性肺损伤的范畴。急性肺损伤可有轻重程度的差异，严重的急性肺损伤患者临床上表现为急性呼吸窘迫综合征（acute respiratory distress syndrome，简称ARDS），其病理组织学常表现为弥散性肺泡损伤。急性肺损伤或ARDS是一种临床表现，而弥散性肺泡损伤是描述一种相应的病理改变，二者不可等同。本章将主要介绍弥散性肺泡损伤。

弥散性肺泡损伤（diffuse alveolar damage，DAD）是一个病理形态学概念，它首先由Katzenstien等于1976年提出，临床主要表现有急性呼吸困难和X线示肺弥散性浸润性病变。最常见于急性呼吸窘迫综合征（ARDS）以及其他相关的综合征包括休克肺、非心源性肺水肿、创伤性湿肺、成人透明膜疾病、呼吸器肺等急性呼吸衰竭的患者。现在已知它是由多种原因引起，包括细菌、真菌、病毒等感染、吸入一些有害气体、药物反应、休克、放射、急性间质性肺炎、急性胰腺炎、心肺搭桥、气体栓塞、系统性红斑狼疮等其他原因引起的全身系统性疾病。

大体上，弥散性肺泡损伤表现为两肺膨隆，体积增大，重量增加，呈灰红或灰黑色，整个肺叶发实，触之较韧，含气量少。肺切面呈灰红色。

根据疾病的发展过程可将 DAD 分为急性期（渗出期）和增生期（机化期）。在同一个患者病变肺脏两期的病理改变是一个连续的过程，两者没有很明确的分界。急性期（渗出期）：早期的显微镜下主要为渗出性改变。在肺损伤 12～24 小时，主要表现肺间质和肺泡腔内水肿伴不等量的红细胞渗出（出血）和纤维素沉积。电镜下观察，肺毛细血管内皮细胞和 I 型肺泡上皮细胞肿胀、变性和脱落。在第 3～7 天有透明膜形成和数量增多。DAD 急性期的特征性改变为均质红染的透明膜形成，透明膜是一层紧贴肺泡壁的红染均质样物。电镜下证实其内含有丰富的胞质物和脱落细胞的核碎片及纤维素。在肺泡、肺间质尤其是毛细血管内有大量的中性粒细胞浸润。间质中还可见淋巴细胞，浆细胞，巨噬细胞浸润。在毛细血管或肺小动脉内可见纤维蛋白血栓。增生期：发生在损伤的 1 周后，病理学上表现为 II 型肺泡上皮和成纤维细胞明显增生。由于 I 型肺泡上皮细胞肿胀、变性甚至脱落，II 型肺泡上皮增生并替代 I 型上皮细胞衬附在肺泡壁上，增生的 II 型肺泡上皮细胞像大头针帽样突向肺泡腔，细胞核较大，核染色质深染，有较大嗜酸性核仁，并可见核分裂。不要把 DAD 增生的 II 型肺泡上皮误诊为细支气管肺泡癌。增生的 II 型上皮细胞修复损伤的肺泡。正常情况下肺泡壁大约有 95% 被覆 I 型肺泡上皮，II 型肺泡细胞不足 5%。在弥散性肺泡损伤时 I 型肺泡上皮细胞肿胀变性，大量脱落后，由 II 型肺泡上皮细胞增生替代。实验证明 II 型细胞增生是一种修复现象，它可以防止肺组织进一步受损，但 II 型肺泡细胞覆盖面积的增大，会减少肺气体交换的面积，影响正常呼吸功能。增生期（机化期）：开始在发病的 1 周后或更长时间，其特点是 II 型肺泡细胞增生和肺泡间隔内成纤维细胞增生。此期水肿症状减轻，透明膜被吞噬细胞吞噬和降解而数量减少，间质细胞增生和胶原纤维沉积导致间隔明显增厚，病变最终导致肺间质纤维化，广泛肺实质破坏，可有蜂窝肺形成。

DAD 的分期是一种人为分期，在弥散性肺泡损伤患者身上很难见到截然分期，再加上患者在治疗过程中也可以有新的病情，例如在给患者吸氧过程中，如果氧浓度过高或患者伴有休克或感染等，又会成为新的致病因素使患者产生新的病变，所以实际临床上往往是两期症状和病变同时存在。弥散性肺泡损伤预后差，死亡率高，疾病早期诊断和及时治疗非常重要。

（徐喜媛）

第三节　以弥散性纤维化为主要表现的慢性肺损伤

以弥散性纤维化为主要表现的肺部疾病主要见于特发性间质性肺炎、结缔组织病累及肺、肺尘埃沉着病、慢性药物反应、慢性外源性过敏性肺炎、结节病、放疗损伤、肺朗格汉斯细胞组织细胞增生症纤维化期等慢性肺损伤。在这组疾病中，特发性间质性肺炎占有非常重要的位置，包括寻常性间质性肺炎（UIP）、非特异性间质性肺炎（NSIP）、机化性肺炎。在病理组织学上，这组疾病相对缺乏特异性，其诊断依据病变组织内组成成分、纤维化时相、分布，常需要结合临床、影像和病理表现。美国胸科协会/欧洲呼吸协会（ATS/ERS）2002 年对特发性间质性肺炎分类发表了多学科共识，见表 1-1。本章主要介绍 UIP 和 NSIP

及机化性肺炎三种以纤维组织增生为主的病变。

表1-1 2002年ATS/ERS对特发性间质性肺炎多学科分类

寻常性间质性肺炎（UIP）/特发性肺纤维化（IPF）

/隐源性纤维性肺泡炎（CFA）

非特异性间质性肺炎（NSIP）

机化性肺炎/隐源性机化性肺炎（COP）

弥散性肺泡损伤（DAD）/急性间质性肺炎（AIP）

呼吸性细支气管炎间质性肺疾病（RBILD）

脱屑性间质性肺炎（DIP）

淋巴性间质性肺炎（LIP）

一、寻常性间质性肺炎/特发性肺纤维化（UIP/IPF）

特发性肺纤维化（idiopathic pulmonary fibrosis，IPF），也称为隐源性纤维性肺泡炎（CFA），是一种常见的特发性间质性肺炎类型。多见于老年人，常50~70岁发病，男性多见，男女比例为2：1。临床上常表现为隐匿起病，慢性进展性气促，咳嗽。近半数可有杵状指。肺功能检查常表现为限制性功能障碍。典型的胸部HRCT表现为双肺下叶基底部和周边部条索状阴影，常有牵拉性支气管扩张和蜂窝肺。

特发性肺纤维化病理组织学表现为寻常性（普通性）间质性肺炎（usual interstitial pneumonia，UIP）。UIP的病理特征如下：肉眼观察，患者双肺体积缩小，重量增加，质地较硬，脏层胸膜有局灶性瘢痕形成。切面双肺斑片状实变，以双肺下叶周边部和胸膜下为重，病变轻重不一，较轻的部分尚存在较正常的肺结构，严重受累处被厚层纤维性囊壁分隔形成多房囊状结构，即"蜂窝肺"改变。镜下，病变最显著的特点是病变呈斑片状纤维化，分布不一致，常位于双肺周边部或胸膜下，致密的纤维化引起肺结构的重建常伴有"蜂窝肺"形成。纤维化区可有大量增生的平滑肌束即所谓"肌硬化"。病变时相不一，新老病变并存，病变中既可见大量的胶原纤维沉积，又可见成纤维细胞灶（fibroblast foci）。纤维化区与正常肺泡组织交错分布，成纤维细胞灶常位于纤维化与正常肺组织交接处。总之，UIP的病理组织学特点可归纳为病变斑片状，轻重不一，新老病变并存以及有纤维化母细胞灶和"蜂窝肺"形成。

二、非特异性间质性肺炎（NSIP）

非特异性间质性肺炎（nonspecific interstitial pneumonia，NSIP）由Katzenstein于1994首次提出。Katzenstein等在研究IIP时，发现有一组患者预后好于IPF，而在病理组织学上无法归入当时已知的IIP类型，即不同于UIP、DIP、LIP和AIP，首次将这组难于分类的疾病类型称之为非特异性间质性肺炎。在2002年ATS/ERS关于特发性间质性肺炎分类的多学科共识中，将非特异性间质性肺炎归入了IIP中，并注明作为暂时的疾病类型。非特异性间质性肺炎可为特发性或继发于胶原血管疾病（红斑狼疮、多发性肌炎、皮肌炎、硬皮病、干燥综合征、类风湿性关节炎等）；药物反应（胺碘酮）；有机粉尘吸入等疾病。特别是外源性过敏性肺泡炎可因其类似的病理改变。目前业内普遍接受特发性非特异性间质性肺炎（iNSIP）为IIP中的一种特定疾病类型。INSIP临床上常表现为气促、咳嗽，女性多见，多无吸烟史（69%），中位发病年龄52岁。肺功能检查多表现为限制性通气障碍。HRCT的典型表现为双肺对称性，下肺为主的条索状影，伴牵张性支气管扩张。

病理组织学上，非特异性间质性肺炎分为富细胞型和纤维化型（包括富细胞－纤维化型，纤维化型两个亚型）。富细胞型NSIP组织学特征：肺泡间隔增宽，间质轻、中度间质炎细胞浸润，主要为小淋巴细胞，偶见浆细胞，病变呈片状或弥散分布。间质淋巴细胞聚集和生发中心形成。肺泡Ⅱ型上皮增生。近半数病例有灶性BOOP改变，但在整个病变中，它占的比例很小。NSIP纤维化型组织学主要特征间质纤维化，病变时相一致，经常保留肺脏结构，缺乏UIP的新老斑病变并存特征。在大约20%病例可以找到成纤维细胞灶，但数量较少。

NSIP与UIP两者有不同的预后。iNSIP的预后较好。Travis（2000）等就iNSIP的富细胞型/纤维化型及UIP进行了随访，iNSIP富细胞型、纤维化型、UIP的5年存活率分别是100%、90%、43%；而10年存活率分别为100%、35%、15%。

三、隐源性机化性肺炎（COP）

隐源性机化性肺炎（cryptogenic organizing pneumonia，以下简称COP），也称为特发性闭塞性细支气管炎伴机化性肺炎（Idiopathic bronchiolar obliterans with organizing pneumonia，IBOOP）。在2002年ATS/ERS关于特发性间质性肺炎分类的多学科共识中，提倡应用隐源性机化性肺炎这一名称。这一方面是由于这一名称更贴近其不能病理形态改变，同时也是为了避免与缩窄闭塞性细支气管炎（constrictive bronchiolar obliterans）混淆。

临床上，隐源性机化性肺炎平均发病年龄55岁，男女发病率相仿，与吸烟无明显关系。患者常表现为咳嗽、气短，症状常小于3个月。可伴有乏力、体重下降、寒战、发热等全身症状。可有血沉加快，C反应蛋白和外周血中性粒细胞增多。一般无杵状指。肺功能主要表现为轻－中度限制性通气障碍。胸部HRCT表现为双肺多发胸膜下或支气管周分布的肺泡实变影和磨玻璃影，常伴有支气管充气症。病变可自发性消退或有游走性。

病理组织学上，隐源性机化性肺炎表现机化性肺炎，即为肺泡管、肺泡和支气管内疏松纤维组织息肉样增生，其疏松纤维组织主要由成纤维细胞和蓝染的黏液样基质构成。病变时相均一，保留肺泡结构，间质可有少许炎细胞浸润。病变内缺乏明显的间质的纤维化，无明显中性粒细胞和嗜酸性粒细胞浸润，无肉芽肿和血管炎。

隐源性机化性肺炎需要与机化性肺炎相鉴别。机化性肺炎可继发性一些呼吸疾病如病毒细菌的感染；有毒物吸入（NO_2）；胺碘酮、柳氮磺胺吡啶等药物中毒；类风湿性关节炎，红斑狼疮；多发性肌炎等结缔组织病，另外肺肿瘤阻塞支气管、肺肉芽肿、血管炎、肺梗阻、嗜酸性肺炎、过敏性肺组织炎、非特异性间质肺炎、肺嗜酸性肉芽肿等肺部病变中有时存在少量的肺泡腔机化。因此，对任何机化性肺炎的病理诊断，临床医生都必须结合临床和实验室检查区别特发性和继发性，特别是感染后机化性肺炎。UIP、NSIP、COP病理特点比较见表1-2。

表 1 - 2　UIP、NSIP、COP 病理特征比较

病理特征	UIP	NSIP	COP
病变时相	新老并存	单一	单一
间质炎症	少	明显	少
分布	斑片状	弥散	斑片状
病变部位	间质	间质	细支气管/肺泡腔
BOOP	偶有/灶性	偶有/灶性	较多
成纤维细胞灶	偶有	常有	无
蜂窝肺	很少	有	无

（杨敬平）

第四节　以组织细胞增生为主要病变的肺损伤

肺组织内组织（吞噬）细胞增多为主要表现的疾病见表 1 - 3。其中脱屑性间质性肺炎（DIP），呼吸性细支气管炎相关间质性肺炎（RBILD）和肺朗格汉斯细胞组织细胞增生症也统称为吸烟相关性间质性肺疾病。本节主要介绍以上三种疾病，并简单介绍 Erdheim - chester 病和 Rosai - Dorfman 病两种少见的组织细胞疾病。另外，肺泡腔内泡沫细胞积聚缺乏特异性，可见于很多疾病，如：阻塞性肺炎、胺碘酮药物反应、脂质性肺炎等。慢性肺泡出血时，肺泡腔内有较多的吞噬含铁血黄素的组织细胞。

表 1 - 3　肺组织内组织细胞增多性疾病

脱屑性间质性肺炎
呼吸性细支气管炎 - 相关间质性肺炎
肺朗格汉斯细胞组织细胞增多症
阻塞性肺炎
Erdheim - chester 病
Rosai - Dorfman 病
脂质性肺炎
慢性肺出血
药物反应
部分特殊感染

一、呼吸性细支气管炎相关性间质性肺炎（RBILD）

呼吸性细支气管炎（respiratory bronchiolitis，简称 RB），也称为吸烟者细支气管炎，常在无症状的吸烟者的肺组织中看到，肺癌伴严重吸烟者肺切除标本亦会有此形态改变，因此亦称为吸烟者细支气管炎。当呼吸性细支气管炎患者有间质性肺疾病临床症状及特征称为呼吸性细支气管炎相关性间质性肺炎（respiratory bronchiolitis - associated interstitial lung disease，RBILD），RBILD 在病理组织学上表现为：病变斑片状分布，细支气管腔及其周围的肺泡腔内有较多吞噬细胞聚集，这些吞噬细胞胞质较宽，其内可见粉尘样棕黄色色素颗粒。

普鲁士蓝染色阳性。细支气管管壁可有轻度的纤维化及散在炎细胞浸润。细支气管周边肺泡上皮细胞可有细支气管黏膜上皮化生。

二、脱屑性间质性肺炎（DIP）

脱屑性间质性肺炎（desquamative interstitial pneumonia，DIP）最早认为其病变中肺泡腔内的细胞为脱落的肺泡上皮细胞，因此得名为"脱屑性间质性肺炎"。随着免疫组织化学的发展和应用，现在已证明，其病变中肺泡腔内的细胞为组织细胞，因此，有人提出脱屑性间质性肺炎的名称不能代表其病变实质，应更名为肺泡组织细胞肺炎，但还没有得到广泛认可。目前临床上仍使用脱屑性间质性肺炎这一名称。DIP 最早由 Liebow 于 1965 年描述，并且认为它是 UIP 的早期阶段。随着对 UIP 的研究及认识的深入，目前认为 DIP 是一个具有不同于 UIP 临床病理特征的独立疾病。多数 DIP 的患者有吸烟史，男性多见，临床上表现为慢性进展的气促、干咳，一半患者有杵状指。肺功能检查有轻度限制性和中度弥散功能障碍。HRCT 常表现为双肺磨玻璃状阴影。

病理组织学表现为弥散性肺泡腔内巨噬细胞聚集，肺间质有轻度纤维化，炎细胞渗出明显。巨噬细胞胞质丰富，其内可见类似 RBILD 的黄棕色色素颗粒。

三、肺朗格汉斯细胞组织细胞增生症（PLCH）

朗格汉斯细胞组织细胞增生症曾有多种名称，如：嗜酸性细胞肉芽肿、朗格汉斯细胞肉芽肿病、组织细胞增生症 X、Hand – Schuller – Christian 病和 Letterer – Siwe 病。肺部的朗格汉斯细胞组织细胞增生症可以是全身系统性病变的肺部累及，也可是孤立性肺部病变。虽然在病理形态学上非常相似，但无论是病因，还是病变性质二者均有明显差异。因此，二者为两种不同的病变，局限于肺组织的朗格汉斯细胞组织细胞增生症是一种与吸烟密切相关的反应性朗格汉斯细胞增生性疾病，而系统性朗格汉斯细胞组织细胞增生症为组织细胞单克隆性增生的肿瘤细胞病变。

肺朗格汉斯细胞组织细胞增生症（pulmonary Langerhans cell histiocytosis，PLCH）病理形态学上其病变分为两期，即细胞期和纤维化期。病变早期即细胞期，细胞成分较多，在小气道周围可见朗格汉斯细胞、嗜酸性粒细胞聚集形成的结节状病灶，结节牵拉周围的肺泡壁及细支气管壁形成囊腔，囊腔壁无明显的上皮细胞被覆。以上病理组织学改变形成的 PLCH 特征性影像学特征，特别是在 HRCT 上表现为双肺多发小结节及薄壁囊腔改变，上叶多见。朗格汉斯细胞（Langerhans cell）中等大小，胞质透明或嗜酸性，边界不清，核呈卵圆形或肾形，外形不规则，扭曲，常有切迹和核构。免疫组化染色 CD1a 和 S – 100 阳性。电镜检查朗格汉斯细胞胞质内有特征性"网球拍"状的 Biebeck 颗粒。随着病变进展，Langerhans 细胞逐渐减少，纤维组织增生，病变进入纤维化期，最后形成小叶中心性星状瘢痕。

四、Erdheim – chester 病

Erdheim – chester 病（Erdheim – chester disease）是一种罕见的系统性组织细胞疾病，常发生于中年成人，主要累及四肢长骨，一半以上可有骨外累及，常见的部位有皮肤、垂体、眼眶、心包和腹膜后等。1/3 的患者可有肺部病变，累及肺部患者常表现有进行性气促，类脂质样肉芽肿性病变浸润为特征。CT 显示脏层胸膜及小叶间隔增宽，纤细的条索阴影，小

叶中心性实变影或磨玻璃影。

病理组织学表现为黄瘤样组织细胞，淋巴细胞及散在的 Touton 巨细胞在肺间质浸润。常伴有显著的胸膜下和沿淋巴管分布的纤维化。免疫组化，组织细胞 CD68 和ⅩⅢa 阳性，S-100 部分患者阳性而 CD1a 阴性。电镜检查无 Biebeck 颗粒。

五、Rosai - Dorfman 病

Rosai - Dorfman 病（Rosai - Dorfman disease），又称为窦组织细胞增生症伴巨大淋巴结病（sinus histocytosis with massive lymphadenopethy），是一种罕见的、病因未明的、以淋巴结明显肿大为临床特征的组织细胞增生性疾病。典型的 Rosai - Dorfman 病为颈部巨大、无痛性淋巴结肿大。可伴有发热、血沉快、白细胞增多和多克隆丙种球蛋白血症。1/4 以上的病例可有结外组织累及，结外病变常发生在巨大淋巴结病的基础上。但也有些病例，以结外病变为主要或唯一的表现，易被误诊。结外病变常见于眼眶和眼睑、上呼吸道、皮肤、涎腺、中枢神经系统等。肺组织的 Rosai - Dorfman 病较少见，肺组织病变与淋巴结内病变相似，表现为肺间质的淋巴管扩张，其内有体积大的组织细胞及淋巴细胞浸润和淋巴滤泡形成。病变中的组织细胞胞质丰富，胞质内吞噬完整的浆细胞和淋巴细胞。免疫组化染色体积大的组织细胞 S100 阳性、CD68 阳性，CD1a 阴性。

（杨敬平）

第五节 肉芽肿性肺损伤

很多呼吸系统疾病可出现肉芽肿病变，其原因广泛，包括各种病原体感染、结缔组织病、血管炎病变、过敏性疾病、恶性肿瘤、药物反应等。在弥散性肉芽肿性疾病的病理诊断中肉芽肿的解剖学分布特点、肉芽肿结节本身的形态及其伴随病变对其诊断非常重要。如结节病、铍中毒的肉芽肿病变沿淋巴管分布，而感染性肉芽肿病变常沿气道中心性分布。典型的肺结核病的肉芽肿结节伴有坏死，而结节病、外源性过敏性肺泡炎为非坏死性肉芽肿结节。同样为非坏死性肉芽肿结节，结节病的肉芽肿结节中上皮细胞排列密集；而外源性过敏性肺泡炎的上皮样细胞松散。本节介绍肺部常见的感染性及非感染性肉芽肿病变。

一、感染性肉芽肿性疾病

感染性肉芽肿性病变常表现为坏死性肉芽肿结节，或坏死性和非坏死性肉芽肿结节混合存在。但对于这类病变，病理组织学形态是相对的，非感染性肉芽肿病变也可以出现坏死，如 Wegener 肉芽肿病，坏死性结节病样肉芽肿病常有大片地图样坏死。特别是随着 HIV 感染增加及免疫抑制剂应用，其肉芽肿病变更加不典型。因此，在诊断任何非感染性的肉芽肿病前，均有必要用各种手段寻找病原菌，除外感染性因素。

（一）分枝杆菌感染

近十几年来，随着 HIV 感染不断上升及结核耐药菌株的增多，结核在全世界死灰复燃，我国更是结核病感染的传统大国，肺结核更是多发病和常见病。结核分枝杆菌感染的典型病理形态学表现为坏死性肉芽肿性炎。镜下其坏死彻底呈红染颗粒状，看不到肺组织结构支架。由于坏死物含较多脂质，肉眼呈灰黄色，细腻，呈奶酪样，故也称为干酪样坏死。坏死

周边有上皮样组织细胞及多核巨细胞围绕。Ziehi－Neelsen 抗酸染色结核分枝杆菌呈紫红色，杆状，微弯曲，一端膨大。

非结核分枝杆菌引起的肺部感染，随不同的地区，其发病率及菌株均有不同，慢性肺部疾病、恶性肿瘤、HIV 感染、免疫损伤性疾病及免疫抑制剂治疗均为其易感因素。非结核分枝杆菌可以引起与结核分枝杆菌相似的病理组织学改变，常见坏死性肉芽肿结节，也可表现为非坏死性肉芽肿结节、非特异性炎症反应、梭形组织细胞增生和纤维化、机化性肺炎及急慢性炎细胞浸润等。非结核分枝杆菌抗酸染色可以表现为结核分枝杆菌相似的形态。也有报道一些非结核分枝杆菌，如 M Kansasii 菌体较长，呈 C 形或 S 形弯曲或串珠状。培养及 PCR 检测可以对结核及非结核分枝杆菌进行诊断和菌型鉴定。

（二）肉芽肿性真菌感染

真菌可以引起类似分枝杆菌感染的肉芽肿病变，常见的肺部肉芽肿性真菌感染有组织胞质菌、隐球菌、芽生菌（酵母菌）和球孢子菌等。

组织胞质菌病（histoplasmosis）是由于感染 H. capsulatum 引起，此菌分布广泛，常存在于土壤中，吸入污染组织胞质菌的尘土颗粒可引起发病，绝大多数组织胞质菌感染患者无症状，只是患者的皮肤及血清出现组织胞质菌抗体或 X 线检测肺部有钙化。根据临床症状及病程组织胞质菌病可以分为急性肺组织胞质菌病，播散性组织胞质菌病及慢性肺组织胞质菌病。病理组织学上组织胞质菌病常表现为坏死性或非坏死性肉芽肿性炎，其坏死区常伴有钙化。播散组织胞质菌病常不形成界限清楚的肉芽肿结节，而表现为肺泡腔及间质内弥散性组织细胞浸润。组织细胞和多核巨细胞胞质内可见无数的组织胞质菌孢子。组织胞质菌体积较小，圆形或卵圆形，大小较一致，直径 $1\sim5\mu m$，平均 $3\mu m$，可有出芽。每个真菌菌体中心部有一个小核。银染菌体呈棕褐色，PAS 染色呈红色。

隐球菌感染（cryptococci）的病理组织学表现多种多样，在免疫正常的人群可以形成肉芽肿性结节，可以伴坏死或机化性肺炎。但更常见的为非坏死性肉芽肿结节，或表现为在大量慢性炎症背景上散在宽胞质的多核巨细胞。隐球菌存在于细胞内或细胞外，尤以多核巨细胞内较多见。免疫抑制或免疫异常的患者感染隐球菌可缺乏肉芽肿反应，表现为肺泡腔内大量隐球菌菌体。在 HE 染色切片上，隐球菌为淡蓝色，周围见透亮的晕，圆形或卵圆形，大小不等，之间 $2\sim15\mu m$，直径 $4\sim5\mu m$。银染菌体呈棕褐色，PAS 染色呈红色。由于其菌体荚膜含有丰富的黏多糖，黏卡染色呈现鲜红色，这点可用于隐球菌与其他球状真菌的鉴别。

肺的芽生菌病（blastomycosis，也称酵母菌病）和球孢子菌病（coccidioidomycosis）组织病理学上均表现为坏死性肉芽肿病变，其坏死物中含有较多的中性粒细胞微脓肿，因此表现为肉芽肿炎症和化脓性炎症共存。芽生菌菌体大小一致，有厚的折光性胞壁，菌体中心可见一嗜碱性胞核，球孢子菌菌体较大，球状，直径 $30\sim60\mu m$，胞壁较厚，有折光性，菌体内可见内生孢子。

二、结节病

结节病（sarcoidosis）是一种原因不明的肉芽肿性多系统性疾病。肺部是其最常见的累及器官，40% 以上有肺部病变。有时病变仅局限于肺部。结节病的病理诊断需结合临床、影像及实验室检查综合判断。

在病理组织学上，结节病以非坏死性上皮样细胞肉芽肿和不同程度的肺间质纤维化为其病变特点。偶有少许纤维素样坏死。其上皮样细胞紧密排列，常伴有多核巨细胞，结节周边包裹有显著纤维组织增生及玻璃样变。结节病的肉芽肿病变常沿淋巴管分布，即分布在支气管血管束、小叶间隔、叶间裂及胸膜下。由于其以上的分布特点，经支气管镜肺活检常可获取到病变。因此，对临床怀疑结节病的患者，在做支气管镜时，应同时夹取支气管黏膜和透壁肺活检，两者结合将大大提高结节病的诊断率。在肺组织其肉芽肿结节位于肺间质，肺泡腔内没有病变。结节病的细胞内及细胞外可见多种包涵体，如星状小体（asteroid body）、西曼体（schaumann body）等。以上包涵体并非结节病的特异性改变，也可见于其他疾病。结节病的病变组织中血管壁常可见肉芽肿病变，并压迫管腔，使管腔狭窄，但一般无坏死，也很少引起肺动脉高压。

三、外源性过敏性肺泡炎

外源性过敏性肺泡炎（extrinsic allergic alveolitis）也称为过敏性肺组织炎（hypersensitivity pneumoniotis），是一种肺对吸入的有机性或小分子无机性抗原的炎症反应性疾病。

外源性过敏性肺泡炎临床上根据病程可分为急性、亚急性和慢性。急性过敏性肺炎是由于一次性吸入大量变应原引起，临床表现为急性发热、寒战、咳嗽，常在暴露抗原 4~8 小时发病，24~48 小时完全缓解。由于发病急剧、常有明确变应原，症状短期缓解，一般不需肺活检。急性外源性过敏性肺泡炎很少进行病理组织学检查，有报道急性期表现为肺泡腔内急性炎细胞浸润和坏死。

亚急性外源性过敏性肺泡炎是由于间断性接触小剂量变应原引起，常在几周内发病，症状比急性较轻，HRCT 表现为小叶中心性磨玻璃影，亚急性病理组织学表现为细支气管炎，以细支气管为中心的富细胞性间质性肺炎，非坏死性松散的肉芽肿结节以及小灶状肺泡腔内机化。其病变组织内主要以淋巴细胞，浆细胞浸润，一般无明显嗜酸性粒细胞。病变呈斑片状或弥散性分布，当其呈弥散性分布时，如找不到肉芽肿结节，这时富细胞的间质性肺炎与NSIP 很难区别。外源性过敏性肺泡炎的肉芽肿结节呈散在分布，上皮样组织细胞排列松散，不伴有坏死，有时仅见间质中散在的多核巨细胞。

慢性外源性过敏性肺泡炎为微量抗原持续性或反复性刺激引起，起病隐匿，表现为缓慢起病或反复发作的呼吸困难，伴咳嗽、乏力。其肺组织内出现明显纤维化，可呈 NSIP 或UIP 样纤维化，但慢性外源性过敏性肺泡炎的纤维化常同时分布在细支气管周围及胸膜下，两者可相交联，形成桥状纤维化。

四、铍沉积病

铍沉积病（berylliosis）是吸入含铍的粉尘而引起的一种慢性肉芽肿性疾病。其病变与结节病相似，表现为沿淋巴管分布的肉芽肿结节。患者的职业接触史对诊断非常重要。

五、坏死性结节病样肉芽肿病（NSG）

坏死性结节病样肉芽肿病（necrotizing sarcoid granulomatisis，NSG）是一种少见的主要累及肺部的肉芽肿性疾病。关于 NSG 是一个血管炎性综合征还是结节病的一个特殊类型，抑或是一种特殊感染性疾病，一直存在争议。其病理组织学主要表现为丰富的结节病样的上皮样细胞肉芽肿、大片坏死和血管炎。NSG 的肉芽肿结节与结节病的肉芽肿结节形态相似。

六、支气管中心性肉芽肿病

支气管中心性肉芽肿病（bronchocentric granulomatosis）是一种以气道为中心并破坏支气管全层及细支气管壁的肉芽肿性病变。其病理组织学表现为支气管及细支气管黏膜及管壁破坏，管壁见栅栏状的上皮样组织细胞及多核巨细胞，病变中心及支气管管腔内可见坏死物。在过敏性支气管肺真菌病的患者可伴有显著的嗜酸细胞浸润，坏死物中可见真菌菌丝。

支气管中心性肉芽肿病是一种病理形态学改变，可由多种病因引起，包括感染性和非感染性。如以上提到的过敏性支气管肺真菌病，细菌、真菌及芽生菌感染，类风湿性关节炎，坏死性肉芽肿血管炎（Wegener 肉芽肿病）等。区别感染性和非感染性非常重要，临床上伴有哮喘及外周嗜酸细胞增高的患者，常提示非感染性，对所有的病例均应进行特殊染色寻找病原体。

（卜宝英）

第六节　主要累及小气道的肺损伤

一、缩窄闭塞性细支气管炎

缩窄闭塞性细支气管炎（constrictive bronchiolitis obliterans，简称 CBO）是一种以细支气管管壁纤维化，管腔狭窄为特点的细支气管病变。常见于同种移植（心肺或肺移植）的排异，骨髓移植，青霉胺药物中毒，类风湿性关节炎和病毒、支原体感染，少数原因不明（特发性）。临床表现为进行性气促，咳嗽，肺功能显示阻塞性通气功能障碍。胸部 X 线通常显示肺过度膨胀，而无浸润影。HRCT 表现为气体陷闭和马赛克征。

CBO 的病理组织特征为细支气管管壁纤维组织增生，进而导致管腔狭窄，甚至闭塞。病变早期，细支气管黏膜上皮下纤维组织增生，增生的纤维组织层状环绕细支气管管壁，黏膜上皮和平滑肌之间的间距增宽，细支气管受压，管腔狭窄。最后，管腔消失，残留不规则的平滑肌束，间断的弹性纤维和纤维瘢痕。

CBO（缩窄闭塞性细支气管炎）一定不能与 BOOP（闭塞性细支气管炎伴机化性肺炎）混淆，两者名称中虽有部分相同的字，但无论是病理形态还是临床治疗和预后均截然不同。前者，CBO，是细支气管管壁纤维组织增生，管腔狭窄，糖皮质激素治疗效果差。后者是细支气管管腔内的成纤维细胞息肉样增生，管腔阻塞，糖皮质激素治疗效果较好。

二、弥散性泛细支气管炎

弥散性泛细支气管炎（diffuse panbronchiolitis，DPB）为一种特殊类型的小气道病变。亚洲人多见，本病由日本人首次报道和命名。临床表现主要为咳嗽、咳痰、活动时呼吸困难，80% 以上的患者有或既往有慢性鼻窦炎。胸部 CT 对诊断具有重要意义，显示两肺弥散性小叶中心性颗粒样结节状阴影。肺功能检查主要为阻塞性通气功能障碍。

DPB 的肺组织肉眼检查可见散在多个灰黄色小结节，直径 2~3mm，结节周边常见扩张的细支气管，肺组织可伴有过度充气。低倍镜下，病变沿小气道分布。主要累及呼吸性细支气管及其周围的肺组织，这也是 HRCT 上显示小叶中心性结节状阴影的病变基础。呼吸性及膜性细支气管管壁增厚，其间质及周围的肺泡囊、肺泡壁间隔增宽，间质内有以泡沫细胞为主的炎细胞浸润，其间质中浸润的泡沫细胞数量较多，呈片状、平铺排列，间插少许淋巴细胞、浆细胞。细支气管管腔和其周围的肺泡腔可有成纤维细胞息肉状增生和机化，其机化病灶一般较小。细支气管和小支气管管壁可有淋巴组织增生和淋巴滤泡形成。远离细支气管的肺组织，除肺泡腔可伴有过度充气外，无明显异常。

部分典型的 DPB 患者，通过临床症状、体征及影像学检查，特别是高分辨 CT 可以做出初步诊断。但是，DPB 的临床体征及 CT 表现并非特异性，与其他疾病有重叠。因此，病理组织学检查对 DPB 的最后确诊非常重要。由于 DPB 的特征性病理改变位于呼吸性细支气管及其周围组织，经支气管镜黏膜活检或经支气管镜肺活检常难以取到病变，而影响病理诊断。所以，患者常需采取胸腔镜下肺活检或开胸肺活检标本进行病理检查。

（卜宝英）

第七节　常见肺部血管性疾病

肺的血管炎性疾病几乎均为全身性疾病的一部分，坏死性肉芽肿血管炎（Wegener 肉芽肿病），Churg - Strauss 综合征（CSS），显微镜下多血管炎（MPA）是最常见的累及肺部的血管炎性综合征。其他偶见的累及肺部的血管炎性疾病还包括高安动脉炎、巨细胞性动脉炎、贝赫切特病、结节性多动脉炎、过敏性紫癜、冷球蛋白血症。另外，可以出现血管壁炎症性改变的疾病还包括结缔组织病、淋巴瘤样肉芽肿、支气管中心性肉芽肿病、坏死性结节病样肉芽肿病、高血压、肺部感染性疾病、恶性淋巴瘤、药物性损伤及放疗后的肺部改变等。由此可见，肺部的血管炎性疾病，病因复杂，常有肺外器官的异常表现，有时肺外表现及实验室检查是诊断的重要指标。甚至是判断预后的重要因素。因此，在肺部血管炎性疾病的诊断中，必须结合临床表现及实验室检查，这些资料对诊断非常重要，可以说是不可或缺的。本节主要讨论 Wegener 肉芽肿病、Churg - Strauss 综合征和显微镜下多血管炎三种常见的肺部血管炎性疾病，三者的鉴别诊断要点见表 1 - 4。

表 1 - 4　WG、CSS 及 MPA 临床、影像及病理特征比较

	WG	CSS	MPA
哮喘	无	有	无
上呼吸道病变	常有，坏死性炎症	过敏性鼻窦炎	无
肾损伤	常有	偶见	常有
心损伤	无	常有	无
外周血嗜酸性粒细胞增多	一般无	有	无
ANCA	阳性（60% ~ 95%），常为 C - ANCA	阳性（50% ~ 70%），常为 P - ANCA	阳性（70% ~ 80%），常为 P - ANCA
影像学	常为双侧多发结节，下叶多见，游走性，可以伴有空洞（25% ~50%）	双侧多发性实变结节，周边部多见，一般无空洞形成	双侧肺泡充填影，下叶多见
组织中的嗜酸性粒细胞浸润	偶见（60%）	常有	无
肉芽肿性炎	常有	常有	无
嗜中性粒细胞微脓肿	常有	无	无

一、坏死性肉芽肿血管炎（Wegener 肉芽肿）

Wegener 肉芽肿（Wegener granulomatosis，WG）是一种不明原因的系统性血管炎性疾病，现已改名为坏死性肉芽肿血管炎。可以发生于任何年龄，常见于成人，中位年龄为 50 岁。全身许多器官均可累及，如鼻、鼻窦、眼、耳、涎腺、口腔、肺、肾、关节、皮肤、乳腺、纵隔、胃肠道、胰腺、子宫、阴道、心脏、脾、外周和中枢神经系统。最常累及上呼吸道、肺和肾脏。在鼻部引起坏死性炎症形成"马鞍鼻"。实验室检查 60% ~95% 的 WG 患者有血清抗中性粒细胞胞质抗体（the serum antineutrophil cytoplasmic antibodies，以下简称 AN-CA）阳性，常表现为 C - ANCA 阳性。这也是 WG 的重要诊断特征之一。WG 的肺部累及约占 45%，临床表现为咳嗽、气促、咯血和胸痛。影像学表现为双肺多发性实变影，病灶大小不等，边界较清楚，下叶多见。病灶可呈游走性。25% ~50% 病灶中央可见空洞形成。空洞的壁较厚，不规则。治疗后空洞壁可以变薄或空洞完全消失。

WG 大体上表现为双肺多发性实变结节，灰黄色，常伴有地图状坏死。镜下可见肉芽肿性炎症，坏死和血管炎。典型的 WG 的坏死呈地图状、不规则，其内见较多的中性粒细胞及碎裂的细胞核，因此在 HE 染色上呈蓝染，也成为嗜碱性坏死。坏死的周边部常见组织细胞呈栅栏状排列，和多核巨细胞及多种炎症细胞浸润。病变中一般不出现紧密排列的结节病样的上皮样细胞肉芽肿结节。WG 病变中浸润的炎症细胞，成分混杂，可见中性粒细胞、淋巴细胞、浆细胞、组织细胞及嗜酸性粒细胞。常见中性粒细胞聚集形成中性粒细胞微脓肿。WG 的血管炎常累及大于 5mm 的小动脉和静脉。在病灶或坏死的周边部血管壁可见急、慢性多种炎细胞浸润，肉芽肿及多核巨细胞，常有管壁破坏，弹性纤维断裂。治疗后的病例血管壁出现纤维化及管腔狭窄或闭塞。除了以上典型的病理组织学表现外，WG 可以有特殊或少见异型，如，弥散性肺出血支气管中心性肉芽肿或闭塞性细支气管炎机化性肺炎，有时以以上病变为主要改变。

二、Churg - Strauss 综合征

Churg - Strauss 综合征（Churg - Strauss syndrome，CSS）是一种以哮喘，外周血嗜酸细胞升高和血管炎三联征为特征的多系统疾病。过去也称为过敏性血管炎和肉芽肿病（allergic angitis and granulomatosis）。由 Churg 和 Strauss 于 1951 年首次报道而得名。

1990 年美国风湿协会提出 CSS 的诊断标准，其包括以下 6 条：①哮喘。②外周血嗜酸细胞计数大于 10%。③单发或多发神经病变。④影像学游走性肺部病变。⑤鼻窦病变。⑥活检血管壁外嗜酸细胞浸润。以上 6 条中有 4 条即可诊断为 CSS。以上诊断标准对 CSS 诊断的敏感性为 85%，特异性 99.7%。目前，绝大多数 CSS 通过临床症状和实验室检查可明确诊断，有时经皮肤或神经肌肉活检，一般不需要进行肺活检。

CSS 男女发病率大致相同，中位发病年龄为 50 岁，主要累及上呼吸道、肺、皮肤和周围神经系统，部分有心脏和肾脏累及。当伴有心脏和肾的累及常预后较差。实验室检查外周血嗜酸细胞升高，血沉加快及 P - ANCA 炎性及血清 IgE 升高。影像学表现为双肺胸膜下多发性实变或磨玻璃影。一般不形成空洞。

CSS 的病程可分 3 期。早期主要表现为过敏性鼻炎，哮喘；外周血嗜酸性粒细胞增多及

嗜酸性粒细胞浸润性病变。病变进一步进展进入血管期，此期患者出现血管炎的症状及体征。最后为血管后期，患者有神经病变，高血压，持续性哮喘和过敏性鼻炎，心脏、肾及胃肠道累及。CSS 的典型病理组织学表现为哮喘性支气管炎，嗜酸细胞肺炎及坏死性血管炎和血管外肉芽肿病变。CSS 的血管炎可以累及动脉、静脉或毛细血管，血管壁可见较多嗜酸性粒细胞、淋巴细胞、上皮样细胞及多核巨细胞浸润，常见纤维素性坏死。血管外可见栅栏状组织细胞及多核巨细胞组成的肉芽肿病变，肉芽肿的中心部可见坏死，坏死物中见丰富的嗜酸性粒细胞及嗜酸性粒细胞核碎裂，这种病理改变也称为"过敏性肉芽肿"。以上典型的病理改变并不一定在每例患者中均可见到，特别是经过激素治疗的患者。

三、显微镜下多血管炎

显微镜下多血管炎（microscopic polyangiitis，MPA），以前称为显微镜下多动脉炎，是一种病变局限于小动脉、小静脉和毛细血管的系统性血管炎病变。其病变不仅累及动脉，还有静脉和毛细血管，因此显微镜下多血管炎更符合其病理特点。MPA 临床上常表现为发热，体重下降，口腔溃疡，听力下降，咽喉疼痛，皮肤红斑及结节，外周神经病变、肾小球肾炎等症状。大约 50% 的患者可有肺部病变。累及肺部可出现气短，咳嗽，咯血，胸痛。约 80% 患者 ANCA 阳性，常为 P - ANCA 阳性。MPA 患者的胸部 CT 上常表现为磨玻璃样阴影及肺泡填充影病变。在病理组织学上，MPA 表现为肺出血，肺泡腔内含铁血黄素沉着及中性粒细胞血管炎。病变局限于小动脉、小静脉和毛细血管。病变区肺泡间隔增宽，间隔内有较多中性粒细胞聚集，毛细血管有纤维素性坏死和中性粒细胞浸润。

四、肺动脉高压

肺动脉高压（pulmonary hypertension）是指静息时平均肺动脉压 ≥ 25mmHg。肺动脉高压按病因可以分为原发性（特发性）及继发性。原发性肺动脉高压病因不明，女性多见，多为散发性，偶见家族性发病。家族性肺动脉高压发病年龄较早，为一种常染色体显性遗传性疾病，在其家族中有 $BMPR_2$ 基因突变，此基因位于 2 号染色体长臂 31 - 32 区带（2q - 31 - 32）。继发性肺动脉高压，顾名思义，是由于继发于其他疾病。很多疾病可引起肺动脉高压，如结缔组织病、先天性肺循环分流、门脉高压、HIV 感染、药物等。

一般情况下，根据临床表现及相关辅助检查，即可作出肺动脉高压的诊断。多数情况下并不需要病理组织学检查。本文主要介绍肺动脉高压基本病理形态改变。肺动脉高压的主要病理组织学改变表现在肺的肌性动脉和细动脉。为了更好地帮助我们观察和分辨以上血管的层次及病变，我们常借助一些特殊染色，如弹性纤维染色就是一种常用的特染方法。在病理组织学上，肺动脉高压的血管有以下 6 种病理变化：

1. 小动脉中膜肌层增生（muscular hypertrophy in the media of arteries）　肺组织内小动脉中膜平滑肌增生是肺动脉高压常见的病理改变。而且在轻、中度肺动脉高压情况下，中膜平滑肌增生的程度与肺动脉高压的程度呈正比。中膜平滑肌的增生常用中膜面积（或厚度）占血管管腔总面积（或直径）的百分比来表示。不同管径的小动脉，其中膜所占的面积或比例不同。正常情况下，这一比值应小于 20%。肺腺泡前肌性小动脉中膜占管腔的比例是 1% ~ 2%，30% ~ 300μm 的小肌性动脉中膜的比例可高达 5%。

2. 细动脉肌化（muscularization of arterioles）　细动脉的肌化是另一个肺动脉高压的早

期改变，即细动脉管壁出现中膜平滑肌层。细动脉肌化后单纯从形态学上与肺小动脉无法区别，但二者的位置不同，小动脉伴随细支气管走行。因此，细动脉的肌化表现为远离细支气管的肺间质内出现肌性的小动脉样结构。

3. 动脉内膜增生和同心圈状层状纤维化（intimal proliferation and concentric laminar fibrosis）　肺动脉高压时，动脉内膜由于细胞增生及纤维化而增厚，二者常同时存在，内膜显著增厚时，可引起管腔的狭窄和闭塞。

4. 丛状病变（plexiform lesions）　丛状病变常见于中度肺动脉高压。常见于紧邻中膜和内膜增厚而阻塞的肺动脉远端的肌性小动脉，表现为动脉内膜内皮细胞异常增生，有多个不规则的管腔，形成肾小球样的结构。形态似血栓机化，但二者不同，丛状病变时有内弹力膜破坏。

5. 纤维素样坏死及动脉炎（fibrinoid necrosis and arteritis）　纤维素样坏死和动脉炎常见于中度肺动脉高压。表现为动脉管壁，特别是中膜坏死，弹力膜破坏，及纤维素样物沉积。坏死性动脉炎的血管壁有炎细胞浸润，常为中性粒细胞，偶见淋巴细胞。

6. 血管扩张及血管瘤样病变（dilation and angiomatoid lesions）　肺动脉管腔变薄、扩张、迂曲形成血管瘤样病变。

（闫明宇）

第二章

呼吸生理学诊断技术

第一节 运动心肺功能检查

一、概述

心肺运动试验（cardiopulmonary exercise testing，CPET）是临床上全面检查从静息到运动状态心肺功能的唯一手段。心肺运动试验的历史已有半个世纪之久，对人体整体整合调控的全面综合理解是正确解读运动心肺检查的前提。我们必须始终坚持"以人为本"，用联系的、整体的、全面的观点来理解以心肺代谢等为主体的人体功能联合一体化自主调控的复杂过程，任何将呼吸、循环、神经、体液代谢等系统功能机械片面地割裂开来的观点和看法都会对运动心肺检查结果的判读带来干扰，甚至误导，因此，本节在具体介绍运动心肺功能检查临床应用之前，对我们用近 20 年完成的"生命整体整合调控：整体整合生理学 – 医学"新理论体系做一简单概述是十分必要的。

本文包括两大部分，第一部分介绍整体整合生理学，用于阐述运动动态过程中的生理学基础原理，因为这是解读运动心肺检查的重要基础和前提。第二部分对心肺运动试验临床应用进行介绍，包括实验室条件和设备、主要检测指标及其临床意义和临床应用范围，并针对应用过程中所遇到的实际疑难问题进行了解答。由于篇幅所限，本节没有包含运动心电图解读、动态血压检测等内容。

二、生命整体整合调控——整体整合生理学

（一）整体整合生理学概念

临床医学服务的对象，是一个不可分割的人体有机整体。在整个生命体以呼吸、血液循环、代谢等多系统功能在神经体液调节下和在消化吸收排泄等系统配合之下得到联合一体化自主整体调控，以达到一种动态趋向于平衡而永远没有达到真正平衡的状态，即为生命。而近 400 年为便于理解所建立起来的传统系统生理学和现代西方医学，则人为地将人体有机整体划分为各自独立的功能系统，探讨系统功能时"假设"其他各系统功能相对稳定为前提（实际上有机整体中并不存在这种假设之前提）。传统生理学对呼吸系统生理的研究角度以循环系统稳定为前提和基础，这并不符合人体内的真实情况。实际上，如果一个人的呼吸"有病"，其循环功能状态也常常是异常的，因此，必须在兼顾循环的基础上解释人体呼吸

自主调节机制才是科学的、合理的。

传统的呼吸生理解释呼吸调控的误区包括：①假设血液循环稳定不变或者相对恒定，而没有考虑呼吸调控信号从肺经过左心到达动脉系统的过程；实际上相对于神经、神经肌肉等的快速信号传递速度，在呼吸调控的一个循环周期中调控信号在血液循环系统中运行时间远远大于其他部分运行的时间，但却没有进行讨论。②都是人为地提高或者降低某一或者多个调节因素，而实际上人体正常呼吸仅仅是在极小范围内波动（图2-1），但却没有得到调控机制的解释。

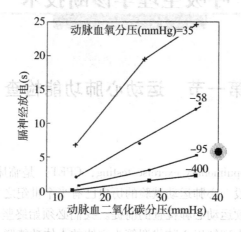

图2-1 传统呼吸调控与生理学呼吸调控的异同：PaCO₂和PaO₂对膈神经呼吸信号的影响

而我们这一新的生命整体整合调控——整体整合生理学理论体系恢复了原本真实存在的生命调控的整体性和复杂性本质。在吸收现代生理学和生物学已取得的相关知识的基础之上，成功地将空间和时间这两大要素同时加入生命整体整合调控的分析之中。其区别于传统系统生理学的独特创新之处是：①从根本上解释了人以"B-by-B"方式的呼吸（一呼一吸，周而复始）、血液循环（一舒张一收缩，周而复始）和代谢等生命征象的调控维持机制。②人体生命调控的信号是多种多样多层次的，但能够在全身发挥作用的、最原始的、始动信号是 O_2、CO_2、$[H^+]$ 和营养能量物质（三位一体）。其他如NO、SO、CO等各类信号多是非初始信号。③各种信号在人体之中永远没有稳态的水平，仅仅是连续动态地趋向于平衡；例如 PaO_2 随着吸、呼周期和动脉血压随着心脏的舒张、收缩周期均呈现上升与下降且不同频率交替出现的波浪式变化（图2-2）。④以各个解剖结构在人体三维空间为主的异同，各种信号从产生到通过神经体液的传送以及到达各个效应器之后产生反应和产生反应的时间都不相同；同一信号在不同部位和不同时间均产生不同的效应，而同一部位在同一时间同时接受不同的信号而产生各自不同的效应（图2-3）。⑤人体有机整体的一体化调控，在整体整合调控中各个功能系统虽然可以分出主次，但是绝对排除了某个甚至某些功能系统的相对稳定与不变。⑥信号与效应之间关系是非线性时间和空间多重并存复杂相关关系。⑦整体整合之下的分系统功能描述：虽然否定了各个功能系统独立存在和相对独立调控的可能性，但是限于我们人脑与已经受到教育的限制，解释生命调控时继续延用呼吸、血液循环、代谢、神经、消化吸收等系统，进行该系统为主的调控描述。

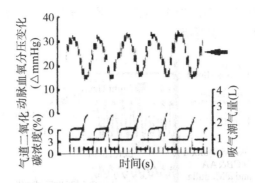

图 2-2　动脉血液氧分压的连续动态变化（非稳态）

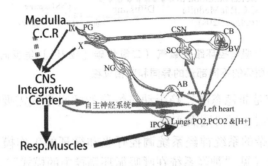

图 2-3　呼吸和循环经神经和体液调控完整环路

（二）呼吸自主调控的新解释

（1）主要功能性调控构架：①调控信号：我们首先要以 O_2（为主）、CO_2 和 $[H^+]$（为辅）的三位一体信号调控模式。事实上，这个三位一体信号不仅是呼吸系统整合调控的核心，而且是生命体中呼吸-血液-循环-代谢等多功能系统整合调控的核心。该信号在静脉血液中呈现稳定状态，没有明显波动，然而，当血液经过肺脏进行气体交换之后，由于血液离开肺泡-毛细血管时间的不同，动脉血液中的 O_2、CO_2 和 $[H^+]$ 信号出现了明显的波动性变化：PaO_2、$PaCO_2$ 和 $[H^+]$ 出现的上升和下降的连续动态波浪（CO_2 和 O_2 变化方式相同但方向相反）。②化学感受器的分布空间和感受反应时间各异：感受器包括存在于颈动脉体和主动脉弓上的快反应外周化学感受器和存在于延髓背侧的慢（延迟）反应中枢化学感受器。③同一个时间段的化学信号分别通过外周（快反应）和中枢（慢反应）的化学感受器以不同的时相分别达到中枢复杂的整合结构从而同时对下次呼吸进行调控（图 2-4）。

（2）本次呼吸呼气期 PO_2 逐渐降低（PCO 和 $[H^+]$ 反向变化）的信号是下一次呼吸吸气出现的原始引发信号。

（3）本次呼吸吸气期 PO_2 逐渐升高（PCO 和 $[H^+]$ 反向变化）的信号是本次吸气终止（转入呼气）的原始引发信号；从而实现周而复始的一吸一呼动作。

（4）正常呼吸的节律和频率的最重要取决因素是心血管功能，即心血管系统将肺泡中 PO_2 逐渐升高和降低（PCO 和 $[H^+]$ 反向变化）的信号通过离开肺毛细血管的血液运送到动脉外周化学感受器的时相推移，也即肺—动脉循环时间。

（5）呼吸幅度（深度）的调控模式：由（2）、（3）和（4）通过外周快反应化学感受器为主实现的呼吸幅度调控，遵循"弱—弱"、"强—强"，"快—快"、"慢—慢"和"中 - 中"方式由本次呼吸诱发下一次呼吸。

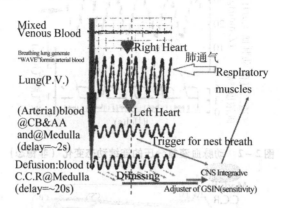

图2-4 呼吸调控环路及氧气（二氧化碳［或 H^+］呈反向）调控信号在血液循环的不同部位的异同和时相位移

（6）上述呼吸调控是非稳态的，趋于动态恒稳的呼吸模式需要慢反应中枢化学感受器与快反应外周化学感受器相互协同而实现。

为便于理解较为复杂的系统神经系统调控呼吸和循环的工作模式而采用简单的"音响系统调控模式"类比之（见"神经系统在呼吸循环调控中的模式"）。

（三）血液循环和呼吸（心肺）联合一体化调控的新理论及其证据

1. 氧气为血液循环的自主调控的核心　血液循环的首要目的，与呼吸的目的相同，是向需要的组织运送所需要的氧气，机体必然有相应的信号（氧气为主体，CO_2 和［H^+］三位一体）系统对血液循环功能进行调控，与同时被调控的呼吸功能达到呼吸和循环两者完美的优化匹配，从而使机体组织氧气需/控的动态平衡得以实现。由此完全符合中医学的"血为气之母，气为血之帅"理念。

2. 心肺调控的相互联系　与血压和心率调节相关的压力感受器、上传下传神经及其调控中枢（所谓的延髓背侧）系统与呼吸化学感受器和调控系统相互重叠，至少互为辅助。法国心血管医生 Corneille Jean Franoois Heymans，1938 年就是研究心血管压力感受器以发现颈动脉体化学感受器而获得诺贝尔奖，提示压力（物理）和化学感应体系在生物体内的紧密关系。

3. 心肺调控体系的重合　压力感受器和化学感受器分布位置、向中枢神经系统上传的纤维通路及延髓的呼吸和循环调控区在结构位置上完成重合（图2-5）。

4. 血液循环功能在呼吸（呼吸循环整合）调控中的作用　如下所述。

（1）左心室的"混合室"效应和射血分数对呼吸调控信号（PO_2，PCO_2 和［H^+］三位一体的动态变化幅度）的影响（图2-6）。

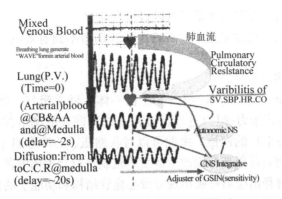

图 2-5 血液循环系统受气体分压调控示意图

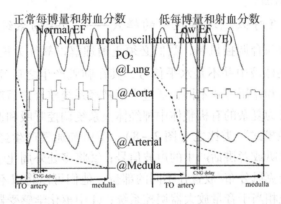

图 2-6 左心室的"混合室"效应，及每搏量和射血分数对跨左室信号转送到影响

（2）每搏量的影响与神经系统在呼吸调控中的作用模式。

（3）心率/呼吸频率的匹配比值［简称比率，（4~8）：1］的优化机制。

5. 心肺联合调控的临床证据　如下所述。

（1）心脏衰竭患者发生不稳定性呼吸（C-S呼吸，即Oscilatory Pattern）模式的临床机制（图2-7）：①左心室射血分数和每搏量的降低导致血液中呼吸调控信号传输衰减（幅度）。②肺通气（体动脉）与延髓调控信号的时相错位，幅度衰减和时相错位结合起来诱发出异常的潮式呼吸模式。

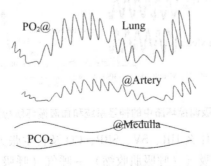

图 2-7 左心衰竭患者陈施呼吸发生机制

（2）心血管患者易于表现出睡眠呼吸障碍综合征。

（3）肺源性心脏病：初始原发于发展的疾病长期得不到有效的纠正从而表现出继发性的心脏病。

6. 其他 如下所述。

（1）肺泡内氧分压（与CO_2和［H^+］三位一体）随着吸气、呼气过程逐渐地上升和下降通过对肺循环的血管张力/阻力进行直接和（或）间接的调节控制从而达到/实现对体循环（血流、血压、心率）的调控。由此可以对收缩压、心率和自主神经系统张力3个变异性（varilibility）都随着呼吸节律而改变的发生机制进行合理的解释。

（2）可以合理地解释出生后呼吸出现导致心血管结构和功能上的巨大改变的机制。

（3）以氧气供需平衡和能量代谢来解释运动过程中的血流再分布，和运动肌肉局部血流量高达30～40倍的增加。

（四）神经系统在呼吸循环调控中的模式——"音响系统调控模式"简化类比

为了完成人体心肺联合调控机制，我们必须正确理解以氧气为核心（与CO_2和［H^+］三位一体）调控信号在体液中并不是水平信号，其在肺脏产生之后经过循环的血液带到不同部位感受器时的时相和作用方式不同，通过中枢神经系统整合之后对心肺功能发挥的调控也不同，为便于理解极为复杂的有机整体中神经体液系统调控呼吸和循环的工作模式而采用简单的"音响系统调控模式"类比之（图2-8）：①由肺通气产生经循环血液带入循环系统的波浪式信号比作喇叭或者讲话产生的声波信号；②将多处外周化学感受器和压力感受器比作能够感受声波的麦克风分布/放置在不同的部位，他们可以将以不同时相信号分别收集上传；③中枢神经系统相当于音量放大器调控系统；④中枢化学感受器作用相当于音量调节器的调控旋钮，而对中枢整合的传入/传出进行平衡调控；⑤呼吸肌胸廓肺共同扮演喇叭的角色。

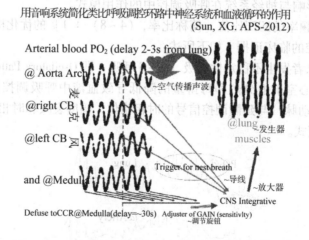

图2-8 呼吸调控环路中的神经系统和血液循环所扮演的作用不同

由此基本上可以解释为什么 HR、SV、SBP、CO 及自主张力变异性的节律完全与此时的呼吸节律相同。由于呼吸的吸气（呼吸肌收缩）-呼气（呼吸肌舒张）交替转换和心脏的收缩-舒张交替转换模式相同，收缩压-舒张压交替转换的压力波浪信号与上述血液中气体分压波浪信号极为相似只是其中的波动频率快了 4~8 倍，这样可以部分解释压力波浪信号对心脏收缩 – 舒张转换调节和控制的机制。

在正确理解"整体整合生理学 – 医学"的精髓和核心：以氧气需求 – 供应平衡为纲的呼吸、血液循环和代谢等系统联合一体化调控体系的基础之上，要花大力气和更多时间重点开展直接联系整体生理学基础的两种改变代谢状态的临床功能性检测方法：心肺运动试验和睡眠监测试验。

1. 心肺运动试验　首先在静息状态下测定人体的肺功能，继之连续动态监测记录进出气流、O_2、CO_2、全导联心电图、袖带无创血压、脉搏氧饱和度、甚至动脉和（或）静脉置管直接测定血压及抽取血液样本以分析血液中的气体和各种化学成分（图 2 – 9），从静息状态（≥3min），无功率负荷热身运动（≥3min），根据性别年龄和功能状态等选择 10~50W/min 的功率递增速率进行症状限制性最大负荷运动至运动受限，并继续记录≥5min 的恢复情况。心肺运动试验应该就是该个体的呼吸、血液循环和代谢系统联合完成的一个氧气代谢为核心的整体生理学的主要信息，只要耐心细致地正确判读就可以为呼吸系统、血液循环系统和代谢系统等为主的人体整体功能状态得到科学的评估，从而达到区分健康、亚健康和疾病的目的。仅临床医学而言，可以为上述主要系统疾病的诊断、病情状态和功能状态、治疗效果的客观评估和疾病预后的预测提供科学的客观依据（图 2 – 10）。

2. 睡眠呼吸异常/暂停及睡眠实验　睡眠实验检查记录的指标很多，但最有意义的核心信息就是睡眠中呼吸低通气所致的缺氧。睡眠呼吸异常/暂停的疾患从肥胖，鼻咽喉、声门、气管、肺、心血管病、神经肌肉、中枢神经等除了呼吸系统之外，还包括心血管、脑血管、内分泌、五官、泌尿生殖、小儿及老年等学科而诱发；反过来睡眠呼吸异常/暂停又可以使上述系统的病变和损伤加剧，形成一个恶性循环。目前多学科联手对于睡眠呼吸异常/暂停进行研究和防控已经是大势所趋，比如 AHA/ACC、ATS/ACCP、ERS、EHS 及 IDF 等学科组织都为此形成"共识"或者"指南"，各方面专家虽然认识到整合的重要性和必要性并开始了许多初步的整合和合作，为此传统的系统生理学对人体生理功能一体化调控的误读和医学科学过度和片面分科的危害也更加暴露无遗。

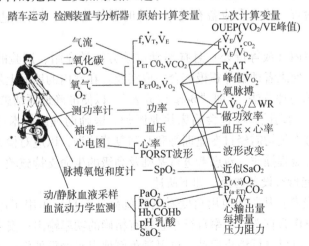

图 2 – 9　功率自行车心肺运动试验系统

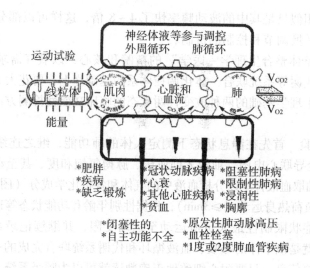

图 2-10 心肺运动试验的整体整合生理学解释和临床应用价值

三、心肺运动试验的临床应用

（一）心肺运动试验实验室条件要求和设备

1. 运动心肺功能检查实验室要求 如下所述。

（1）对环境的要求：运动实验室应有较大的房间面积，不仅要容纳运动试验相关的各类检查设备、急救设备设施及药品，还要为患者和工作人员留有足够大的活动和治疗空间，保证通畅的急救通道以及应急出口。实验室应该具有良好的采光和通风，环境整洁，有温度和湿度控制系统。实验室温度一般控制在 20~22℃，相对湿度 50% 左右。实验室合适的温度、湿度、气压对自动心肺运动测试仪等医疗设备的正常运转、患者舒适和实验结果的评定具有重要的作用。实验室的环境应相对安静，以减少对患者的干扰。

房间布置要温馨舒适，可在患者运动时所面对的墙面上悬挂风景画等图片，使患者在较轻松的状态下完成检查。检查台应备有毛巾、计时器等物品。并保护患者的隐私（如配置拉帘）。

应在运动试验室内（或等待处）悬挂运动试验方法学介绍、试验的目的，适应证和禁忌证、注意事项等，使患者理解并积极配合完成实验。在室内的墙面上悬挂大小适中、字迹清晰的"自我感觉用力评分法"，即"Borg 记分表"，以便准确地评估患者的主观用力程度。

（2）人员配置：运动试验应包含临床执业医师、医师助理或技术员、护士，可酌情配备运动训练师。所有人员均需经过专业训练和心肺复苏培训，以应对检查过程中突发的紧急情况，并能按照应急流程操作，对患者进行基础及高级的生命支持施救。

2. 运动心肺功能检查设备选择 如下所述。

（1）运动测力设备：从临床应用角度看电磁负荷功率自行车用于运动心肺功能检查明显优于运动平板，应作为首选。功率自行车直接有精确的功率输出；安全性高，如出现受试者不能耐受的情况，可以自行终止运动，也可避免倒地引起严重外伤；少年、老年人、身体虚弱及心力衰竭 4 种患者也适合开展。功率自行车踏车运动试验心电图、血压和血氧测量较少干扰，对于以氧气需求 - 供应动态失衡为特征的缺血心血管疾病早期诊断和诊断精确度更为有利；身体动度小还比较利于测定气体交换和呼吸功能。缺点是下肢力量不够或活动受限者较难完成测试。活动平板运动负荷试验测得的最大心肌摄氧量高于踏车试验（约10%）。缺点是运动平板没有实际功率，只能从理论上根据体重、速度和斜率推算出功率估计值，受试者主观干扰作用多（如抓不抓扶手），且运动中心电图、血压和血氧测量干扰较大，影响判断，特别是容易误导心肌缺血判断。运动测力设备要求：①活动平板（跑台），应该由电驱动并能根据患者体重调整运动方案，最大承重可达157.5kg。同时应该有一个较宽的速度调节范围，从1~8mph（mph：每小时1英里）。高度可调节从0°~20°的坡度。平板至少127cm长、40.64cm宽，为安全起见，前部应该有扶手，两侧有保护装置。紧急停止按钮应该醒目并能够在患者要求停止时迅速起到作用。活动平板的代谢当量可以通过速率和坡度按照公式计算求得。②自行车，踏车试验作为平板运动试验的补充一般对如下患者可选用：有关节炎的患者，有外周血栓性疾病的患者，或神经系统疾病使下肢运动受限等情况。在欧洲常用作标准试验。踏车试验设备比较便宜，也能够通过记录运动的分级来量化评定运动试验的结果。③上臂测力计，上臂运动试验测定对以下患者可选用：被诊断为下肢血栓性静脉炎的患者，或有下肢活动障碍的患者，或有神经异常导致下肢运动障碍的患者等。对于经常以上半身运动为主的患者进行上臂运动试验测定也是比较好的方式。上臂运动试验测定可以通过主动和被动的机械测功方式进行分级评定，但对冠心病的诊断价值尚有争议。

（2）气体分析及肺功能仪：现代计算机代谢测定系统使准确评估肺通气肺换气成为可能，使用此设备能够准确评估心肺功能，因此设备最佳选择是同时具备全套标准静态肺功能测定选项。尽管最大运动量或亚极量时的耗氧量能够测定，而其他的一些变量如肺活量和CO_2产生比，正常潮气量末时CO_2压力以及摄氧率等在诊断和分析时也是非常有价值的。肺通气和肺换气经常性地被用于临床心肺功能研究，尤其在进行运动试验时进行肺功能评定，其价值更大。

受试者通常使用咬口器和鼻夹以保证所有吸入和呼出气体都经流量计进入气体分析器。临床上也有使用面罩代替咬口器的，但是作者不建议这样做，主要有两个原因：①咬口器的无效腔容积远小于面罩。一般而言，咬口器的无效腔约为50mL，而面罩约为200mL，考虑到鼻腔本身也有约50mL，当我们用鼻夹封闭鼻腔之后咬口器的无效腔可以忽略不计，这样就更能真实地反映实际的肺通气状态。②咬口器的气流方式更加合理。由于人体面部轮廓的原因，面罩中口鼻的呼出气流形成湍流，不利于流量计对气流的计算，而咬口器的气道短直，直接与流量计相对，呼出气形成层流更有利于气流的测定。

（3）心电图记录仪：对运动试验进行中和恢复阶段的心脏节律、心率的监测，以及对缺血心电图改变的正确识别，选用符合要求标准的心电图仪器是必需的。选购大型的心电监测计算机应该能够准确反映ST段的改变，并且能够及时比较前后的心电数据。3导或12导的运动心电监测分析系统是十分必要的，而12导心电能够提供更多的信息（推荐）。12导心电记录仪能更好区分部分特殊的心律失常：如区分室性心律失常还是室上性心律失常。有时ST段的改变仅孤立地出现于一个导联，如下壁导联，这时12导心电监测仪要优于3导的心电监护仪。尤其需要注意的是在进行运动试验前行静息12导心电图是必需的。运动伪差的甄别对计算机的要求更高，患者皮肤的准备、电极的良好接触、电极导线的恰当固定是获得良好稳定图像的关键。

（4）血压监测仪：在运动检查过程中检查人员手测血压是一种简单易行的监测血压的

方法。目前有许多自动血压检测仪，但这些仪器价格昂贵，且在高运动强度的运动中测量数值有可能不准确，尤其是对舒张压的测量。因此如果准备在试验中常规应用自动血压监测仪，应在使用前进行校对，并对检查中出现的异常血压变化，检查人员应进行手动测量血压复查。血压计及其袖带应保持整洁，每次应用后均应使用消毒剂擦洗，并备有不同型号的袖带以便于检查。

（5）脉搏氧饱和度仪。

（6）其他：动静脉血管通路的开放，压力测定装置，血液气体分析及血液生化物质分析测定仪器。可以根据需要而配置。

3. 运动心肺功能检查设备系统定标 如下所述。

（1）功率自行车负荷输出功率定标：从目前各个心肺运动试验设备系统生产厂家定标要求来看，都明确要求对功率自行车的输出功率分别定标。由于功率自行车输出功率具有相当高的稳定性，一般在设备安装调试完成后没有明确重复定标的时间要求，但是只要功率自行车进行搬动等则需要重复定标。临床上反复大量的运动测试则需要进行年度定标。注意：机械输出功率的标定还需要正常人氧耗量程度来进行功能匹配确定。

（2）气流、氧气和二氧化碳气体浓度的单项分别反复定标：从目前各个心肺运动试验设备系统生产厂家的气流、氧气和二氧化碳测定采样频率多在 $50 \sim 200Hz$ 范围，气流、O_2 和 CO_2 分析装置的稳定性都不是很高且精准测定寿命有限，都明确要求至少每日对气流、氧气和二氧化碳气体浓度的单项分别定标。气流定标一般使用 3L 容量的注射筒按照缓慢、较慢、中、较快和快共 5 个（或者 3 个）不同的速度分别抽/推而得到相同的约等于 3L 的读数来定标。氧气和二氧化碳气体浓度的单项定标分别采用两点式标定：①参考气（含 0% CO_2 和 21.0% O_2 的氮气平衡混合气）；②定标气（含 5.0% CO_2 和 10.0% ~ 15.0% O_2 的氮气平衡混合气）。国内各实验室多数没有购买参考气标准品而以房间内空气做参考，一般海平面 1 个大气压下良好通风房间 CO_2 为 0% ~ 0.04%，O_2 为 20.93%，因此对实验室房间大小和通风情况要求都相对要高一些，房间较小人员/患者拥挤则务必购买参考气。气流、氧气和二氧化碳分别定标的频率生产厂家多建议每日 1 ~ 2 次。实验室一直采用每次试验 1 次定标来保证测定精确度。

（3）心肺运动试验系统气体交换综合定标—代谢模拟器定标：自从 Beaver 1973 年首次介绍计算机基础之上的每次呼吸（B - by - B）肺通气肺换气计算系统问世以来，对于气流、氧气和二氧化碳测定的要求则不仅局限于精确度的准确，同时还对氧气和二氧化碳对应于气流的时间延迟提出了更高的要求，上述单项分别定标就不能保证气体交换测定的精确度，因此 Huszczuk，Whipp 和 Wasserman 自 20 世纪 80 年代末期开始设计一种代谢模拟器来对心肺运动系统的分钟通气量、氧耗量和二氧化碳排出量进行全面整合测定精确度的评估，自此 20 余年来我们 Harbor - UCLA 心肺运动实验室一直坚持每日必须通过代谢模拟器定标之后才进行心肺运动试验，期间共计发现 40 余次单项分别定标通过之后的系统错误，经过维修处理修复了系统，从而避免了垃圾/错误数据的收集。每日必须通过代谢模拟器定标。基本工作原理就是用 20.93% 或者 21.0% CO_2 氮气平衡的标准气体按照高、中、低的流速向可以调控通气频率和潮气量的机械通气泵中供气，心肺运动气体交换测定系统连接到机械通气泵的进出口测到的分钟通气量 = 频率 × 潮气量，氧耗量和二氧化碳排出量 = 供气量 × 21.0%，二氧化碳排出量和氧耗量的比值 = 1.0。

（4）心肺运动试验系统综合定标 – 正常人测定定标对实验室工作的正常人较为固定地选择为心肺运动试验者。一般分别选择两种不同的运动方案进行测试：①普通的功率递增最大极限运动；②无氧阈之下的一阶梯或两阶梯恒定功率运动（0W/min – 6min + 50W/min – 6min，或者0W/min – 6min + 30W/min – 6min + 60W/min – 6min）。恒定功率运动阶梯后3min平均氧耗量的差值除以功率的差值应该约等于10mL/（min·W），极限最大氧耗量与既往试验的结果非常相近，表明心肺运动气体交换系统工作正常。一般重复正常人标定的间隔应该在1~2周，不能超过1个月。

4. 建立心肺运动试验严格的质量控制体系　为临床服务和医学科研提供客观定量的科学依据。

（1）首先对国家心血管病中心各个心肺运动试验系统进行严格的4级定标规定，并对定标结果通过网络对社会公众公开发布，并逐步实现对全国所有心肺运动试验系统提供全面和严格的质量控制服务，并将质量控制信息公开地发布以供国家医疗管理系统、医生和别人参考。

（2）标准统一的规范化心肺运动试验操作及实验数据的分析与判读。使我国心肺运动试验能够领先于世界，为临床医疗和医学科研提供值得信赖的客观定量功能性测定依据。

（二）心肺运动试验检测指标及其意义

1. 峰值摄氧量（peak VO_2）　正常人的峰值摄氧量随年龄、性别、躯体大小、体重、日常活动水平和运动类型的不同而不同。峰值摄氧量随年龄的增长而下降，在Astrand等的一项纵向研究中，66例20~33岁健康的男性、女性进行心肺运动试验，均测得峰值摄氧量，21年后再次测试发现，35例女性的峰值摄氧量的平均下降速度为22%，而31例男性的速度为20%。Bruce等采用逐步回归分析确定性别、年龄、运动水平、体重、身高是否会影响成人平板运动的峰值摄氧量预计值。结果发现，性别和年龄是两个最重要的影响因素。当体重和运动水平被校正后，女性的峰值摄氧量约为男性的77%。Astrand等报道称，18例女学生和17例同等身材的男学生相比，前者的峰值摄氧量较后者低17%。日常活动水平与峰值摄氧量密切相关，酷爱运动者的峰值摄氧量下降速度明显降低，而即使是短时间的运动锻炼都能使峰值摄氧量增加15%~25%。运动类型是峰值摄氧量的一项重要决定因素。臂式测功计由于参与的肌群较少且达到的最大功率较低，所以其峰值摄氧量约为腿部踏车运动的70%，而腿部踏车运动的峰值摄氧量约为平板运动可达到的最大值89%~95%。

2. 无氧阈（AT）　这是心肺运动试验中最重要的亚极量运动指标之一。随着负荷功率不断增加，由于氧供不足导致有氧代谢再生ATP的方式不能满足机体对能量的需求，无氧代谢将代偿有氧代谢的不足，从而使乳酸及乳酸/丙酮酸比值（L/P）升高，此时的VO_2被定义为无氧阈。测定方法：①在VCO_2 – VO_2关系曲线中，VCO_2突然增加时的VO_2，这是最常用的标准方法，称为V – slope法；②在VE/VO_2增加而VE/VCO_2不变时刻的VO_2；③在$P_{ET}O_2$增加而$P_{ET}CO_2$不变时刻的VO_2。另外，AT占峰值摄氧量的比例为53%~65%，女性的AT/峰值摄氧量较男性高，都随着年龄的升高而升高。

3. 氧脉搏（VO_2/HR）　氧脉搏等于动静脉血氧含量差（$C_{(A-V)}O_2$）和每搏输出量（SV）的乘积。动静脉血氧含量差依赖于可利用的血红蛋白量、肺部血流氧合和外周组织的氧摄取能力。在任一设定功率下的峰值氧脉搏预计值，都取决于个体的躯体大小、性别、年龄、健康程度和血红蛋白浓度。踏车运动中的峰值氧脉搏预计值的正常波动范围很大：7岁小孩均值约为 5mL/（beat·min），身高 150cm 的 70 岁女性为 8mL/（beat·min），身高 190cm 的 30 岁男性为 17mL/（beat·min）。服用 β 受体阻滞剂的患者，由于心率增加受限，他们的峰值 VO_2/kg 的实测值可能明显高于预计值。

4. 摄氧量与功率的关系（$\triangle VO_2/\triangle WR$）　负荷递增试验开始之后，功率递增的最初阶段 VO_2 并不能线性增加，这一延迟在计算 $\triangle VO_2/\triangle WR$ 必须排除在外，其正常一般为 0.75min。计算公式为：$\triangle VO_2/\triangle WR =$（峰值 VO_2 – 热身期 VO_2）/［（T – 0.75）×S］，其中 T 代表递增运动时间，S 代表功率递增（W/min）的斜率。$\triangle VO_2/\triangle WR$ 随功率增加的斜率、受试者心血管的功能状态和试验的持续时间不同而存在较小的差异。一项研究中，10 名正常青年男性均接受心肺运动测试，分别行 15 分钟左右运动方案和 5 分钟左右运动方案（递增功率分别为 60、15W/min），前者得出的 $\triangle VO_2/\triangle WR$ 为（11.2 ± 0.15）mL/（min·W），后者为（8.8 ± 0.15）mL/（min·W）。由于在较长时间的运动测试（功率递增更慢）中，运动能量所耗氧大部分来自大气，小部分来自于体内的氧储备，因此 $\triangle VO_2/\triangle WR$ 的值稍高。后续研究发现，中等强度运动负荷时，不同性别健康青年的 $\triangle VO_2/\triangle WR$ 平均为 10.3mL/（min·W），波动范围很小，因此该值可以作为判断心肺功能紊乱的敏感指标。造成 $\triangle VO_2/\triangle WR$ 下降的原因有很多，如肌肉摄氧能力降低，肌肉血流量受限和心排量降低等。

5. 通气有效性（VE/VCO_2）　传统呼吸生理学认为，通气功能与 CO_2 排出的关系较之与 O_2 摄取的关系更加密切，所以用单位 CO_2 排出所需要的通气量作为评价呼吸功能的指标，但是，通过前面整体生理学的介绍我们应该明白，无论是在呼吸还是在循环中，O_2 都扮演着最为重要的作用，CO_2 和 H^+ 尽管也很重要，但它们绝不是最重要的。我们之所以推荐 VE/VCO_2 作为通气有效性的指标是因为 VE/VCO_2 在无氧阈之后有一个很长的平台期，这个平台值既是最低值（Lowest VE/VCO_2），稳定性和重复性很好，而且与 AT 时刻的 VE/VCO_2 有很高的一致性。另外，低于呼吸代偿点（VCP）之前的 VE（BTPS）与 VCO_2（ATPS）之间的斜率（VE – VCO_2 斜率）也是反映通气效率的一个传统指标，但是与 Lowest VE/VCO_2 相比，它的变异性较大，而稳定性较差。因此，我们推荐 LowestVE/VCO_2 作为评价通气效率的主要指标。

6. 摄氧有效性（VO_2/VE）　机体摄取氧气完成生命活动和新陈代谢是呼吸循环的核心功能。我们通过 VO_2 与单位 VE 的比值来评价摄氧效率。传统方法中，通过对 VE 进行对数转化，可以使 VO_2 与 VE 间关系变为线性，其线性的斜率称为摄氧效率斜率（OUES），对循环功能障碍有诊断和评估价值。VO_2 与 VE 之间的关系是非线性的，VO_2 与 VE 比值称为摄氧效率，OUE 在无氧阈附近可以达到最大值，且形成稳定的峰值平台，称为摄氧效率平台（oxygen uptake efficiency plateau，OUEP），它与 AT 时刻的 VO_2/VE 有高度相关性。我们发现，OUEP 的可重复性最好、变异性最小、方便计算，因此，我们推荐 OUEP 作为摄氧效率的主要指标，对诊断和评估循环功能状态具有十分重要的临床意义。

7. 呼吸交换率（respiratory exchange ratio，RER）　VCO_2 与 VO_2 的比值称为 RER。在正常安静的状态下，它与呼吸商（respiratory quotient，RQ）近似相等，是由能量代谢物质的种类决定的。RQ 是用在描述组织细胞水平上的气体代谢，RQ = 1 说明主要的代谢底物是糖类，如果是与脂肪（RQ = 0.7）和蛋白质（RQ = 0.8）的混合物，则 RQ < 1。但是临床上

测定 RQ 很困难，可以用心肺运动试验测得的 RER 近似反映 RQ。但是，除了代谢底物外，乳酸酸中毒或过度通气也可以造成 $RQ > 1$，这是由于 CO_2 和 O_2 在血液中的溶解度曲线不同造成的。有心脏科医生建议 $RER > 1.2$ 作为终止运动的指征或达到最大运动耐力的标志，这其实是错误的。如果是呼吸功能受限的患者，在 RER 较低甚至 <1 时就可能达到了自身的最大运动极限，相反，如果是训练有素的运动员，其 RER 可能达到 1.4 甚至更高，以 1.2 为终止运动指征显然是不对的。

8. 潮气末二氧化碳/氧分压（$P_{E-F}CO_2/P_{ET}O_2$）　静息时 $P_{ET}CO_2$ 和 $PaCO_2$ 差距并不大，但是随着运动强度和通气量增大，$P_{ET}CO_2$ 和 $PaCO_2$ 的差值越来越大。一项针对 10 例正常青年男性的研究发现，$P_{(a-ET)}CO_2$ 值在静息时约为 $+2.5mmHg$，在峰值运动时降至 $-4mmHg$。事实上，在 $>115W$ 负荷功率时，$P_{ET}CO_2$ 总是 $> PaCO_2$ 的，其差值 $>2mmHg$。虽然正常人的 $PaCO_2$ 不能通过 $P_{ET}CO_2$ 准确预测，但是测定 $P_{ET}CO_2$ 对判断 $PaCO_2$ 趋势还是有一定帮助的。需要引起注意的是，对于阻塞性通气功能障碍的患者，由于 CO_2 排除受限，导致 $P_{(a-ET)}CO_2$ 值在峰值运动时有可能是正的，气道阻塞越严重，$P_{ET}CO_2$ 的增大趋势越不明显。$P_{ET}O_2$ 的变化趋势与 $P_{ET}CO_2$ 大致相反。

9. 平均反应时间（MRT）　VO_2 在运动中的动力学反应有 3 个时相。Ⅰ相的特征为运动开始时 VO_2 即刻增加，持续 15s 左右，这是由于运动开始时每搏量和心率的增加导致的肺血流突然增大。Ⅱ相的 VO_2 从运动开始大约 15 秒后持续到 3 分钟左右，反映了细胞呼吸增长的时期。如果运动强度低于 AT，则健康青年受试者大约在 3 分钟时出现稳态。Ⅲ相反映的是 VO_2 稳态的开始，若运动强度在 AT 以上，VO_2 的增高速率与乳酸的增高速率强度相关。结合Ⅰ相和Ⅱ相的 VO_2 动力学特征，假定从运动开始 VO_2 呈单指数增长关系，对整个反应曲线进行单指数拟合，指数的时间常数（63% 时的 VO_2）即定义为平均反应时间（mean response time，MRT）。从整体整合生理学 - 心肺一体化自主调控来解释，我认为正确的解释应该Ⅰ相就是仅仅有快反应的外周化学感受器开始起效人体心肺等系统对运动反应；Ⅱ相就是在仅有快反应的外周化学感受器基础之上，慢反应的中枢化学感受器也开始起效参与，由快、慢两种感受器共同参与整合调控下人体心肺等系统对运动反应；Ⅲ相则是运动强度超过 AT 以上代谢酸性产物逐渐增加而出现的复合反应。

10. 通气功能及其运动中的反应　运动过程中呼吸反应的模式不是一成不变的。运动过程中 VE 的增加由潮气量 VT 和呼吸频率 Bf 两部分组成。一般而言，正常人在低运动强度时是以 VT 升高为主，无氧阈附近当 VT 接近最大时，VE 进一步增加主要依靠 Bf 升高，因此，Bf 与 VT 呈曲线关系。我们发现有部分正常人在低运动强度时就以 Bf 升高为主，继而随运动强度增加 VT 逐渐升高，这种呼吸模式较为少见。运动过程中正常人的最大 VT 一般不会 $>70\%IC$，$Bf <$ 每分钟 50 次，但是限制性通气功能障碍患者的 VT 可能接近 100%IC，$Bf >$ 每分钟 50 次，提示 IC 可能限制了 VT 的增加。另外，阻塞性通气功能障碍患者的吸气时间/呼气时间明显降低，单次呼吸时间不能随运动强度增加而缩短，因而 Bf 增加受限，最大通气量 MaxVE 降低。两种通气功能障碍类型患者的呼吸储备都明显下降。我们将呼吸储备定义为在运动过程中达到的最大通气量 MaxVE 与最大自主通气量之间的差值（MVV - Max VE）或在 MVV 中所占比例（MVV - Max VE）/MVV，代表的是理论上肺通气功能的最大代偿能力，正常人的（MVV - MaxVE）/MVV 在 20% ~ 50%，（MVV - Max VE）平均值为 38.1±22L/min，当 $<11L/min$ 时提示存在通气功能受限。在严重阻塞性通气功能障碍患者

中，（MVV – MaxVE）甚至可能小于零。我们建议 MVV 应该使用实测值，而不是由 FEV_1 估测。

11. 心电图、血压、心率及其运动中的反应 运动过程中观察气体交换有助于更好地解释心电图。运动时心肌氧需求较静息时更大，更容易发现潜在的心肌缺血，由于心肌氧供需失衡，引起乳酸堆积，心肌细胞离子通道通透性改变，氧供不足部位的膜电位复极速率下降，ST – T 波发生改变，此时若△VO_2／△WR 下降、△VO_2／HR 曲线斜率变缓和 HR 反常增高等，有助于确诊不典型的异常心电图表现。另外，运动刺激心率不断加快，舒张期缩短，冠脉灌注不足较静息时更明显，因此心肺运动试验具有早期诊断意义。而且运动中异位搏动（如室性期前收缩）异常频繁的出现也提示心肌氧供需失衡，但是，我们也发现有些人静息时偶发的异位搏动不具有病理意义，它会随着运动负荷增加而减少或消失，同时 VO_2、VCO_2 等曲线无异常表现。此外，心肌氧供需失衡可以在心肺运动试验中直观的测定，VO_2 曲线的异常变化较心电图更加敏感，两者结合可明显提高诊断心肌缺血/心肌氧供需不平衡的准确性和敏感性。需要指出的是，我们并不建议把达到预计最大心率作为终止运动的指征，因为预计最大心率的变异性很大，而且容易受到心理、药物等多方面因素的影响，所以在患者能够耐受的前提下，即使超过最大预计心率我们也应该鼓励患者尽力达到其运动峰值。同样，我们也不建议将动脉收缩压大于 200mmHg 和舒张压大于 120mmHg 作为终止运动的指征。在立位踏车时，交感神经兴奋，心输出量增加，非运动肌肉血管收缩导致血流阻力升高，血压升高，血流重新分布，大量血液积聚在下肢，此时，包括心、脑在内的主要脏器均处于相对"供血不足"状态，因此担心运动引起的暂时性血压升高对靶器官的损害是不科学的。相反，如果随运动负荷升高而血压不升反降则应该引起高度重视，密切观察，避免不良反应的发生。

（三）心肺运动试验的临床应用范围、适应证和禁忌证

1. 禁忌证 首先需要明确一点是，适度的非极限运动心肺运动试验没有绝对的禁忌证。症状限制性极限心肺运动试验，出于安全目的考虑，分为绝对禁忌证和相对禁忌证。①绝对禁忌证：急性心肌梗死（2 天内），高危不稳定型心绞痛，未控制的伴有临床症状或血流动力学障碍的心律失常，有症状的严重主动脉狭窄，临床未控制的心力衰竭，急性肺栓塞或肺梗死急性心肌炎或心包炎，急性主动脉夹层分离。②相对禁忌证：冠状动脉左主干狭窄，中度狭窄的瓣膜性心脏病，血清电解质紊乱，严重高血压［静息状态收缩压 > 200mmHg 和（或）舒张压 > 110mmHg］，快速性心律失常或缓慢性心律失常，肥厚型心肌病或其他流出道梗阻性心脏病，精神或体力障碍而不能进行运动试验，高度房室传导阻滞。

2. 提前终止运动的指征 出于安全的目的，在患者没有达到症状限制出现下列危险征象中的一个或者多个时可以考虑提前终止运动：①头晕、眼花或者眩晕等中枢神经系统症状；②运动中血压不升反而下降超过基础收缩血压大于 10mmHg；③心电图出现病理性 Q 波或者严重心律失常，如多源频发的室性心律失常；④严重高血压反应（血压升高虽系正常代偿反应，但收缩压大于 300mmHg 可以考虑停止）。

3. 适应证 心肺运动试验作为人体整体生理学客观定量功能测定的唯一方法适用于所有正常人和各种疾病患者。心肺运动试验的临床适用范围非常广泛，针对呼吸疾病、心血管病、代谢及神经系统等疾病心肺运动试验可提供如下信息。

（1）麻醉手术危险性评估和患者围术期管理：在 CPET 的应用中，围术期的风险评估已成为人们广泛关注的一个课题。运动心肺功能检查，尤其是峰值 VO_2/kg 和 AT 的测定，对于手术患者风险分层具有十分重要的作用，尤其是针对那些静息状态下被评估为心肺功能正常的患者。对于那些怀疑有心肺疾病（尤其是心脏病）的患者，在术前都应该接受运动心肺功能检查，选择良好运动心肺功能的患者可以明显降低手术风险和术后并发症发病率。Older 等经过对大型腹部手术的老年患者的心肺运动试验进行回顾性分析，证明 AT 对确定术后并发症发病率至关重要。该试验包括 187 例年龄 >60 岁的老年患者，AT 平均值为 (12.4 ± 2.7) mL/（min·kg）。结果发现，AT <11mL/（min·kg）的患者（占总体 30%）的术后心血管并发症的死亡率为 18%。相对应的是，AT >11mL/（min·kg）患者的术后心血管并发症的死亡率仅为 0.8%，尤其是对于心电图有明显心肌缺血征象的患者，如果并发 AT >11mL/（min·kg），其死亡率高达 42%。

（2）"早"早期诊断：心肌缺血和肺动脉高压。临床上心肌缺血和肺动脉高压患者的首发症状多为疲劳、活动后气促等非特异性表现，患者就诊时往往已经比较严重，早期诊断这类患者、及时阻断渐进性病程是临床的一大难题。静态心电图是早期筛查心肌缺血和肺动脉高压的重要手段。但是，患者早期在静息状态下多无明显不适症状，因此，心电图也常为阴性反应。如果不予及时干预，患者的活动耐力下降和劳力性气促是呈进行性加重的。运动心肺功能检查可以"早"早期发现这类患者的运动能力减退和气体交换异常，因为运动状态下心肌负荷增加，缺血导致的心肌不同步收缩引起心搏量增加障碍，随着功率增加而摄氧量不能相应的增加，典型的 CPET 表现包括峰值 VO_2/kg 下降、$\triangle VO_2/\triangle WR$ 和氧脉搏出现平台，这些表现可以早于心电图出现异常（ST 段压低）。Sun 等发现，心肺运动试验可以发现仅在运动中出现肺动脉高压患者的气体交换异常，这部分患者中有的在若干年后发展为静息肺动脉高压，由于心肺运动试验异常表现早于静态心电图、心脏超声等常规早期筛查手段，因此可能为这类患者的"早"早期诊断提供临床依据。

（3）诊断与鉴别诊断：区分左心衰竭和右心衰竭。临床上多种疾病并存的患者并不罕见，如心脏疾病（冠心病、高血压病等）和肺部疾病（如肺动脉高压、COPD 等）同时存在，这类患者到晚期阶段的共同表现都是心力衰竭。鉴别诊断左心衰竭和右心衰竭是临床实践中常见的疑点和难点，但两者在运动试验中的表现有着明显差异。震荡呼吸是左心衰竭患者在运动过程中最常见的异常气体交换模式。震荡呼吸即陈 – 施呼吸，在图（2 – 9）上表现为 VO_2、VCO_2、VE 的波动性变化。震荡呼吸联合其他心肺运动指标可以为心力衰竭患者的预后提供可靠的参考依据。右向左分流现象是右心衰竭患者常见的心肺运动异常。右向左分流在九图上的表现为呼吸交换率（RER）、VE/VCO_2、VE/VO_2 和 $P_{ET}O_2$ 的突然升高，$P_{ET}CO_2$ 和 SpO_2 突然降低。Sun 等证实，这种方法确定右向左分流的敏感性、特异性均在 95% 以上。后续研究证实，右向左分流现象联合 Lowest VE/VCO_2 升高强烈提示肺动脉高压患者预后不良。

（4）疾病功能受限严重程度客观定量分级：目前对心肺疾病的功能受限严重程度评估的检查方法包括 NYHA 心功能分级、6 – MWD、运动平板试验和肺功能等。NYHA 心功能分级带有很强的主观色彩，医生的个人经验和患者的自我体验存在较大差异，大致评估结果的变异性较大；6 – MWD 结果受到医生的鼓励，对终止运动指征的判断有直接影响；运动平板试验不能直接测定摄氧量；肺功能减退和患者的运动耐力降低并不平行，直接用肺功能结果预测运动耐力存在很大风险。心肺运动试验不仅可以直接测定峰值 VO_2/kg 和功率，而且还能全面监测运动过程中的气体交换和血氧饱和度。心肺运动试验对疾病严重程度进行客观定量分级的常用指标是峰值 VO_2/kg 和 AT，根据是其占预计值的百分比。除此以外，最新研究证实，震荡呼吸、通气效率（lowestVE/VCO₂）和摄氧效率（max VO_2/VE）也是很可靠的预测心力衰竭患者生存期的独立预测因子，如果联合其他指标，则 OR 值明显增高。对于肺动脉高压患者而言，右向左分流现象也是独立的风险预测因子。

（5）心力衰竭严重程度：心功能分级：Ⅰ级：患者患有心脏病但活动量不受限制，平时一般活动不引起疲乏、心悸、呼吸困难或心绞痛。Ⅱ级：心脏病患者的体力活动受到轻度的限制，休息时无自觉症状，但平时一般活动下可出现疲乏、心悸、呼吸困难或心绞痛。Ⅲ级：心脏病患者体力活动明显限制，小于平时一般活动即引起上述的症状。Ⅳ级：心脏病患者不能从事任何体力活动，休息状态下也出现心力衰竭的症状，体力活动后加重。心力衰竭死亡/存活预后的预测和心脏移植选择：NYHA 心功能分级系统是目前临床上常用的心力衰竭严重程度的评估方法，它根据患者的自我感觉的活动水平分为 4 级（Ⅰ～Ⅳ级）。Matsumura 等发现 NYHA 心功能分级与 AT 和峰值 VO_2/kg 的相关性很好，提示患者的自觉症状与机体摄氧能力是密切相关的。然而，值得注意的是，在同一 NYHA 级别的峰值 VO_2/kg 和 AT 值的波动范围非常大。这种现象可能是由于患者对症状的感受不同和医师对患者所述症状严重程度解释的不同而引起的。正是由于 NYHA 心功能分级的主观性和变异性，以峰值 VO_2/kg 和 AT 为基础的评估系统被认为更加客观合理。根据峰值 VO_2/kg 的下降程度而建立的 A～D 分级系统已被国际社会认可。后续研究发现，该分级方法如果加入性别、年龄及体表面积校正后可能更加理想。其中，与 MYHA 心功能分级或射血分数相比，峰值 VO_2 占预计值的百分比是预计生存期的良好独立预测指标。此外，心肺运动试验也为优先选择心脏移植患者方面提供了重要指标。Mancini 等的一项前瞻性研究中，将拟作心脏移植的患者分为 3 组：峰值 $VO_2 > 14mL/（min \cdot kg）$，峰值 $VO_2 < 14mL/（min \cdot kg）$ 接受心脏移植，峰值 $VO_2 < 14mL/（min \cdot kg）$ 但因心脏以外的原因而未接受手术。如果峰值 $VO_2 > 14mL/（min \cdot kg）$，医学干预（药物）下的 1 年生存率为 94%；如果峰值 $VO_2 < 14mL/（min \cdot kg）$，其 1 年存活率为 70%。Osada 等研究发现，当峰值 $VO_2 < 14mL/（min \cdot kg）$ 并收缩压不能达到 120mmHg，其 3 年生存率从 83% 降至 55%。Myers 等报道了对 644 例慢性心力衰竭患者超过 10 年的研究结果发现，峰值 VO_2 优于右心导管术提供的数据、运动时间和其他常规临床指标，因此，当需要评估心力衰竭程度和决定优先选择心脏移植患者的时候，都应该直接测定峰值 VO_2。1993 年 Bethesda 心脏移植研讨会列出了心脏移植的适应证，"达到无氧代谢时，峰值 $VO_2 < 10mL/（min \cdot kg）$" 是选择适合心脏移植的首要标准。但是，当患者用力不够或检测人员过早终止试验时，峰值 VO_2 可能会被低估，故对亚极量运动功能指标的研究也受到了重视。研究证实，AT、VE/VCO₂ 斜率、lowest VE/VCO₂ 和 max VO_2/VE 都可以用于心力衰竭患者的风险分层和评估预后。Gitt 等对 223 例患者的一项队列研究表明，峰值 $VO_2 < 14mL/（min \cdot kg）$，$AT < 11mL/（min \cdot kg）$，VE/VCO₂ 斜率 > 35 时，患者存在高风险。Sun 等最新研究证实，lowest VE/VCO₂ 和 max VO_2/VE 是不依赖于患者努力程度的亚极量指标，对心力衰竭患者的早期死亡率有着很好的预测作用，具有良好的应用前景。

（6）发现高危现象：对于某些高危疾患严密监测运动中可以发现高危现象，继而提出预防措施，以减少患者工作和居家猝死可能。心肺运动试验作为一项敏感的、全面的、经济的无创性检查是现阶段临床医生可利用的最好的高危疾病监测手段。不同功能障碍类型的高危疾患的异常气体交换都具有明显特征。在运动中出现的异常功能反应一般都早于静息状态，任何造成功能障碍的疾病都会造成峰值 VO_2、AT 和 $\triangle VO_2/\triangle WR$ 等指标的异常，而且这些指标对于病程进展都非常敏感。对肺栓塞、冠心病、高血压病等高危人群进行定期心肺运动测定是十分必要的。

（7）指导运动康复治疗的处方：耐力运动锻炼无论是对正常人还是患者都是有益的。运动训练方案，即运动处方是康复锻炼最重要的组成部分。心肺运动试验是评价运动训练与康复效果关系的唯一检查手段，可以揭示患者或正常人由运动刺激所引起的生理变化，避免不合理的运动方案造成的不良反应。AT 以上的运动训练可以增加肌肉和线粒体数量，增加对儿茶酚胺类物质的敏感性，降低心脏负荷，降低乳酸生成，改善通气需求，但 AT 以下的运动不能达到理想的康复目标。运动训练对 COPD 患者的治疗作用已被广泛接受。心肺运动试验显示，经训练后，COPD 患者运动耐量增加，设定运动强度下的通气需求降低，生活质量提高。另外，对于心脏病患者而言，AT 点的运动负荷也是安全有效的，既不会产生明显的乳酸酸中毒，心脏负荷不至于过重，而且在该强度下患者可以坚持锻炼更长时间。

（8）客观定量评估各种治疗效果：心肺运动已被广泛用于手术、介入、药物等疗效的客观定量评估。以评估西地那非对肺动脉高压疗效为例。将 28 例肺动脉高压患者分为西地那非治疗组和对照组。所有患者均接受华法林和利尿剂治疗，治疗组中的 13 例患者在接受西地那非治疗前 – 后均进行心肺运动试验，结果发现，治疗前峰值 VO_2、峰值 VO_2/HR、VE/VCO_2 斜率和 $P_{ET}CO_2$ 分别为 $0.84 \pm 0.1L/min$，$6.1 \pm 0.7mL/beat$，49 ± 2 和 $26 \pm 1.5mmHg$，治疗后较对照组明显改善，分别为 $0.91 \pm 0.1L/min$，$6.8 \pm 0.8mL/beat$，43 ± 2 和 $30 \pm 1.9mmHg$（$P = 0.012$，0.008，0.008 和 $0.000\,2$）。另外，经药物和运动训练有效治疗后，COPD 患者的运动耐力、通气效率等指标均能得到有效改善，甚至可能早于肺功能的改变。

（9）劳动能力丧失的客观定量评估/鉴定：临床上多数功能检查都是针对患者的静息状态，特别是当患者的症状或主观运动能力与静息功能检测结果有差异时，就只有依赖心肺运动试验对其运动能力进行评估。虽然有研究提示静息时指标（如 FEV_1、DLCO）与运动指标（峰值 VO_2 和峰值 WR）有很好的相关性，但是，静息肺功能对运动能力的预测结果经常是错的。静息肺功能检查、胸部 X 线片和其他检测手段预测峰值 VO_2 降低的敏感性只有 31%。除了能够直接测定峰值 VO_2 对劳动能力丧失进行客观定量评估外，心肺运动试验还能鉴别劳动力降低的原因。Agostoni 等研究发现，120 例石棉工人中，有 37% 工人的运动受限原因不是通气功能受限而是循环功能受限。目前，心肺运动试验是公认的评估运动耐力的金标准，是劳动能力丧失的客观定量评估的最有价值的功能检查。

（10）确认功能正常与异常，健康及亚健康管理目前，医学对健康的认识已经不仅仅局限于血液生化指标、影像学检查等无异常，对亚健康的评估和及时干预逐渐受到重视。人体亚健康应排除器质性病变，疲乏无力、食欲缺乏等临床表现多与心肺功能状态下降有关，常规实验室检查难以发现其异常，而心肺运动试验是客观评估机体功能状态的重要工具。心肺运动试验不仅可以评估亚健康人群的心肺功能，还能发现潜在的病理生理改变，是亚健康和健康预防评估的重要工具。目前，我们正在筹建远程人体功能学健康信息管理中心，心肺运动试验是其重要的组成部分，将为国家制定全民健康管理政策提供客观依据。

（闫明宇）

第二节 气道反应性测定

一、概述

气道反应性（airway responsiveness）是指气管和支气管对各种物理、化学、药物以及变应原等刺激引起气道收缩、气道阻力变化的反应。通过吸入某些刺激物诱发气道收缩反应的方法称为支气管激发试验，可测定受试者的气道反应性。目前常用的方法是乙酰甲胆碱或组胺吸入激发试验，通过 Yan 氏简易手捏式雾化吸入法或 APS 气雾激发给药法吸入不同浓度和剂量的乙酰甲胆碱或组胺，采用肺功能仪测定气道反应性。最常用的肺功能指标是当 FEV_1 或 PEF 较基础值下降 ≥20%，为激发试验阳性。以 FEV_1 下降 20% 的最低累积剂量（$PD_{20} - FEV_1$）为反应阈值，表示其敏感性，判断气道高反应性的程度。支气管激发试验较为安全，可能出现的不良反应一般较轻微，经休息或吸入 β_2 - 受体激动剂可缓解。激发试验用于哮喘的诊断和鉴别诊断、哮喘严重度的评估及指导哮喘治疗。

二、气道高反应性产生机制及特点

（一）气道高反应性产生机制

吸入某些刺激物或变应原可通过刺激气道平滑肌细胞的受体或感受器直接引起气道平滑肌收缩，也可激活气道炎性细胞释放炎性介质和细胞因子引起气道黏膜充血水肿、气道平滑肌收缩，导致气道管腔狭窄和阻力增高，即气道反应性增高。气道反应性增高的机制有以下几个方面。

1. 气道慢性炎症 各种因素作用于气道，使得气道黏膜炎性细胞增多、聚集，释放炎性介质和细胞因子，造成气道黏膜充血水肿、腺体分泌亢进、上皮细胞脱落、气道平滑肌收缩，引起气道管腔狭窄，从而出现气道反应性增高。

2. 气道神经受体的影响 迷走神经反应性增高，释放乙酰甲胆碱使气道平滑肌收缩，导致气道高反应性。哮喘患者的气道在长期炎症刺激下和长期应用 β_2 - 受体激动剂的情况下，使得气道内 β_2 - 肾上腺能受体数量和功能低下，从而导致气道反应性增高。非肾上腺素能非胆碱能神经失平衡，释放神经肽类递质增高，引起气道平滑肌收缩，黏膜充血水肿，使气道反应性增高。

3. 气道平滑肌力学改变 慢性哮喘气道平滑肌肥大、增生，管壁变厚、管腔狭窄，使气道反应性增高。

（二）气道反应性的剂量 - 反应曲线

气道反应性的改变可表现为气道的收缩和舒张，通过气道管径的大小反映出来，临床和实验室常用测定气道阻力的大小来反映气道管腔的改变。由于气道阻力与气体流量呈反比，气体流量的指标如第 1 秒时间肺活量（FEV_1）、呼气峰流速（PEF）等也用于反映气道管腔的大小。

在不同人群中气道反应性的剂量 - 反应曲线不同，随着刺激药物量的增大，气道阻力上升，呈 "S" 形改变。气道阻力对较低浓度的刺激无明显反应，为曲线的低平台部，随着刺激剂量的增加，当达到一定的阈值后，气道阻力开始增加，但当反应达到最大值时，即使再增加刺激剂量阻力也不再增加，为曲线的高平台部分。不同受试者剂量－反应曲线不一样，气道反应性越高的人如哮喘患者，曲线越陡直，正常人曲线较平坦。

（三）气道反应性的影响因素

各种物理、化学及生物的刺激均可影响气道反应性，致喘因子的强弱程度及作用时间的长短，决定气道收缩反应的强弱、是否发病及发作程度。气道高反应性是支气管哮喘的重要病理生理特征。哮喘患者气道对各种刺激物的敏感性是正常人气道的 100 ~ 1 000 倍。气道高反应性并非都是哮喘，但哮喘患者的气道高反应性程度较非哮喘的其他气道高反应性要严重，且症状越重，其剂量－反应曲线越左移，斜率越大。

气道表面液体渗透压的改变亦能影响气道反应性，哮喘患者吸入高渗或低渗液体会发生支气管收缩；运动、过度通气亦可引起气道表面渗透压改变，使气道反应性增高。气道反应性的昼夜变化较大，清晨 4 时明显高于午后 4 时。另外，任何改变支气管平滑肌舒缩反应和气道炎症反应的药物均对气道反应性有明显影响，糖皮质激素、抗胆碱药、抗变态反应药能使反应性降低，而 β_2 －受体阻滞剂则使气道收缩，反应性增高，故测定气道反应性前须停用这些影响气道反应性的药物 12 ~ 72 小时。

三、支气管激发试验的分类及方法

气道反应性通过支气管激发试验测定，采用某种刺激物诱发气道平滑肌收缩及气道炎症反应，然后借助肺功能指标判断支气管收缩及气道炎症反应的程度来测定气道反应性，再通过刺激物的量化及相应的反应程度，判断气道高反应性的程度。临床上的支气管激发试验方法较多，分类也不统一，大体上有 4 种不同的分类方法：①从激发物来分，分为特异性激发试验和非特异性激发试验。非特异性激发试验有吸入激发试验、运动激发试验和 CO_2 过度通气激发试验等。吸入激发试验中，根据吸入物的不同，又分为乙酰甲胆碱激发试验、组胺激发试验、高渗盐水激发试验、蒸馏水激发试验等。②从吸入方法来分，分为 5 次深吸气法、潮气呼吸法、简易手捏式雾化吸入法、APS 气雾给药法和连续呼吸 Astograph 法。③从应用的仪器来分，有肺功能仪测定法和 Astograph 测定法。④从判断指标来分，有测定第 1 秒时间肺活量（FEV_1）、峰流速（PEF）、气道阻力（Raw）、气道传导率（sGaw）、呼吸阻力（Rrs），以及用 IOS 测定 R5 等指标。

下面从应用仪器的不同分别介绍肺功能仪测定和 Astograph 仪测定 2 种方法。

（一）肺功能仪测定方法

采用一定标准的雾化器和动力源，雾化吸入激发剂后，用肺功能指标来判断试验结果。

1. 药物及制备　激发试验常用的药物为氯化乙酰甲胆碱（methacholine chloride）和磷酸组胺（histamine phlosphate）。乙酰甲胆碱是胆碱能药物，与支气管平滑肌细胞上的胆碱能受体结合，使平滑肌收缩，从而使气道阻力增高。组胺是生物活性介质，直接刺激支气管平滑肌及胆碱能神经末梢，反射性引起平滑肌收缩。两者在相同剂量的刺激反应程度一致，激发效应和安全性相似，两者所用药物剂量也相似，临床可比性较高，但大剂量时组胺的不良反应较乙酰甲胆碱大。组胺和乙酰甲胆碱为干燥的晶体，用前先配成溶液，一般用生理盐水配制。国外常用含 0.4% 苯酚溶液配制，因含酚防腐，保存时间较长。乙酰甲胆碱在偏酸的溶液中稳定性好，在中性溶液中容易降解。故需保存的乙酰甲胆碱不宜为中性溶液。高浓度乙酰甲胆碱偏酸，低浓度乙酰甲胆碱 pH 增高，不易保存。一般先配制成 5% 组胺或 5% 乙酰甲胆碱的原液（可用于激发试验的最高浓度激发液）。原液可低温（4℃）保存较长时间，用时再按需要倍增激发浓度配制。激发物的剂量、浓度目前国内外尚未完全统一，不同吸入法其剂量和浓度递增不同，起始剂量和终止剂量亦不一致。一般先吸入稀释液后测定肺功能，如 FEV_1 无下降，且基础肺功能正常，可适当提高起始浓度，也可以 2 倍或 4 倍浓度递增。

2. 吸入方法　雾化吸入的方法有多种，各有优缺点，临床使用可根据实验室条件和设备选用。

Chai 氏 5 次深吸气法（间断吸入法）：是 1975 年由美国哮喘与变态反应疾病中心（AADC）制定的支气管激发试验的标准方法，吸入激发剂前首先测定基础肺功能以及吸稀释液的肺功能，如激发剂为乙酰甲胆碱，其药物浓度分别为 0.062 5、0.25、1、4、16mg/mL（美国 FDA 推荐的浓度为 0.025、0.25、2.5、10、25mg/mL），受试者从低浓度到高浓度逐次吸入激发剂，每一浓度从功能残气位作 5 次缓慢深吸气，每次吸入时间约为 0.6 秒，于吸入后 30 秒和 90 秒分别测肺功能，如不符合质量控制标准，应重做。

Cockroft 潮气呼吸法：采用射流雾化器持续产生雾液，释雾量可通过气体流量进行调节，一般要求为 0.13mL/min ±10%。乙酰甲胆碱的浓度分别为 0.03、0.06、0.125、0.25、0.5、1、2、4、8、16mg/mL，受试者对每一浓度激发剂从低到高潮气呼吸 2min，于每次吸入后 30s 和 90s 分别测定肺功能。潮气呼吸法产生持续雾液，药物随呼气释放在空气中较多，易导致环境污染，影响工作人员的安全。

Yan 氏简易手捏式雾化吸入法：该法使用手捏式雾化器来输送一定雾粒直径和剂量的激发剂，药物浓度分别为 3.15、6.25、25、50mg/mL，雾化器每撳平均排放量为 0.003mL，控制每一浓度的撳数，以此计算累积剂量（mg）。起始剂量为 3.15mg/mL，吸入 1 次，最大剂量为 50mg/mL 吸入 8 次。每一剂量吸入后 60 秒测定肺功能，以 FEV_1 下降 20% 时的最低累积剂量（PD_{20}）为定量指标。该方法是 1997 年中华医学会推荐的气道反应性测定方法，其浓度及剂量见表 2-1。Yan 氏法较为简单，故在国内外使用较广泛，但由于采用简易手捏式雾化，吸入气道的药物剂量难以精确掌握。

表 2-1　中华医学会推荐的浓度和剂量（Yan 氏法）

浓度（mg/mL）	撳数（次）	组胺（累积剂量，mg）	乙酰甲胆碱（累积剂量，mg）
3.125	1	0.03	0.05
3.125	1	0.06	0.10
6.25	1	0.12	0.20
6.25	2	0.24	0.40
25	1	0.49	0.80
25	2	0.98	1.60
25	4	1.8	3.20
50	4	3.9	6.40
50	8	7.8	12.8

APS 气雾激发给药法：近年德国 Jaeger 公司生产的 APS 气雾激发系统，在 Yan 氏简易手捏式雾化吸入法的原理上采用计算机化精确给药系统，控制吸气的流速和雾化的时间，从而精确控制每次吸入剂量，采用 2 个浓度 10 步法，药物浓度为 4mg/mL 和 32mg/mL，通过调整每步吸入的次数控制每步吸入药物的剂量，还可根据具体情况增加或减少步骤，是一种既精确又安全方便的雾化吸入给药法，但需要配备特殊的装置，目前国内各医院使用较广泛。

3. 测定指标及结果判断　采用肺功能仪测定气道反应性，最常用的肺功能指标是用肺量仪测定 FEV_1 和 PEF，以 FEV_1 或 PEF 较基础值下降 ≥20%，为激发试验阳性。除此之外，尚有用体描仪测定 Raw、sGaw，以 sGaw 下降 ≥35% 为激发试验阳性。

以 FEV_1、PEF 较基础值下降 20% 或 sGaw 较基础值下降 35% 的最低累积剂量（PD_{20} - FEV_1，PD_{35} - SGaw）或最低累积浓度（PC_{20} - FEV_1，PC_{35} - SGaw,）为试验的反应阈值，反映气道的敏感性。敏感性指气道对刺激物初始反应值的高低，阈值越低，气道越敏感。剂量 - 反应曲线斜率是指最后一个剂量相应的肺功能指标下降百分率与总吸入剂量之比，表示气道的反应性，斜率越大，反应性越高。

近年国内外尚有以脉冲振荡法（IOS）测定呼吸阻抗为指标，R5 达到基础值 1.8~2.0 倍的 PD 值或 PC 值为反应阈值。

FEV_1 是最常用的指标，测定较简单，结果稳定，重复性好，但需要反复用力呼吸，易导致呼吸肌疲劳，有可能诱发 FEV_1 下降，易出现假阳性。IOS 测定呼吸阻抗，尚未广泛用于临床，该技术无须患者用力，可用于不能得到理想 FEV_1 的患者。

（二）强迫振荡连续描记呼吸阻力法（Astograph 法）

采用日本 Chest 公司生产的 Astograph 气道反应性测定仪测定气道反应性，其原理是通过强迫振荡法，在受试者的口腔侧施加一正弦波形的振荡压力，连续监测其呼吸阻力。该仪器由雾化发生器、定压正弦波发生装置、呼吸阻力连续运算及显示、记录组成，目前新一代的仪器已将其并为一体。其中气雾剂提供系统包括 12 个雾化罐，第 1 个雾化器盛生理盐水，第 2 至第 11 个盛不同浓度的激发剂，第 12 个盛支气管扩张剂，各 2mL，如激发剂为乙酰甲胆碱，其浓度由低至高分别为 0.049、0.098、0.195、0.39、0.781、1.563、3.125、6.25、12.5、25mg/mL；如激发剂为组胺，浓度分别为 0.032、0.063、0.125、0.25、1、2、4、8、16mg/mL。测定时受试者取坐位，夹鼻，含口件，连续作潮气呼吸，由电脑控制自动依次更换雾化器，每一浓度吸入 1min，自动描记出剂量 - 反应曲线，当呼吸阻力增加到起始阻力的 2 倍时停止吸入激发剂，改吸支气管扩张剂。如呼吸阻力未增加至起始阻力的 2 倍，则继续测定直至吸入最高浓度，结束时也给予支气管扩张剂吸入。判断指标为如下。①起始阻力（初期抵抗，Rrs. c）：吸入生理盐水时的基础呼吸阻力，单位为 $cmH_2O/L.S$；②基础传导率（初期反应，Grs）：为 Rrs 的倒数，单位为 $L/(s.cmH_2O)$；③传导率下降斜率（sGrs）：单位时间内 Grs 的变化，单位为 $L/(s.cmH_2O \cdot min)$，表示气道的反应性；④sGrs/Grs：表示气道的反应性；⑤反应阈值（Dmin）：指呼吸阻力开始呈线性上升时的药物累积量，用 1mg/mL 药物浓度吸入 1min 的量为单位来表示，反映气道的敏感性，阈值越低，气道越敏感；⑥PD_{35}：使 Grs 升高至基础水平的 35% 时所需激发剂的累积剂量，也反映气道敏感性。该方法操作简单，患者平静呼吸，一次连续描记出剂量 - 反应曲线，灵敏度高、省时、省力，同时测定气道敏感性和反应性。因能直接显示气道阻力，及时发现气道痉挛的发生，故较肺功能仪测定安全，但仪器较昂贵。

（三）几种常用激发试验操作程序

1. 吸入性非特异性激发试验　目前使用 Jaeger 肺功能仪 APS 给药法进行支气管激发试验，在国内应用较广泛，以此为例，以乙酰甲胆碱为激发物，以 FEV_1 为测定指标，介绍吸入性非特异性激发试验的操作程序。

药物制备：乙酰甲胆碱以生理盐水或含 0.4% 苯酚的稀释液，配制成 4mg/mL 和 32mg/mL 2 种浓度。

吸入规程：采用 2 个浓度 10 步法规程，吸药前先测定基础 FEV_1，然后通过 APS 气雾给药法吸入生理盐水，2mm 后测定 FEV_1，以此作为基础对照值，随后按照计算机提示，逐步吸入药物，通过改变每步吸药次数，调整每步吸入剂量，当 FEV_1 下降 ≥20% 基础值，为激发试验阳性，改吸支气管扩张药，使 FEV_1 恢复至激发前的 80% 以上。当 FEV_1 下降 <20% 基础值，继续吸入下一剂量的激发药，直至最大剂量，结束后也吸入支气管扩张剂。

结果判断：当 FEV_1 下降 ≥20% 基础值，为激发试验阳性，以 FEV_1 下降 20% 的最低累积剂量（$PD_{20} - FEV_1$）为反应阈值，表示其敏感性。判断气道高反应性的程度，$PD_{20} - FEV_1$ <0.03mg，为极重度气道高反应性；$PD_{20} - FEV_1$ 0.03 ~ 0.24mg，为重度气道高反应性；$PD_{20} - FEV_1$ 0.25 ~ 1.32mg，为中度气道高反应性；$PD_{20} - FEV_1$ 1.32 ~ 2.28mg，为轻度气道高反应性。

2. 运动激发试验　大多数哮喘患者运动后可以诱发哮喘发作，在儿童更加明显。运动诱发气道痉挛目前认为与运动时过度通气、支气管黏膜表面温度降低、水分丢失有关。

试验前应详细询问病史，进行体格检查，有心脏病者不宜做此试验。试验过程中应监测心电图，试验前测定肺功能，FEV_1 <70% 预计值者不宜做此试验。常用运动器械为平板或脚踏车，以氧耗量或心率决定运动量，应在 2 ~ 4min 内使氧耗量逐渐达到 30 ~ 40mL/（min·kg）或使心率达到最大预计值的 90%，在此水平上运动 5 ~ 8 分钟停止。运动后第 2、4、6、8、10、20、30 分钟再测肺功能，多数人在运动后 5 ~ 10 分钟，FEV_1 下降达到高峰，以 FEV_1 或 PEF 下降 ≥15% 基础值为阳性诊断标准。运动激发试验虽然特异性高，但哮喘患者平板运动试验阳性率只有 60% ~ 80%，不如药物激发试验敏感，且对成人患者，运动量过大时，有一定风险。

3. CO_2 过度通气激发试验　包括冷空气、室温下 CO_2 过度通气。过度通气可使气道黏膜降温、水分丢失，从而刺激平滑肌收缩。哮喘患者对此刺激较正常人敏感。因过度通气时，受试者 $PaCO_2$ 将下降，血 pH 改变也将刺激平滑肌收缩，故在吸入的空气中混入一定量的 CO_2，以保持 $PaCO_2$ 正常。受试者通过一定装置的压缩空气过度通气，调节每分通气量从 40% 最大通气量（MVV）开始，依次增加至 60% MVV、80% MVV，每种通气量通气 3 分钟，间歇 5 分钟后测肺功能，以通气后 FEV_1 下降 ≥10% 基础值为阳性诊断标准。本法特异性及敏感性均较高，但仪器较昂贵。

4. 蒸馏水或高渗盐水激发试验　哮喘患者吸入低渗的蒸馏水或高渗的盐水（3.6%）会引起气道收缩，这主要是与支气管黏膜表面渗透压改变有关。通过雾化器让受试者吸入一定量的蒸馏水或高渗盐水，其吸入量按吸入时间计算，每次吸入剂量倍增，每次吸入后 30s 测定 FEV_1，间隔 2min 再吸下一剂量，直至 FEV_1 下降 ≥20% 基础值，或吸入最高剂量达 30mL 为止。本法敏感性、特异性均较高，且所需仪器简单，耗时少，安全，故值得推广。

5. 特异性激发试验　特异性激发试验是指吸入已知的变应原进行支气管激发试验，测定气道对变应原的特异性反应。测定前应详细询问病史，并进行变应原皮肤试验和血清特异性 IgE 测定，以选择激发用的特异性变应原。常用的变应原有尘螨、花粉、真菌等。试验前先制备变应原，吸入方法同非特异性吸入激发试验。特异性激发试验风险较大，有可能引起严重的气道痉挛，目前很少使用。

以上各种气道反应性测定方法各有优缺点，其测定方法的比较见表 2 - 2。

表 2 - 2　各种气道反应性测定方法的比较

项目	乙酰胆碱	组胺	变应原	运动	过度通气	高渗盐水	蒸馏水
实用性	高	高	低	中	高	高	高
敏感性	高	高	中	中	中	中	中
特异性	中/高	中/高	高	高	中/高	高	高
重复性	高	高	中	中	高	高	高
不良反应	低	低	高	高	低	低	低
费用	低	低	低/中	高	高	低	低

四、气道反应性测定的临床应用及其意义

（一）适应证

（1）用于临床怀疑为哮喘，常规肺功能为 $FEV_1 \geq 70\%$，支气管扩张试验阴性的患者，包括咳嗽变异性哮喘、职业性哮喘、运动性哮喘等，以协助临床诊断。

（2）用于慢性咳嗽的鉴别诊断，支气管激发试验阳性者为咳嗽变异性哮喘。

（3）对于已确诊为哮喘的患者，一般不用于进一步确诊，但可用于疗效评估，指导治疗。

（二）禁忌证

1. 绝对禁忌证　①对激发剂吸入明确过敏者；②基础肺通气功能严重损害（$FEV_1 <$ 60% 预计值或 <1.0L）；③哮喘急性发作期；④心功能不稳定、近期内（<3 个月）有心肌梗死、心动过缓、严重心律失常、正在使用拟副交感神经药物等；⑤严重的未控制的高血压（收缩压 >200mmHg，舒张压 >100mmHg）；⑥近期有脑血管意外；⑦主动脉瘤；⑧严重甲状腺功能亢进；⑨严重荨麻疹；⑩有严重肺大疱、气胸等不适宜作用力肺活量测定者。

2. 相对禁忌证　①基础肺功能呈阻塞改变，$FEV_1 <70\%$ 预计值者，如严格观察并做好充分准备，对于 $FEV_1 >60\%$ 预计值者仍可予以激发试验；②不能做好基础肺功能测试者（肺功能基础值测定不符合质控要求）；③近期有呼吸道感染者（<4 周）；④妊娠、哺乳期妇女；⑤正在使用胆碱酶抑制剂的重症肌无力患者。

（三）临床意义

1. 协助支气管哮喘的诊断　典型的哮喘通过典型的症状和体征诊断并不困难，但对于症状不典型者，气道反应性测定有助于确定哮喘的诊断。

2. 哮喘严重度的评估　气道反应性增高程度与哮喘的严重度呈正相关，气道反应性越高，哮喘越严重。PC_{20} 或 PD_{20} 值可用于判断哮喘的病情严重度，PC_{20} 或 PD_{20} 值越低，哮喘越

严重。气道反应性很高而哮喘症状不明显的患者，发生哮喘猝死的危险性较有喘息而气道反应性较低的患者大，对此类患者，应积极抗感染治疗。

3. 指导哮喘的治疗　气道反应性越高，越需要积极抗感染治疗。哮喘患者经抗感染治疗后气道高反应性下降，说明气道炎症得到控制，可降级治疗。目前已有学者提出将气道反应性降为正常作为哮喘完全控制的指标之一，将气道反应性恢复正常作为哮喘治疗的最终目标，如果哮喘患者经长期抗感染治疗后临床症状完全控制，气道反应性下降至正常水平，可停止抗感染治疗。

4. 哮喘的鉴别诊断　慢性支气管炎、COPD 与哮喘的鉴别有时有一定困难，通过气道反应性测定可以发现它们之间的不同，慢性支气管炎和 COPD 患者的气道反应性测定常呈阳性，但其反应性以及反应阈值与哮喘明显不同，哮喘的反应阈值较慢性支气管炎和 COPD 要低得多，而反应性较慢性支气管炎和 COPD 明显增高，故其剂量－反应曲线形态不同，哮喘者曲线的坡度大，不能达到平台，而慢性支气管炎和 COPD 的剂量－反应曲线在 FEV_1 下降至 30%～50% 时出现一平台，其形态与正常人相似。

慢性支气管炎并发哮喘、支气管扩张并发哮喘者其气道反应性与单纯的慢性支气管炎和支气管扩张不同，气道反应性明显增高，与哮喘类似。对这些患者用吸入糖皮质激素抗感染治疗，比单纯对症治疗疗效要明显提高。

慢性咳嗽中的咳嗽变异性哮喘，其气道反应性明显增高，支气管激发试验阳性，借此可以与其他病因的慢性咳嗽鉴别。

5. 临床应用价值　气道反应性测定，阴性的价值较阳性更大。阴性者基本上能排除哮喘，阳性者并不能诊断为哮喘，应结合反应阈值以及激发时的症状，如阈值较低，激发时发生气喘症状，则能明确哮喘的诊断。慢性支气管炎、COPD、过敏性鼻炎、过敏性肺泡炎、长期吸烟者等，其气道反应性测定常为阳性，但反应阈值一般较高。

过敏性鼻炎与哮喘密切相关，常同时存在，或以后发生哮喘。过敏性鼻炎患者中有 75% 气道反应性增高，气道反应性增高者中发生哮喘的可能性更大。

（四）不良反应及安全措施

支气管激发试验可能会出现一些不良反应，一般较轻微，常见的有咳嗽、咽痛、头痛、面红等非气道痉挛症状，不伴通气功能下降，30min 可自行缓解。吸入组胺引起的这些症状较乙酰胆碱多。还有由于气道痉挛引起的咳嗽、胸闷、喘鸣，伴有通气功能下降，吸入 β_2－受体激动剂可缓解。罕见的出现严重的气道痉挛，导致哮喘急性发作，应积极治疗。

支气管激发试验过程中还应注意对工作人员的防护，因为在激发剂雾化过程中药物容易污染室内环境，工作人员中如有气道高反应者，容易诱发其哮喘发作。曾有在激发过程中工作人员出现哮喘发作的报道。

支气管激发试验时应有相应安全措施。吸入药物浓度应从小剂量开始，逐步增加剂量。现场应备有抢救措施，包括吸入型 β_2－受体激动剂、注射用肾上腺素、地塞米松、氧气和气管插管设备。试验时需要有经验的临床医师在场。试验结束时应使受试者肺功能恢复至试验前水平才能让受试者离开。对于特异性激发试验，应特别重视迟发相气道反应的发生，严密观察至少 24h。

（五）质量控制

1. 药物的影响因素　某些药物会影响气道的舒缩功能和气道炎症，从而影响气道反应性，导致假阳性或假阴性，故在试验前应停用这些药物，表 2 - 3 是气道反应性测定前应停用的药物及其时间。

表 2 - 3 气道反应性测定前应停用的药物及时间

药物	试验前停用时间（h）
短效吸入性支气管扩张剂	8
如沙丁胺醇、特布他林	
中效吸入性支气管扩张剂	24
如异丙托溴铵	
长效吸入支气管扩张剂	48
如沙美特罗、法莫特罗	
口服支气管扩张剂	12 ~ 48
如茶碱、特布他林	
色甘酸钠	8
抗组胺药	72
白三烯调节剂	24
口服、吸入糖皮质激素	不详*
咖啡、茶、含咖啡因化合物	试验当天

注：*：口服和吸入糖皮质激素会影响气道反应性，试验前应停用，具体时间不详。

2. 控制激发药物的剂量　雾化器装置和压缩空气都必须标准化，以使雾化吸入的剂量精确可靠。

3. 控制肺功能测定值　基础肺功能测定要准确无误，以免假阳性和假阴性。

（李培英）

第三章

呼吸重症疾病的治疗技术

第一节　呼吸危重症的营养支持

疾病的严重状态或不同阶段，具有不同的生理改变，对营养支持也有不同的需求。呼吸系统疾病患者经常发生营养不良，同时伴有免疫功能低下。营养不良又可降低呼吸肌肌力，导致呼吸肌疲劳，进而发生呼吸衰竭。由于免疫功能低下和感染两者互为因果并形成恶性循环，重症患者的营养状态对其恢复至关重要。因此，营养支持已成为现代危重病治疗的一个重要组成部分。

一、营养不良的评价

营养不良的评价包括临床评估和相关实验室检查。

（一）临床评估

临床上标准营养状况评估的第一步是测定患者的体重和身高。体重低于理想体重的10%具有临床意义，也是最常用于评价营养状态的筛选工具。但在水肿或脱水状态下，它并不能反映实际的营养状况。其次是相关病史的获取，包括患者的饮食习惯、营养素摄入量、基础疾病、引起摄入不足和丢失过多的原因。最后体格检查发现营养缺乏的征象也是非常重要的，如肌肉萎缩、皮下脂肪减少、皮疹、毛发稀疏、水肿、腹腔积液、指甲凹陷症、舌淡和其他黏膜损害等，另外，营养缺乏也可引起情感淡漠、昏睡等症状。

人体形态学测量，如中臂肌围、骨骼肌测量和三头肌皮下脂肪测量等对营养不良的评价意义不大，因为不同人群正常值不同，且短期（2周内）变化不大，因此不是评价营养不良的敏感指标。

（二）营养不良的实验室检查

包括血生化、尿液及免疫学检查。

1. 血生化检查　营养状态的血生化检查包括白蛋白、前白蛋白、转铁蛋白和在肾功能正常状态下视黄醛结合蛋白测定等。白蛋白反映蛋白质合成，是评价无蛋白尿或肝实质疾病患者营养状态的最早指标。但白蛋白有较长的半衰期（20日），连续测量变化不大，白蛋白的降低通常是分解代谢的结果，反映疾病的严重程度和代谢应激的持续而不能真实反映营养状况本身。转铁蛋白半衰期较短（7日），与白蛋白相比能更好反映肌体营养状况，但可因缺铁、应激和急性感染而改变前白蛋白。视黄醛结合蛋白半衰期较短，较适用于监测营养状态，特别适用于评价治疗效果。但令人遗憾的是这些检查不能常规或迅速完成。因此血生化检查用于评价营养状态帮助不大。

2. 尿液检查 测定 24 小时尿肌酐，可用于评价肌肉重量，但易受外伤、脓毒血症和蛋白质摄入水平的影响，不能用于并发肾衰竭或横纹肌溶解患者的肌肉重量评价，在蛋白质摄入稳定时长可用于监测患者的营养状态。尿 3－甲基组氨酸是骨骼肌的肌肉蛋白和肌球蛋白的组成成分，但用于评价肌肉组成有无破坏目前尚有争论。

3. 免疫学检查 免疫学检查包括淋巴细胞计数和皮肤试验。营养不良时总淋巴细胞计数 < 1 200/μl，但其他非营养因素，如外科手术或麻醉，也能引起淋巴细胞计数降低，故在机械通气患者不易区分。营养不良患者对普通抗原的皮内注射无反应，而且感染、皮质类固醇和其他抑制细胞免疫的因素都能影响皮质反应。因此，免疫学检查对营养状态的评价也不敏感。

上述实验室检查都各有优点，应用时必须排除其他影响。营养史和有关体重减少的体征是最简便和有效的评价指标。住院患者定期测量体重，体重减少大于正常体重的 10% 是诊断营养不良的依据。近年来不少学者提出多营养参数评价，能更真实地反映危重患者的营养状态。

二、能量需要评估

患者每日的能量消耗（EE）是指机体在 24 小时内消耗的热能，包括静息能量消耗（REE）、食物的特殊动力学效应（DIT）和活动消耗的能量。呼吸衰竭患者由于代谢应激程度，如睡眠、活动、发热、吸痰和人机对抗等不同，每日的 EE 与 REE 有明显差异。同时，DIT 也对 EE 有一定影响，因此有必要引入校正因子——应激因子，以较精确地评价呼吸衰竭患者 24 小时的实际能量消耗。

估计呼吸衰竭患者的能量需要有许多方法，如用公式计算或图表或用能量测量仪测量等。

呼吸衰竭患者每日能量消耗的测定：

能量消耗测定

估算 25kcal/（kg·d）

计算 静息能量消耗（REE）

Harris－Benedict 公式乘以应激因子

测定 间接能量测定仪

肺动脉插管测定法

需要呼吸机辅助通气的患者，建议供给能量 25kcal/（kg·d）；通过静息能量消耗（REE）可以估计基础代谢率（BMR），因此，可用 Harris－Benedict 公式计算 BMR：

BMR（男）＝66.47＋13.75（W）＋5.0（H）－6.70（A）

BMR（女）＝65.51＋9.46（W）＋1.85（H）－4.68（A）

其中体重（W）单位为 kg，高度（H）单位为 cm，年龄单位（A）为年，能量单位为 kcal。病情严重程度乘以应激因子就是患者的全日能量需要。应激因子是因为考虑到代谢需要高于静息能量消耗值，应激因子数值大小与体温、活动量和损伤程度等有关。大部分呼吸衰竭患者的应激因子约为 1.2。利用 Har－ris－Benedict 公式计算患者能量需要存在不同意见。计算能量需要值常常超过患者的需要。即使如此，对于呼吸衰竭患者，利用公式计算的方法仍然是相对简单的热量需要估算方法。

最为精确的测定能量需要的方法是利用代谢对实际能量消耗进行间接测定。能量消耗可通过测定氧气消耗来测定，通常每升氧气消耗约 4~5kcal 能量。尽管间接能量测定可精确反映测定时间内（30~60 分钟）的能量需要，但通过被测定时间内的结果，很难正确推测 24 小时的能量消耗。

另一种方法是通过肺动脉插管，用热稀释法测量心排血量和动静脉血氧含量差，然后计算出氧耗量，根据氧消耗计算出能量消耗。

呼吸肌的能量消耗与肺过度膨胀的严重程度相关。无论采用计算、估计或测定等方法来确定全日能量需要，其目的都是为供给患者适当的全天能量，过多或过少的能量供给对患者都不利。临床医师在对呼吸衰竭患者进行营养治疗时，必须考虑疾病的危重程度、营养不良对胸肺功能的影响及喂养过度增加代谢性并发症（主要为营养高碳酸血症）的危险性。

三、营养支持方式的选择

营养支持可分为肠内营养（EN）和肠外营养（PN）。总的来说，需要营养支持的呼吸衰竭患者应尽可能启动肠内营养，不能或不宜接受肠内营养的患者才考虑全部或部分肠外营养支持，如肠道营养消化、吸收功能障碍、严重腹泻或呕吐、有胃肠道梗阻和有胃肠道解剖结构破损的疾患等。

（一）营养支持的适应证和相关并发症

1. 肠外营养的途径和相关的并发症　中心静脉置管是肠外营养的主要途径，目前常用的中心静脉置管途径有颈内或颈外静脉置管、锁骨下静脉置管等。

相关并发症主要包括：

（1）机械性因素导致的并发症：如气胸、血胸、血管和神经损伤、导管栓塞和静脉血栓形成，临床发生率为 1%~8%。

（2）感染性因素导致的并发症：主要是导管相关性败血症，临床发生率为 3%~5%，是 TPN 最常见、最严重的并发症。

（3）代谢并发症

1）糖代谢紊乱：可发生高血糖、高渗透压、非酮症昏迷和低血糖反应。

2）电解质紊乱：由于机体消耗和丢失增加，可导致电解质缺乏，如低钾、低磷、低钙和低镁血症，应及时检测和补充。

3）脂代谢紊乱：TPN 输注过程中，如不及时补充脂肪，可能发生必需脂肪酸缺乏，但过度补充含脂肪溶液，特别是长链脂肪酸，也可引起高甘油三酯血症和血流动力学紊乱，增加重要脏器负担。

4）酸碱平衡紊乱：主要由输入含氯离子浓度高的氨基酸盐溶液引起，可导致高氯性酸中毒。另外，当给予过多碳水化合物时，能量供应超过能量需求，呼吸商及二氧化碳产量显著增加，可加重患者的高碳酸血症。

（4）肝功能损害：短期或长期应用 TPN，特别是提供过多的热量，可引起脂肪肝和胆汁淤积，临床可表现为血转氨酶、碱性磷酸酶及胆红素等升高，严重时可导致肝功能不全，甚至肝衰竭死亡。

2. 肠外营养的适应证和禁忌证　如下所述。

（1）适应证：呼吸衰竭在以下情况可考虑采用肠外营养：胃肠道梗阻、胃肠道吸收功能障碍（肠道缺血、小肠疾病、严重缺血或呕吐＞1周）、严重营养不良伴无法耐受肠内营养等。

（2）禁忌证：胃肠功能正常或5天内可恢复、心血管功能异常并需要严格控制入水量、严重电解质和代谢紊乱及并发严重肝胆功能障碍等。

3. 肠内营养途径和相关并发症　肠内营养的输注途径主要有口服、鼻胃管、胃造口和空肠造口等，可根据患者的病情严重程度、耐受性、需要喂食时间长短及胃肠道功能等具体情况选择恰当的方法，临床上应用最多的是鼻胃管和空肠造口。

4. 肠内营养相关并发症　如下所述。

（1）机械性因素导致的并发症：主要包括急性鼻窦炎、气管食管瘘、造口并发症等。

（2）胃肠道并发症：临床常见，主要有：①恶性、呕吐，发生率为10%；②腹泻：最常见，主要原因包括肠腔内渗透压过高、小肠对营养液不耐受、营养液污染和严重的低蛋白血症等；③便秘：少见，主要由脱水、纤维素不足、大便干结和肠梗阻引起。呼吸衰竭患者在机械通气过程中应用镇静药，后者可减弱胃平滑肌的收缩活动而引起胃潴留，同时由于胆管痉挛和胃液分泌减少导致胃肠道吸收功能降低，容易发生胃肠道相关并发症。

（3）代谢并发症

1）水代谢异常：主要是高渗性脱水，发生率为5%～10%。另外，心、肾功能不全患者大量输注营养液可发生水潴留。

2）糖代谢异常：可由于应激或糖尿病发生高血糖症，肠内营养突然减少或胰岛素应用过量可引起低血糖症。

（二）呼吸重症疾病患者营养支持治疗

1. COPD患者的营养支持　COPD患者多并发营养不良，其明显标志是体重减轻，对呼吸系统最显著的影响是减低正常通气的动力，主要表现是呼吸中枢和呼吸肌的功能降低，对缺氧和高二氧化碳反应性下降、免疫力低下。当呼吸肌肌力较正常减低30%时，可发生高碳酸呼吸衰竭。对于呼吸衰竭，营养支持显得更重要，应尽早进行直到患者能正常经口进食。研究表明，营养支持可改善COPD患者的肺功能、血气指标、呼吸肌力，缩短机械通气时间，但能否改善预后尚无研究证实。由于碳水化合物呼吸商（RQ）为1，脂肪RQ为0.7，蛋白质RQ为0.8。因此，COPD患者更能耐受高脂饮食，但过多的热量和碳水化合物可产生大量二氧化碳，使RQ增大，加重通气障碍。有报道认为进食高碳水化合物时VO_2和VCO_2分别增加10%和20%，提示对COPD患者进行营养支持时应注意通气负荷。碳水化合物转变为脂肪的RQ是1.7，对于肺疾病患者，避免营养过剩更为重要。

COPD呼吸衰竭患者进行营养支持时应进行精确计算，使其逐步达到营养支持的目的，调整营养配方，用脂肪代替葡萄糖（50%脂肪）。对于撤机患者，应减少热量供给，使其接近基础需要量，避免增加额外的代谢负荷。

有研究认为，COPD患者应用促合成激素，如人重组生长激素（rhGH）可以改善患者的人体测量值，但不能增加其呼吸肌力和运动能力，而且也有研究指出在重症患者应激早期应用rhGH会增加死亡率。因此，一般认为仅在营养供给充足，但蛋白质合成仍未改善，或考虑呼吸肌力不足而导致撤机困难的呼吸衰竭患者使用rhGH可能获益。

2. ARDS 或肺感染者　不同于其他类型的急性呼吸衰竭（如急性肺栓塞、支气管哮喘急性发作），ARDS 或肺感染者存在着明显的全身炎症反应，并伴随着体内各种应急激素及多种细胞因子和炎症介质的释放。ARDS 患者多存在严重的高分子代谢，短期内即可出现混合型营养不良。由于大多数 ARDS 患者需要机械通气治疗，可以通过调整呼吸机清除过多的二氧化碳，直至度过急性期。因此，营养支持无须特别改变配方。ARDS 的营养支持应当提倡尽早地提供肠内营养，这样可以减少不饱和脂肪酸的应用，并改善 ω−3 不饱和脂肪酸的供给。有研究表明，ARDS 患者应用肠内营养联合鱼油不饱和脂肪酸（EPA）、谷氨酰胺（GLA）以及一些抗氧化物质，可以提高体内的抗氧化水平，防止脂质过氧化损害，减低肺泡的通透性，改善气体交换，减少进一步的器官功能损害。如果必须进行肠外营养，应尽可能避免增加氧耗和二氧化碳的产生。但也有学者认为，为了迅速、有效地满足能量需求和减少蛋白丢失，如维持危重患者重要的生理平衡，短期营养支持中可考虑优先输注葡萄糖 1 000 ~ 3 000kcal 热量或在最初 5 ~ 6 天内，葡萄糖提供 80% ~ 90% 热量，脂肪溶液提供另外的 10% ~ 20% 热量，并同时输注氨基酸和应用胰岛素。

（李培英）

第二节　呼吸重症疾病抗菌药物的合理应用

抗菌药物治疗是应用抗生素或人工合成的化学制剂治疗微生物感染的化学疗法。抗菌药物是目前临床上使用最多的一类药物。抗菌药物治疗的迅速发展所取得的成就是原来难以治疗的许多微生物疾病能得以控制和根治。但是，正是由于抗菌药物的功效显著，造成了目前临床上存在着普遍而严重的滥用抗生素的问题。

抗生素药物发展带来的负效应有 3 个方面：①滥用抗菌药物，导致大量耐药菌株的出现，耐药菌感染问题已成为 20 世纪末人类面临的新挑战；②不合理使用抗菌药物，导致机体菌群失调，引起二重感染以及消化不良等症状；③抗菌疗法"药到病除"的假象，使医护人员对抗菌药物过分依赖，忽视了抗感染治疗的一般原则，使抗感染治疗失败，降低了对消毒、隔离、无菌操作等控制感染传播措施的重视，造成院内感染流行，同时增加了医疗费用。

一、治疗原则

正确的抗菌药物治疗，是现代医学领域中成功的病因治疗的少数范例之一，应严格掌握指征，强调合理用药。

（一）坚持按适应证用药

合理用药的指征有：①有感染表现，病原菌对抗菌药物敏感（体外试验）；②实验证明这些微生物在体内使用抗菌药物时常有效；③根据经验感染不能自行缓解者。

抗菌药物治疗的适应证是根据临床和病原学两个方面的诊断而定的。危重病治疗中，由于病情危急，往往根据临床症状就开始治疗，但最好要有初步的病原学检查，这是一条重要原则。

（二）注意抗菌药物、病原微生物和宿主机体之间的关系

抗菌治疗的过程是抗菌药物、病原微生物和宿主机体之间相互制约的过程。一方面，抗

菌药物作用于病原微生物，抑制或杀死病原微生物，起到治疗作用，但其作用于机体，可产生不良反应；另一方面，病原微生物在抗菌药物作用下发生变异，可产生耐药性，而药物进入机体后必然会被机体所代谢。此外，抗菌药物疗效又与宿主的免疫力密切相关。因此，合理使用抗生素必须考虑三者之间的关系，减少不良反应和耐药性的产生。

（三）合理用药的原则

（1）选择有效药物：根据药物抗菌谱、病原学检查结果和药代学特点选择。

（2）采取合理的给药方法：根据药代学规律制订给药方案，特殊患者应采取个体化方案。

（3）避免不良反应：应避免不适当的联合用药和不合理的给药方案。

（4）防止产生耐药性：强调针对性用药，减少预防性用药和外用。

（5）减少浪费。

（四）抗菌药物的联合应用

1. 适应证　如下所述。

（1）混合感染，单一药物抗菌谱不能囊括。

（2）危及生命的重症感染，明确病原微生物之前的起始治疗。

（3）对某些重症感染，通过联合用药取得协同或相加作用，减少不良反应。

（4）免疫缺陷患者的感染。

（5）需长期治疗时，为减少细菌产生耐药性。

2. 效应　如下所述。

（1）累加作用：两种抗菌药物联用后，其抗菌活性较任意一种单药稍有增加。

（2）协同作用：两种抗菌药物的活性显著大于各单药抗菌作用之和。

（3）无关作用：两种抗菌药物的活性均不受另一种药物的影响。

（4）拮抗作用：一种药物的活性被另一种抗菌药物削弱。

3. 应注意的问题　如下所述。

（1）联用的药物各自均应有针对性。

（2）避免盲目应用协同组合，首先应考虑有无联合用药的适应证。

（3）避免拮抗联合。

（4）避免有相同毒性的药物联合，如氨基糖苷类与万古霉素。

（5）避免多种抗菌药物盲目联合，一般2~3种药物联合即可。

（6）注意抗菌作用的平衡，防止二重感染或交替感染。

（五）抗菌药物的预防性应用

不合理的预防性应用是滥用抗菌药物的典型做法，抗菌药物决不能替代医院内良好的卫生措施和严格的无菌操作。危重病有预防应用抗菌药物指征者同样极少，昏迷、休克、心力衰竭、免疫缺陷、免疫抑制剂应用、病毒性疾病等情况，预防应用抗菌药物均弊多益少。适当的预防应用仅限于针对某一种或一组特定菌，用药防止多种菌侵入是徒劳无益的。用药物作SDD预防危重病患者感染是20世纪80年代后出现的新方法，但对其临床和社会价值尚无一定肯定的结论。

（六）抗菌药物的局部应用

一般认为，抗菌药物局部应用易发生过敏反应，易产生耐药菌株，且治疗作用有限。但临床实践中，如果制剂特性适用于局部给药的途径，则对某些全身用药时药物难以到达的部位的感染，局部给药可能有更好的疗效。如氨基糖苷类抗生素雾化吸入治疗下呼吸道感染、纤维支气管镜灌洗和注入抗菌药物治疗肺化脓症、庆大霉素珠链填充治疗慢性骨髓炎等，均有良好的临床疗效。

二、呼吸危重病患者的抗菌药物治疗

抗菌药物治疗的要点有抗菌药物的选择，给药方案的确定。

抗菌药物的选择原则是高效、低毒、廉价。在病原学确立诊断后，根据病原微生物和药敏结果进行确定性治疗。但由于常规检查耗时几天，危重病患者病情不允许等待，因此，一般在病原学诊断确立之前，常根据临床特点和规律制订个体化治疗方案，一旦得到了病原学检查和药敏初步结果，就考虑更正确的治疗。危重病患者感染不同于一般感染，应尽快有效控制，开始就应选择高效、敏感的抗菌药物，抗菌谱也可以广些，如果像一般患者那样按部就班有可能延误病情。

呼吸道感染是危重病最常见的继发性感染，多属于医院内感染。根据笔者观察，综合性ICU内凡经气管内插管或器官造口行呼吸机治疗的患者，下呼吸道感染的发生率超过50%，持续1周以上，感染率接近100%。呼吸机治疗并发下呼吸道感染时，临床症状不典型，主要表现是痰量增加，可呈脓性，胸部X线也不典型，多表现为双侧支气管肺炎。

（一）主要病原微生物及诊断

危重病患者下呼吸道感染的病原微生物多为对抗菌药物呈多重耐药的革兰阴性杆菌，主要是铜绿色假单胞菌、醋酸钙不动杆菌、黄单胞菌和肠杆菌科各属，革兰阳性菌中的MRSA和真菌中的白假丝酵母菌也占相当比例。免疫受损明显的患者，病毒、真菌、卡氏肺孢子虫等感染的机会显著增加。危重病患者下呼吸道感染的病原微生物变化多端，即使为常见细菌，其药敏情况也复杂多变。因此，病原学检查十分重要。诊断困难或治疗效果不佳时，除常规多次涂片镜检和细菌真菌培养外，可以考虑采用PSB经人工气道或纤维支气管镜采样，防污染支气管肺泡灌洗，甚至开胸活检等采样技术，并酌情运用特殊染色涂片镜检、厌氧菌培养、血清学检查等检验方法，以明确病原学诊断，尽快给予确定性治疗。

（二）治疗

就抗菌药物而言，氟喹诺酮类、大环内酯类、氨基糖苷类、利福平、万古霉素等均易渗入支气管和肺组织，β-内酰胺类虽然不易进入这些组织，但由于β-内酰胺类临床给药剂量较大，且炎症时通透性增加，在下呼吸道局部也能达到有效的浓度。所以这些药物都是下呼吸道感染的可选药物。

1. 一般感染　对一般的下呼吸道感染，尤其是人工气道或呼吸机相关的感染，首先应当考虑包括铜绿色假单胞菌在内的革兰阴性杆菌感染。经验性治疗可选择抗假单胞菌的青霉素，有强大抗假单胞菌活性的第三代头孢菌素、对铜绿色假单胞菌有效的氨基糖苷类、氟喹诺酮类和亚胺培南等。根据作者对中国人民解放军急救中心ICU所做的革兰阴性杆菌多重耐药性调查，亚胺培南对除黄单胞菌外的革兰阴性杆菌最敏感，耐药率降低，头孢他啶、环丙沙星和哌拉西林其次，氨曲南、阿米卡星再次，而第一、二代头孢菌素、氨苄西林、庆大霉素的耐药率超过50%。病原不明的下呼吸道感染，特别是呼吸机相关性肺炎，重症者可选用亚胺培南加用阿米卡星或奈替米星，也可选用头孢他啶加用阿米卡星或奈替米星，倘若有肾功能不全，用氨基糖苷类也有顾忌，可选、亚胺培南单用、头孢他啶加用哌拉西林，改氨基糖苷类全身用药为雾化吸入。轻中度感染者，常用哌拉西林或氨曲南加阿米卡星，替卡西林-克拉维酸加或不加氨基糖苷类也是较好的选择。

2. 金黄色葡萄球菌肺炎 在危重病患者并不少见，尤其在 ICU 内，甚至会发生金黄色葡萄球菌感染的暴发流行。目前，临床流行的葡萄球菌绝大多数为产酶菌株，而且相当比例的菌株为 IRSA。对 MRSA，万古霉素、去甲万古霉素和夫西地酸具有稳定的抗菌活性。因此，重症病例应用万古霉素或去甲万古霉素。这两种药肾毒性较大，但选用高纯度的万古霉素制剂，常规剂量下比较安全。即使是国产去甲万古霉素，只要密切监测药物毒性，0.8～1.6g/d，疗程5～10天，用药安全性仍较好。轻症病例，MRSA 感染的可能性不大，可用苯唑西林加氨基糖苷类。

3. 表皮葡萄球菌及其耐甲氧西林株（IN/IRSE）感染 较金黄色葡萄球菌少，治疗同金黄色葡萄球菌肺炎。

4. 厌氧菌肺炎 有昏迷、酗酒和吸入等病史，咳恶臭浓痰，胸部 X 线呈破坏性肺炎或肺脓肿改变，应考虑厌氧菌感染可能。痰涂片找到大量细菌而普通培养阴性者也须怀疑厌氧菌感染。经验性治疗可选用克林霉素或大剂量青霉素、头孢西丁加甲硝唑。亚胺培南也具有广谱、强大抗厌氧菌活性的作用。此外，还应保证痰液引流通畅。

5. 黄单胞菌感染 ICU 内有时会发生黄单胞菌下呼吸道感染的流行。该菌的耐药谱较特殊，普通头孢菌素、氨基糖苷类及多种新的抗菌药物对其均缺乏活性，甚至亚胺培南也仅有中度活性，而头霉素类和某些广谱青霉素确具有很强的活性，故可以选用头孢西丁、阿莫西林-克拉维酸、美洛西林或哌拉西林等。

（武　敏）

第三节　支气管肺泡灌洗技术

支气管肺泡灌洗（BAL）是经纤维支气管镜，获取下呼吸道（主要是肺泡）来源的细胞与生化成分，分析探讨肺疾病病理学过程的一种比较安全而实用的技术。BAL 不同于以获取大气道来源的样本进行病原学和肿瘤细胞学检查而采用少量液体（10～30mL）进行的支气管冲洗，也不同于治疗性灌洗，如采用少量液体进行的支气管冲洗以移出支气管哮喘、支气管扩张等患者气道内的黏稠分泌物或采用大量液体（10～30L）进行的全肺灌洗技术，以治疗肺泡蛋白沉积症。

自从 20 世纪 70 年代开始应用 BAL 研究肺疾病局部的免疫反应和炎症机制以来，无论是 BAL 的操作技术，还是支气管肺泡灌洗液（BALF）的检测手段、检测项目及其应用范围都有了长足的进步。许多国家的医学团体，包括我国，还先后制订并发表了指南性意见，规范了 BAL 的技术操作及 BALF 实验室处理过程，使其结果更加标准可靠，从而进一步促进了 BAL 的发展和应用，使其作为研究肺疾病的一种检查手段得到了广泛的认可。最新发布的关于结节病和特发性肺纤维化（IPF）的诊断和治疗的国际性联合声明也将 BAL 推荐为常规诊断手段。

一、支气管肺泡灌洗的应用指征

因为相对无创，没有明显的并发症，患者容易耐受，所以 BAL 目前已经成为肺活检的替代或补充手段，用于各种原因引起的弥散性实质性肺疾病的临床诊断、疗效判断、预后评价以及病理和发病机制的研究。临床上，BAL 检查主要用于感染性原因、非感染性原因、免疫性原因和肿瘤性原因引起的弥散性实质性肺疾病（diffuse parenchyma lung disease，DPLD）或间质性肺疾病（interstitial lung disease，ILD）的诊断和鉴别诊断。

（一）BAL（不需要活检）足以建立诊断的疾病（高敏感性、高特异性）

（1）肺泡蛋白沉积症。

（2）卡氏肺孢子虫肺炎。

（3）支气管肺癌。

（4）嗜酸性粒细胞肺炎。

（二）BAL 结合临床与 HRCT 特征足以建立诊断的疾病（高敏感性、高特异性）

（1）IPF（中性粒细胞 ± 嗜酸性粒细胞）。

（2）EAA（淋巴细胞、浆细胞和泡沫样巨噬细胞）。

（3）RB – ILD（色素沉着的巨噬细胞）。

（4）BOOP（混合性细胞改变，CD4/CD8 比值降低）。

（5）淋巴管平滑肌瘤病（肺泡出血）。

（三）BAL ± 肺活检（BALF 典型者 50%，通常需要活检）（中度敏感性、高度特异性）

（1）结节病（淋巴细胞增加，CD4/CD8 比值增加）。

（2）朗格汉斯组织细胞增多症（CD1 增加）。

（3）BAL 多数时候不具有诊断价值，需要活检（低敏感性 ± 低特异性）。

（4）Hodgkin 病。

（5）侵入性曲霉病。

在 DPLD 的诊断过程中，BAL 结果对于提示或除外某些疾病，缩小鉴别诊断范围确实具有非常重要的意义。这些疾病主要包括结节病、外源性过敏性肺泡炎（EAA）、闭塞性细支气管炎伴机化性肺炎（BOOP）、慢性嗜酸性粒细胞肺炎（CEP）、特发性肺纤维化、药物性肺损伤、结缔组织病（CTD）等。如果临床和肺功能异常提示 ILD，而胸片正常，这时有必要进行 BAL；相反，如果 BAL 结果正常，则可除外某些活动性 ILD。有时候，通过 BAL 也可发现疾病的特征性异常，作出特异性疾病诊断。这些疾病包括卡氏肺孢子虫肺炎（PCP）、巨细胞病毒（CMV）肺炎、肺结核、石棉沉着病、肺出血、肺部肿瘤或癌性淋巴管炎、肺泡蛋白沉积症（PAP）、肺朗格汉斯组织细胞增多症（PLCH）等。

二、支气管肺泡灌洗的实施

虽然各国关于 BAL 操作及 BALF 实验室处理过程和检测方法的指南存在一定的差异，但是原则基本上一致。

1. 操作前准备与注意事项　操作前准备与麻醉同常规的纤维支气管镜检查。BAL 通常是通过纤维支气管镜，在观察气管支气管后，但在其他操作（如活检或支气管毛刷）之前进行，以免因为出血造成灌洗回收液被污染。当 BAL 是为了评价非感染性 ILD 时，如果支气管镜检查发现支气管炎症并伴脓性分泌物时，则需要进行抗生素治疗控制感染后再进行 BAL 检查，以免影响 BALF 的实际结果。还需要强调的是，进行 BAL 时，对所选灌洗肺段的支气管应该常规使用 2% 利多卡因进行局部麻醉，以防止咳嗽，但是在进行 BAL 前又必须吸引清除局部的利多卡因，以防止利多卡因影响细胞回收、活性及功能。此外，适当使用镇静剂也有利于患者合作，适当使用胆碱能受体抑制剂可以降低迷走神经反射和支气管分泌，这些都有利于增加 BAL 的回吸收。

2. 灌洗部位　纤维支气管镜嵌顿于段或亚段是保证灌洗液回吸收的重要条件。在患者仰卧位时，右中叶或左舌叶易于操作及嵌顿，有利于回吸收，与灌洗下叶比较，回吸收增加至少 20%。关于 DPLD 的 BAL 研究还显示，一个部位的灌洗通常能够代表全肺并能提供足够的临床资料。因此，对于 DPLD 患者，常规采用右中叶或左舌叶作为灌洗部位。然而，对于局灶性病变，如肿瘤、肺部感染等，则需要在影像学证实的局部病变部位进行灌洗。

3. 预热　灌洗液通常使用预热至 37℃ 或室温的无菌生理盐水进行灌洗，预热至 37℃ 可以减轻咳嗽，增加细胞的回吸收。

4. 灌注和回收　在纤维支气管镜嵌顿于所选择的段或亚段支气管后，通常使用塑料注射器经活检孔（或经活检孔插入的细硅胶管）快速注射等份的无菌生理盐水，每次 20 ~ 60mL，重复 4 ~ 5 次，灌洗总量 100 ~ 300mL。临床上较实用而安全的灌洗量是 5×20mL。少于 100mL 的灌洗量可能增加灌洗回收液体中的支气管腔分泌物混杂。每次灌注后立刻通过手动回抽轻轻吸引至塑料注射器内或采用 25 ~ 100mmHg（1mmHg = 0.133kPa）的负压，轻轻吸引至无菌塑料或硅化的玻璃回收容器内。通常第一次回吸收的量相对较小，总的回吸收率为 40% ~ 70%。回收液体过程中需要注意的是吸引负压过大可能导致远端气道塌陷或气道黏膜损伤，降低回吸收率或改变 BALF 的组分。咳嗽、气管镜嵌顿不良可能导致灌洗液体从气管镜周围漏出，影响回吸收。患者的疾病状况、吸烟和年龄也影响回吸收量，当存在阻塞性气道疾病或肺气肿时，回吸收明显降低，甚至低于 30%。当 BAL 的回收率小于 25% 时，BALF 结果通常不可靠。

三、支气管肺泡灌洗的禁忌证

（1）凡气管镜的禁忌证均为支气管肺泡灌洗的禁忌证。
（2）精神高度紧张不能配合完成气管镜检查患者。
（3）严重通气和换气功能障碍患者，$PaO_2 < 6.67$kPa（50mmHg）或吸氧状态下 $PaO_2 < 9.33$kPa（70mmHg）。
（4）冠心病、高血压、心律失常、频发心绞痛患者。
（5）主动脉瘤和食管静脉曲张有破裂危险的患者。
（6）近期发热、咯血和哮喘发作患者。

四、实施支气管肺泡灌洗的注意事项

（1）用于做支气管肺泡灌洗的气管镜顶端直径应在 5.5 ~ 6.0mm，适于紧密楔入段或亚段支气管管口，防止大气道分泌物混入和灌洗液外溢，保证 BALF 满意回收量。

（2）在灌洗过程中咳嗽反射必须得到充分的抑制，否则易引起支气管壁黏膜损伤而造成灌洗液混血，同时影响回收量。

（3）一份合格的 BALF 标本应是：BALF 中没有大气道分泌物混入；回收率 >40%，存活细胞占 95% 以上；红细胞 <10%（除外创伤、出血因素），上皮细胞 <3% ~5%；涂片细胞形态完整，无变形，分布均匀。

（4）注意防治并发症：虽然目前认为 BAL 是一种安全的检测方法，但随着 BAL 应用范围不断扩大，其不良反应和并发症亦在增加。主要并发症有：

1）灌洗时偶有支气管痉挛喘息，灌洗后数小时出现发热、寒战。

2）术后 24 小时内灌洗肺段肺泡浸润影，个别有肺不张。

3）肺功能：FEV_1、肺活量（vital capacity，VC）、最大呼气流量（PEF）、PaO_2 短暂减低。

4）气胸、出血，仅见于 TBLB。

（武　敏）

第四节　体外膜肺氧合技术

一、发展简史

体外膜氧合（extracorporeal membrane oxygenation，ECMO），简称膜肺，是抢救垂危患者生命的新技术。ECMO 技术源于心外科的体外循环，早在 20 世纪 60 年代末期就有人用体外膜肺氧合（ECMO）治疗呼吸衰竭，不幸的是这些患者颅内出血发生率高。1975 年成功用于治疗新生儿严重呼吸衰竭。1975 年美国国立卫生研究院对此进行调查，结果是急性呼吸窘迫综合征（ARDS）用常规方法治疗生存率为 8%，而用 ECMO 的生存率也仅为 10%，两种疗法效果无明显差异。有 3 个因素导致 ECMO 疗效较低：①这些患者的肺大多为不可逆器质性改变；②在 EGMO 治疗时还继续应用 60% 氧浓度（FiO_2）进行呼吸机支持，导致肺组织纤维化；③病因学上这些患者的 ARDS 为病毒和细菌感染所致，而 ECMO 对损伤、栓塞所致 ARDS 疗效较佳。

1980 年，美国密歇根医学中心 Bartlett 医师领导并建立了第一个 ECMO 中心，随后世界各地相继建立了 145 个 ECMO 中心。近 10 年来，随着新的医疗方法的出现，ECMO 技术有了很大的改进，应用范围较以前扩大。

二、ECMO 的原理和方法

ECMO 治疗期间，心脏和肺得到充分的休息，而全身氧供和血流动力学处在相对稳定的状态。此时膜肺可进行有效的二氧化碳排出和氧的摄取，体外循环机使血液周而复始地在机体内流动。这种呼吸和心脏的支持优越性表现在：①有效地进行气体交换；②长期支持性灌注为心肺功能恢复赢得时间；③避免长期高氧吸入所致的氧中毒；④避免了机械通气所致的气道损伤；⑤提供有效的循环支持；⑥ECMO 治疗中可用人工肾对机体内环境，如电解质，进行可控性调节。

ECMO 主要分为两种方式：V－V 转流与 V－A 转流（图 3－1）。

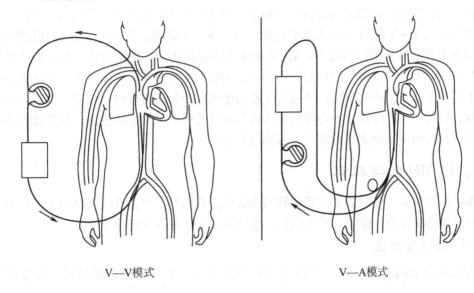

V—V模式　　　　　　　　　　　　　　　V—A模式

图 3－1　ECMO 模式

1．V－V 转流　经静脉将静脉血引出，经氧合器氧合并排出二氧化碳后，泵入另一静脉。通常选择股静脉引出，颈内静脉泵入，也可根据患者情况选择双侧股静脉。原理是将静脉血在流经肺之前已部分气体交换，弥补肺功能的不足。V－V 转流适合单纯肺功能受损，无心脏骤停危险的病例。可在支持下降低呼吸机参数至氧浓度 <60%、气道压 < 40cmH$_2$O，从而阻断为维持氧合而进行的伤害性治疗。需要强调 VV 转流只可部分代替肺功能，因为只有一部分血液被提前氧合，并且管道存在重复循环现象（指部分血液经过 ECMO 管路泵入静脉后又被吸入 ECMO 管路，重复氧合）。

2．VA 转流　经静脉将静脉血引出，经氧合器氧合并排出二氧化碳后，泵入动脉。成人通常选择股动静脉；新生儿及幼儿由于股动静脉偏细，选择颈动静脉；也可开胸手术动静脉置管。VA 转流是可同时支持心肺功能的连接方式。V－A 转流适合心功能衰竭、肺功能严重衰竭并有心脏骤停可能的病例。由于 V－A 转流 ECMO 管路是与心肺并联的管路，运转过程会增加心脏后负荷，同时流经肺的血量减少。长时间运行可出现肺水肿甚至粉红泡沫痰。这可能就是 ECMO 技术早期对心脏支持效果不如肺支持效果的原因。当心脏完全停止跳动时，VA 模式下心肺血液滞留，容易产生血栓而导致不可逆损害，如果超声诊断下心脏完全停止跳动 >3 小时则应立即开胸手术置管转换成 A－A－A 模式。两条插管分别从左、右心房引出经氧合器氧合并排出二氧化碳后泵入动脉。这样可防止心肺内血栓形成并防止肺水肿发生。

ECMO 基本回路与 CPB 类似，一路导管将体内血液引流至储血罐，然后由机械泵将血泵入氧合器，经膜肺将血液氧合、排出 CO$_2$ 并加温后再通过另一路管道回输体内。引流体外和泵入体内的管道之间有一备用的短路，其作用是一旦回路或机械故障时可迅速将机体与 ECMO 系统脱离，从而确保临床使用安全。

ECMO 的管道回路模式分两种，即静脉－动脉体外氧合（VA－ECMO 模式）和静脉－静脉体外氧合（VV－ECMO 模式）。VA－ECMO 模式经静脉置管到达右心房引流静脉血，通过动脉置管到主动脉弓处将排出了 CO_2 的氧合血回输动脉系统。新生儿一般选择右侧颈内静脉和颈总动脉置管，而成人可选择股动静脉。ECMO 方式的选择要参照病因、病情，灵活进行。总体来说 V–V 转流方法为肺替代的方式，V–A 转流方法为心肺联合替代的方式。心脏功能衰竭及心肺衰竭病例选 V–A；肺功能衰竭选用 V–V 转流方法；长时间心跳停止选 A–A–A 模式。在病情的变化过程中还可能不断更改转流方式。例如在心肺功能衰竭急救过程中选择了 V–A 转流方法，经过治疗心功能恢复而肺还需要时间恢复，为了肺功能的快速恢复，转为 V–V 模式。不合理的模式选择则可能促进原发症的进展，降低成功率；正确的模式选择可对原发症起治疗作用，提高成功率。

三、ECMO 的适应证

ECMO 治疗效果主要取决于心脏和肺功能结构是否恢复。可逆性呼吸衰竭患者均可考虑用 ECMO，如急性休克、误吸、严重损伤、感染等造成的呼吸功能不全。

（一）心脏适应证

1. 急性心力衰竭　无法以药物或主动脉内球囊反搏维持足够的循环时，可考虑使用 ECMO。

2. 心脏手术后心源性休克　多由再灌注损伤引起的心肌顿抑所致。若无其他心脏结构异常或心肌梗死，单纯的心肌顿抑尽管暂时功能很差，都能在 4~6 天内恢复。

3. 急性心肌炎　多为暂时性，是应用 ECMO 的良好指征。

4. 急性心肌梗死后心源性休克　可在 ECMO 辅助下行内科支架（PTCA）或外科搭桥（CABG）。

5. 心肌病　可在 ECMO 辅助下过渡到安装心室辅助装置或心脏移植。

6. 急性肺栓塞引起的右心衰竭　可先用 ECMO 稳定患者，再给予溶栓药，或手术去除肺动脉内的血栓。

（二）肺适应证

急性呼吸衰竭，无法以传统呼吸器，甚至高频呼吸器维持时，可考虑用 ECMO 取代肺脏功能，维持足够的换气，并降低呼吸器设定，减少过高的呼吸器设定对肺的直接损伤。

（1）新生儿肺部疾病：①吸入性胎粪肺炎综合征；②透明膜病；③先天性膈疝；④新生儿顽固性肺高压。

（2）急性呼吸窘迫综合征。

（三）其他

（1）肺移植。

（2）某些神经外科手术：如基底动脉瘤手术等，需要应用体外循环时，可考虑使用 EC-MO。因为 ECMO 只用较少的肝素甚至不用肝素，出血并发症较少。此外，ECMO 在股动静脉插管，与开胸手术建立传统的体外循环相比，伤口较小，而且建立、撤除所耗费的时间也短。

四、ECMO 的禁忌证

（1）外科手术或外伤后 24 小时内。

（2）头部外伤并颅内出血 72 小时内。

（3）缺氧致脑部受损。

（4）恶性肿瘤。

（5）成人呼吸窘迫综合征并慢性阻塞性肺疾病。

（6）在应用 ECMO 前已有明显不可逆转的病况。

（7）持续进展的退化性全身性疾病。

ECMO 是一新兴的治疗方法，对呼吸功能衰竭有很好的治疗效果。它持续时间长，涉及方面多，很多问题有待进一步探讨。目前只有少数先进发达国家能常规开展，这是因为 ECMO 技术复杂，人力、物力、财力消耗大，远期效果尚须证实。随着体外循环设备的完善以及对 ECMO 各种问题的深入理解，其疗效将会不断提高。ECMO 是体外循环扩展应用的一个重要途径。

（王秀香）

第四章

支气管镜在呼吸系统急危重症诊疗中的应用

第一节　支气管镜在人工气道建立及管理中的应用

一、经纤维支气管镜引导行气管插管

纤维支气管镜引导下插入气管导管：气管插管偶尔也会遇到困难，如果连续 2 次插管均未成功，或插管时间超过 10 分钟以上仍未插入气管称为困难插管。此时，应让患者休息 5~10分钟然后重插，但更可取的办法是用可曲式纤维支气管镜（简称纤支镜）作引导来完成插管。

应用纤支镜行气管插管需具备必下条件：①患者有自主呼吸；②有很方便的马上可以应用的纤支镜设备条件及相应型号的气管导管或双腔气管导管；③医师具有纤支镜的专门知识和熟练的操作技能，应在 4~5 分钟内完成气管插管。经纤支镜行气管插管的好处是可以在直视下将导管插入气管，保证安放部位准确。应用纤支镜的禁忌证为患者呼吸停止或已接近停止。

经纤支镜引导行气管插管，可分为经鼻气管插管和经口气管插管两个路径。由于经鼻气管插管时不太需要患者的配合，气管导管插入时与咽喉部基本成一水平，且插管后患者比经口路径舒适，影响进食程度轻，故目前一般采用经鼻插管。对于鼻腔过度狭窄或需要较大气管导管的患者，可考虑经口气管插管。

操作步骤：插管前在气管导管的外壁及纤维支气管镜的外壁涂上润滑剂，然后将气管导管套入纤支镜，导管遇到支气管镜的最近端。选择经鼻气管插管时，先选择较为通畅的侧鼻腔，滴入或喷入 2% 的利多卡因及 1% 呋麻滴鼻液，使用利多卡因腔浆联合呋麻效果较佳，用粘有上述药物的棉签涂抹鼻腔四周可加强鼻腔润滑及黏膜收缩。然后按照常规支气管镜检查方法，将纤支镜经鼻孔、鼻咽、喉、声门，送入气管内。确认支气管镜远端进入气管腔内后，固定患者头部及纤支镜，将气管导管沿支气管镜送入气管内，气管导管的远端一般以距离隆突 3~4cm 为宜。检查气管导管的位置无误后撤出支气管镜，固定气管导管。将气管导管气囊充气后连接呼吸机行机器通气。经口气管插管时，为保护纤支镜应使用咬口器避免遭患者咬坏，其余步骤与经鼻气管插管类似。

注意事项在气管插管前应尽可能向患者讲明插管的过程及意义，最大限度地争取患者的配合。气管导管及纤支镜表面应当充分润滑，送入气管导管的动作应轻柔。在将气管导管送

人的过程中，应当注意避免纤支镜与气管导管的过度摩擦，以及将支气管镜过度扭曲而造成支气管镜外表面的破损及光导纤维的断裂。有时候，纤维支气管镜很容易进入气管，但气管导管却不能顺利送入，这通常是因为导管斜面触到杓状软骨（经口）或会厌（经鼻），此时将气管导管退出几厘米，然后顺时针或逆时针转动15°后，再将气管导管沿支气管镜下送至主气管，一般即可顺利插入，如有必要，可重复此动作。当导管前端到达会厌时边旋转导管边插入，通常也可避免此类问题的发生。在经鼻气管插管的过程中，有时会遇到移除纤维支气管镜困难的情况，可能的原因包括气管导管管径较小，润滑剂涂抹不充分，鼻道狭窄对气管导管的挤压或者纤支镜的顶端穿过气管导管侧孔，此时应避免用力撤出纤维支气管镜而造成支气管镜或患者受损。正确的做法是将支气管镜与气管导管整体退出并重新操作。在整个插管过程中，需要有1名助手负责固定患者头部，以防止患者因头部移位而使支气管镜脱出造成气管插管失败。对鼻腔狭小未能顺利通过导管或导管插入鼻腔后出血较多者，最好选用经口气管插管。

纤维支气管镜引导下插入双腔气管导管：当行胸部手术或肺部疾病两侧不对称，尤其是患单侧或两侧显著不对称的成人呼吸窘迫综合征（ARDS）时，常需进行分侧肺通气，这时就需要为患者插入双腔气管导管。此外，为保护大咯血患者的健侧肺不被血液淹溺，最好要安插双腔气管导管。传统的方法插入双腔气管导管的难度较大，而采用纤支镜引导使其变得容易得多。

操作步骤：①首先用直接喉镜将积腔导管插入气管。②纤支镜经双腔导管的支气管导管插入气管腔内，并进一步进入到左主支气管远端。虽然支气管导管可放置于右主支气管，也可放置于左主支气管，但通常安放于左主支气管，因为右主支气管的长度较短，导管气囊充气后固定比较困难。③支气管导管沿纤支镜进一步送到左主支气管适当位置，退出支气管镜。④再将纤支镜通过气管导管插入，纤支镜直视下调整双腔导管的位置，使气管导管的远端开口正好位于右主支气管的开口上方。⑤将支气管导管及气管导管的套囊充气，取腔管气管插管即告完成。

二、纤维支气管镜在有创机械通气气道管理中的应用

由于纤维支气管镜纤细柔软且具有清晰的视野，其成为重症患者机械通气中进行气道管理极有价值的工具。除了用于协助气管插管拔管外，还可用于气道的清理、肺部感染病原学的检查及肺不张、肺部感染的治疗等。

纤支镜用于机械通气患者气道的清理比传统的用吸痰管盲目气道吸引效果好，且对气道黏膜损伤较轻。对机械通气的患者，经常应用纤支镜来清洁气道，清除气道内黏稠的分泌物和黏液栓，尤其是当其他方法，如气道吸引、吸入支气管扩张剂、胸部叩拍、体位引流等胸部物理治疗效果不好时。对于患有基础肺疾病的患者和咳嗽无力的老年患者，气管插管后分泌物潴留是普遍存在的问题，应用纤维支气管镜能清除气道内的分泌物，且对气管支气管黏膜损伤少，并可根据分泌物多少决定纤支镜清除气道内分泌物的频率。

操作时纤支镜通过气管导管或气管切开套管插入，清除气管及两肺支气管可视范围内的分泌物，吸引时纤支镜的前端可能会损伤到气道黏膜，动作要轻柔，吸引压力不要太大。对于分泌物黏稠或存在黏液栓不易清除时，可注入生理盐水冲洗或用活检钳钳取黏稠分泌物或黏液栓。

三、用支气管镜来更换气管插管

临床上需要更换气管插管的情况有：气管插管的套囊漏气，经鼻插管因鼻窦感染而更换成经口插管，经口插管因口腔糜烂患者不能忍受需换成经鼻插管。一般的更换导管可以用标准换管技术来进行，但如果估计重建气道的技术难度大，或患者病情危重，耐受性差，那么应用支气管镜来更换气管导管更适合。

将经口气管插管换成经鼻气管插管的步骤：①在气管导管的外壁及可弯曲支气管镜的外壁涂上润滑剂，将新的气管导管套入支气管镜并撤到支气管镜近端；②选择较为通畅的一侧鼻腔，滴入或喷入2%的利多卡因及1%呋麻滴鼻液，用粘有利多卡因胶浆的棉签涂抹鼻腔四周加强鼻腔润滑；③经鼻腔插入支气管镜，沿途吸净鼻咽腔内的分泌物以保持视野清晰；④支气管镜远端插到声门上后，将旧的经口气管导管的气囊放气后拔出，马上将支气管镜插入气管直达隆突上方；⑤固定患者头部及支气管镜，将新的气管导管沿支气管镜送到气管；⑥边退镜边调整导管位置，使导管下端位于隆突上3～5cm，完全退出支气管镜后，导管接呼吸机行机械通气。

将经鼻气管插管换成经口气管插管的步骤：①在气管导管的外壁及可弯曲支气管镜的外壁涂上润滑剂，将新的气管导管套入支气管镜并撤到支气管镜近端；②咬口器保护，支气管镜经咬口器、口腔、咽腔插到声门上，吸净分泌物，将旧的气管导管气囊放气后拔出，立即将支气管镜插入气管直达隆突上方，③固定患者头部及支气管镜，将新的气管导管沿支气管镜送到气管；④边退镜边调整导管位置，使导管下端位于隆突上3～5cm，完全退出支气管镜后，导管接呼吸机行机械通气。

将经鼻气管插管仍换成经鼻气管插管或将经口气管插管仍换成经口气管插管的步骤与上述方法相似。

四、用支气管镜来协助拔管

患者病情稳定，拔出气管插管后如突然发生呼吸困难、喘鸣，提示上气道阻塞。在拔管失败后来不及查明原因的，患者常需紧急重新插入。对于怀疑有上气道阻塞的患者，最好应用纤支镜来协助拔管，能确保拔管安全并有助于观察气道内病变。

方法是：在拔管前，纤支镜循气管导管插入，至气管导管的远端，然后将纤支镜和气管导管同时慢慢往外撤，边撤边观察气道的情况。如果在外撤过程中，见到声门或声门下气道有明显异常，立即将纤支镜重新插入，并以纤支镜为引导，将气管插管重新插入。这样可避免上气道狭窄对患者的影响，同时根据上气道病变情况寻找处理方法。

五、检查气管导管或气管切开套管的位置及可能发生的损伤

支气管镜检查对评估气管导管或套管的位置和导管或套管对气管黏膜的损伤情况很有帮助。支气管镜检查还可发现放置导管后的各种并发症，如气道黏膜水肿充血、黏膜糜烂或气管软化等。纤支镜检查还可发现气管导管附近或气管切开后切口附近的内芽组织增生。肉芽增生是机械通气时气道阻力增加的重要原因，可通过电凝或电切、冷冻等进行处理。

（王秀香）

第二节 支气管镜在气道狭窄诊断上的应用

各种原因导致的气管重度狭窄伴或不伴主支气管狭窄是危及生命的急症，患者出现通气功能障碍，甚至短期内导致呼吸衰竭及窒息而死亡。依据病史、临床表现、影像学检查一般很难明确诊断。由于气道狭窄患者症状常不典型，影像学检查常不包括气管中上段及医生对气道狭窄认识不足等原因，易误诊为哮喘等其他疾病。支气管镜检查能全面观察到气管及中心支气管，是诊断气道狭窄的主要工具，结合活检病理及病原学检查，诊断一般不困难。

一、适应证

依据病史、临床表现及影像学检查，对疑有气道狭窄的患者，均应做支气管镜检查。但对于气管或伴有支气管重度狭窄，特别是狭窄口径过小而狭窄段过长者，强行支气管镜检查，可导致狭窄区组织充血、水肿，甚至出血，致使气道更为狭窄而发生窒息等危及生命的并发症。对此类患者支气管镜不应轻易插入狭窄段，应重新评估病情，可先予狭窄处热消融处理，待管腔扩大后做进一步检查。

二、操作要点

1. 检查前准备 支气管镜检查前要做好常规检查及相应的应急处理议案。根据胸部CT等影像学资料确定重点检查部位，严重者术前应CT薄层扫描气道重建，特别注意观察狭窄部位、狭窄口径、狭窄长度及局部管壁组织特点。

2. 常规操作 按支气管镜检查常规进行操作。仔细观察狭窄部位的病变特点，选择典型部位进行组织活检或刷检，对外压性的狭窄可行支气管针吸活检，以尽早明确狭窄病因。

3. 其他 对于气管重度狭窄，口径小于5mm且狭窄过长者，支气管镜不能轻易通过狭窄区，不要轻易进行活检，以免发生窒息危险。病情紧急必须检查时，应向家属讲明操作的必要性和危险性，取得理解并在病历上签字为证。检查中如发生严重的呼吸困难甚至窒息时，应尽快采用支气管镜引导气管插管或支架置入等紧急措施并严密观察术后病情变化，以便及时处理。

三、临床评价

统计资料表明，支气管镜检查对叶及叶以上的气道狭窄的诊断可达100%，狭窄的病因诊断率为70%。特别是气道轻度狭窄者，临床症状轻且不典型，影像学检查难以发现，支气管镜检查更重要。

（乌日娜）

第三节 经支气管镜介入治疗气道狭窄及其他气道病变

一、气道内支架的置入

（一）气管、支气管内支架置入的适应证

包括各种中心气道（包括气管和左右主支气管、右中间支气管）狭窄的管腔重建，气管、支气管瘘口或裂口的封堵等。

1. 恶性中心气道器质性狭窄的管腔重建　对无手术指征的恶性肿瘤累及气道患者，如管壁肿瘤浸润或腔外肿瘤和转移淋巴结压迫引起明显气道阻塞和呼吸困难时，可考虑气道阻塞部位的支架置入。

2. 良性气道狭窄的管腔重建　良性气道狭窄的原因主要有气管支气管结核、外伤、异物性肉芽肿、气管插管或切开后的肉芽瘢痕性狭窄、复发性多软骨炎、肺移植术后气管支气管吻合口狭窄、气管支气管壁软化、气道淀粉样变、气管支气管良性肿瘤、气道吸入性损伤、纵隔良性肿瘤压迫气道等。根据狭窄的发生机制分类为良性增生性狭窄（炎症增生、良性肿瘤等）、良性瘢痕性狭窄（炎症、外伤、手术后的瘢痕形成及瘢痕收缩）、气道软骨软化性狭窄、外压性狭窄。良性气道狭窄可能会造成肺通气功能不同程度的损害，要不失时机地进行支气管镜检查，根据情况及时有选择性地行支气管镜下介入治疗。良性增生性狭窄治疗方法包括病因治疗、热消融、电刀圈扎、冷冻等，一般不需要置入支架。良性瘢痕性狭窄应该先予热消融及球囊扩张治疗，对效果难以维持者，应予置入可回收支架。气道软骨软化者需要支架永久置入。外压性狭窄的患者，首先考虑病因治疗，如果病因不能解除应予置入支架。

3. 气管、支气管瘘口或裂口的封堵　对于各种原因所造成的食管气道瘘，食管支架置入可提高患者的生活质量，但一般并不能完全有效地封闭瘘管，食管和气道内双重带膜支架的置入可以取得理想的临床效果。对于胸腔胃气道瘘者，则置入带膜气道支架是唯一可行的办法。对于肺叶和支气管袖状切除术所造成的支气管残端及支气管吻合口瘘或裂口，除以往采用的支气管镜下明胶海绵、纤维素、医用黏合剂局部封闭外，带膜支架置入或先用明胶海绵填塞再用普通金属支架固定，亦是近年来气管、支气管瘘口或裂口封堵的常用且有效的方法。

（二）目前常用气管、支气管支架种类

目前常用支架按其制作材料大致可分成两大类：①硅酮（silicone）管状支架（有或无金属加固）；②金属网眼支架（覆膜或不覆膜）。国内基本使用金属网眼支架。

1. T形管支架　为现代硅酮管状支架。现在硅酮T形管支架常在外科手术中被置入气管，治疗声门以下各个水平上的气管狭窄。由于其有一十侧支固定在造口处，故很少发生移位，唯一的危险是黏稠分泌物引起的支架腔阻塞。与其他类型的支架相比，T形管支架的固定不需要很高的压力，置入后支架上部气道及其周围的管壁组织的血流和淋巴回流很少受影响，因此T形管支架被认为是目前治疗高位气管狭窄的最安全的支架。

2. Dumon支架　是自硅酮制成的圆管状支架，亦有将其制成"Y"形的。在其外壁每隔

一定距离有一些钉状突起，并借此固定在狭窄段气管支气管上。其内腔表面非常光滑，故黏液堵塞管腔的机会亦大大减少。Dumo 支架的应用范围很广泛，可用于成人和儿童的气管，主支气管以及叶支气管的各种器质性狭窄。由于 Dumon 支架的固定依赖于气道壁与钉状突起之间的压力和摩擦阻力，故不适用于气管、支气管软化症的治疗。Dumon 支架通常可以通过硬质支气管镜置入，其最大的优点是容易重新定位、移出或更换。

3. 金属网眼支架 目前金属支架种类繁多，应用最多的是镍钛合金材料，其次是不锈钢及钴、铬等合金材料的金属支架。按其膨胀方式可分为自膨胀式金属支架（释放后可自动恢复到预设直径）和被动膨胀式金属支架（需球囊将支架扩张到预设直径）。临床常用的有 Wallstent 或 Ultraflex 镍钛合金支架及不锈钢 Z 形被膜支架。

（三）支架置入的步骤与方法

1. 支架置入的术前评估及检查 如下所述。

（1）术前必须对以下问题进行评估：①支架置入的价值，患者是否一定需要置入支架，有无其他替代支架的方法；②根据患者的病情及气道病变情况，评估置入支架是否可行、安全；③术者的技术水平及具备的设备是否能安全进行支架置入；④是否对术中术后出现的风险有足够的应急方案及应急能力。

（2）术前必要的检查：支架置入前应常规做血常规、凝血功能检查，心电图、胸部 CT 平扫及增强检查，病灶处薄层扫描，必要时行颈部 CT 柱查、心肺功能检查、血气分析，有条件的做三维气道结构重建。另外，术前必须进行支气管镜检查，重点观察病变的范围、位置、管腔大小、病变与上下气道的关系等。

2. 支架种类和规格的选择 根据胸部 CT、支气管镜等检查，了解病变性质、形态、长度、气道的内径等，以此选择支架种类和规格。

（1）支架种类选择：理想的支架应满足以下条件：6 个月之内可随时取出回收；物理性刺激小，对支架周围组织切割力小，引起组织增生轻；能阻止肿瘤或肉芽组织向支架内生长形成再狭窄；放置后支架不移位，不影响排痰。现有的支架仍不能完全满足以上条件，所以应根据病变特点选择支架种类。良性气管狭窄患者主要放置可回收支架（被膜金属支架或硅酮支架），择期予以取出，也可放置两端带拉线的 Wallstent 支架，但必须短期内于肉芽组织包埋支架合金丝前取出。恶性病变，如生存期较长的患者首选放置 Z 形被膜支架，生存期较短的患者可用 Wallstent 或 Ultraflex 支架。气道软骨软化患者，永久性支架可选用 Wallstent 支架、Uitraflex 支架或动力型支架，代替气道软骨，但要充分考虑支架长期使用后有损坏的可能；临时性支架采用 Z 形被膜支架，3~6 月后取出，必要时可再置入。气管、支气管瘘患者使用被膜金属支架或硅酮支架。

（2）支架规格选择：对 Gianturco 支架、Ultraflex 支架和 Wallstent 支架，选择直径大于正常气道内径（气道横径和纵径的平均值）10%~20%，长度大于病变段 20 毫米左右，使用 Wallstent 支架时也可等于病变段长度。对于 Z 形被膜支架，选择直径小于正常气道内径5%~10%，长度大于病变段 20~40 毫米，但封闭气道瘘时支架直径大于正常气道直径的10%（采用胸部 CT 纵隔窗的测量值），长度可适当加长。

3. 术前准备 如下所述。

（1）向患者和家属交代病情，说明手术过程，做好患者工作，以获得良好的配合。因支架置入术是高风险手术，术前谈话和签字尤为重要，应向家属充分讲清楚手术风险及可能产生的并发症及后果，取得完全的理解和配合后方可进行手术。

（2）准备需要的药品器械及急救设备：包括2%肾上腺素、2%利多卡因、液状石蜡或利多卡因胶浆、氧气、吸引器、抢救药品、气管插管导管、心电血氧饱和度监护仪等，如需透视引导释放支架，则需要床边X线机。

（3）根据置入支架的类型及患者的病情，决定是通过可弯曲支气管镜还是硬质支气管镜置入支架，前者在支气管镜室置入支架，后者则要在手术室进行。

（4）术前用药及麻醉：术前禁食4~6h，紧张焦虑者可肌内注射地西泮5~10mg；地塞米松5~10mg静注，有良好的解痉、预防气管黏膜水肿及抗过敏作用；阿托品0.5mg肌内注射，能减少呼吸道分泌物。麻醉的质量直接影响到支架置入术的成功与否，对于通过可弯曲支气管镜置入支架者，一般采用局部2%利多卡因麻醉，麻醉效果欠佳时可加用静脉镇静药，如咪唑安定2.5~5mg及芬太尼50~100μg静脉给药。不能配合手术者、儿童及使用硬质支气管镜者需要在手术室全身麻醉，全身麻醉时应密切观察患者的情况，及时吸痰，即使支架放置成功后短期内亦需注意患者的排痰情况，避免发生窒息。

4. 支架置入的具体方法　如下所述。

（1）Wallstent支架和Ultraflex支架放置方法

支气管镜直视下置入：支气管镜引导插入导丝后退镜，再次通过另一鼻腔或口腔插入支气管镜，将装有支架的置入器沿导丝插入气道，在支气管镜直视下释放支架。只能近端定位，且置入器与支气管镜同时进入气道，对通气影响较大，加大了操作风险。但该方法不需要X线透视设备，避免了医患双方放射性损害的可能，且对重度呼吸困难者可在其取坐位下置入支架，故操作熟练的医生可采用该方法。有些市售的Wallstent支架和Ultraflex支架已将支架压缩在输送鞘内导引头的后方或压缩后用尼龙线固定，放置时将支架近端置于预定的位置，边后撤外鞘管边调整位置或边拉动释放尼龙线边调整位置即可。

X线透视引导下置入：先将直气管镜插入气道，X线透视下在拟放置支架的上下缘位置用回形针做体表定位，经活检孔插入导丝，退出支气管镜。将装有支架的置入器沿导丝插入气道，在X线透视引导下，将支架推进到气道狭窄部位，定位准确后释放支架。X线透视下引导，可通过近、远端定位，定位准确可靠，是临床使用较广泛的置入方法。

支气管镜引导下置入：将装有Wallstent支架的双层塑料管套在支气管镜上，或支架直接捆绑在支气管镜上，支气管镜插入通过狭窄段时释放支架，只能进行远端定位。该法支气管镜活动灵巧性差，置入的准确性较差，且易损坏支气管镜，临床上已极少应用。

放置隆突分叉型支架时需两侧支气管内均放置导丝引导，可在支气管镜直视下或X线透视引导下置入。沿导丝插入置入器到隆室上方，退出置入器外套管少许，露出支架长短分支，进一步插入置入器使支架长短分支分别进入到左右支气管腔内，其分叉处位于隆突处，直视下或X线透视下释放支架。

（2）Z形被膜支架放置方法：以国内西格玛公司生产的Z形被膜支架为例。Z形被膜支架输送器由支架输送鞘（包括带有导引头的输送鞘内芯及输送鞘鞘管）、装支架的内管和支架后方的顶推管组成，通过三套管放置支架。支架释放时一般采用定位尺固定顶椎管上方，能确保释放时支架输送器不移位。另外，支架释放前在支架上缘的回收线上连接有调整尼龙线，通过内管及顶椎管间隙延伸到顶椎管上方，释放支架后该线可调整支架位置或取出支架，支架释放完成后予剪断并抽出。

在 X 线透视引导下置入：患者取仰卧位，尽量使患者的头后仰并固定好，先将单弯导管或前端弯成 90 度的导引头经口置于声门上，向气管内插入导丝，进入一侧支气管（如放 Y 形支架，导丝进入左支气管）。将带导引头的支架输送鞘涂少许润滑油，经导丝引导送入气管，导引头越过狭窄段 4~5cm，立即撤去固定插销，抽出输送鞘内芯，保留鞘管维持呼吸道通畅，将已装有支架的内管送进鞘管内，注意内管把手上的定位孔方向。在 X 线监视下支架定位适中后，固定内管后方的顶推管，后退鞘管，支架即释放于气管内。如放置气管 Y 形支架，先将分叉的长臂释放在左支气管内，短臂释放在气管内，然后下推支架，短臂则自动进入右支气管内。放置支架后，抽出顶推管及内管，观察患者呼吸困难是否缓解和支架位置是否准确，如支架位置正确而患者呼吸困难并不缓解则要分析原因，必要时取出支架。如支架位置偏低可提拉鞘管，使支架上移，定位准确后剪断和抽出尼龙线，退出鞘管即可。如支架位置偏高，将支架拉出体外重新放置。

支气管镜引导结合支架输送鞘置入支架：支气管镜经口插入到病灶下方，测量拟放支架的下缘距门齿的距离，支气管镜引导插入导丝后退镜。沿导丝送入支架输送鞘，输送鞘插入到已测得的距离处，固定鞘管，退出输送鞘内芯；经鞘管插入支气管镜，观察鞘管下缘是否与拟放支架的下缘一致，如不一致者予退镜，再次插入内芯后调整输送鞘位置，直到位置一致。然后将装有支架和顶推管的内管，经鞘管插入，定位尺前缘顶住门齿固定，上段卡口紧靠顶推管把手上，后退鞘管及支架内管，支架即释放在气道内。先抽出顶推管及内管，后退鞘管少许，经鞘管插入支气管镜，观察支架位置是否合适，如位置偏低可提拉支架上方的调整尼龙线，使支架上移，定位准确后剪断和抽出尼龙线，退出支气管镜及鞘管。如支架位置偏高，将支架拉出体外重新放置。本法定位准确，基本可以一次成功，且不需要 X 线透视设备，对重度呼吸困难者可在患者取坐位下置入该类支架。

硬镜联合软镜引导下置入支架：患者需全身麻醉，取仰卧或侧卧位，将硬质气管镜经口通过声门进入气管内，其远端位于病灶上缘，通过硬镜插入可弯曲支气管镜，观察病灶下方的距离，退出软镜后将装有支架和顶推管的内管经硬镜管腔插入，固定顶推管的同时后退支架内管，支架即被释放，硬镜下观察并调整支架位置。Z 形被膜支架仅在病情危重支架置入风险报高的情况下考虑使用。

5. 支架置入术后的处理 如下所述。

（1）病情的观察：患者的症状是否改善，如气急、咳嗽、咳痰是否减轻，是否氧饱和度升高，肺部呼吸音增强，喘鸣音消失。支架用于封堵支气管胸膜瘘时，平静呼吸时胸腔闭式引流瓶内应该无气体选出，咳嗽时有少量气体逸出，支架用于封闭气道食管（胸腔胃）瘘时，饮水时呛咳症状应有明显好转。

（2）复查支气管镜：支架置入 24~48 小时内应予复查支气管镜，观察支架扩张情况、有无移位，清理支架腔内分泌物。

（3）术后用药：可适当予抗感染、止血、化痰药物，超声雾化吸入祛痰药及雾化生理盐水湿化气道。

（4）后续治疗：气道内支架只是一种对症治疗，术后应根据患者的原有疾病给予积极的病因治疗，以达最好的治疗效果。

（四）支架置入的常见并发症及其处理

1. 术中并发症 低氧血症、心律失常、术中出血，严重者可引起窒息及心搏骤停，一般经对症处理后可以控制。支架置入失败（位置偏差大、支架扩张差等）与支架选择不当或操作技术差有关，可以即刻调整位置或取出支架重新置入。做好术前准备、熟练的操作技术、缩短手术时间、避免反复操作、尽可能使手术一次成功是减少术中并发症的关键。

2. 术后并发症　如下所述。

（1）支架移位：常见于 Z 形被膜支架、硅酮支架，WalLstent 支架少见 Ultraflex 支架一般不会移位。支架用于治疗恶性气道狭窄时，如果患者接受放疗、化疗后瘤体明显缩小，狭窄管腔扩大，支架移位的可能性就很大。Z 形被膜支架于支架表面装上倒刺有利于固定支架，减少移位，但倒刺会增加以后支架的回收难度，故对于置入一段时间后需要拉出的支架装倒刺要十分慎重。金属网眼支架发生移位，短期内不会导致严重后果，但被膜金属支架发生移位后有可能引起严重的危害，如果阻塞远端支气管的开口，会引起阻塞性肺炎、肺不张，甚至发生呼吸困难、窒息。支架发生移位后应尽早将支架取出或调整支架位置。Z 形被膜支架通过支气管镜使用支架回收钩进行调整或取出后重新放置，硅酮支架需在硬镜下取出，wallstent 支架放置初期支架丝未被组织覆盖时可通过支气管镜向上调整位置或取出重放。

（2）再狭窄：金属裸支架置入后，由于肿瘤组织或肉芽组织向支架腔内生长，容易引起管腔再狭窄。Wallstent 支架治疗恶性狭窄时，置入后最快数日即有肿瘤组织进入金属网眼向支架内生长并逐步形成再狭窄。被膜支架可以阻止肿瘤或肉芽组织进入支架腔内，但支架上下缘对气道壁的刺激台引起不同程度的炎症增生，以及肿瘤组织沿气道浸润生长等原因可导致支架上下方管腔的狭窄。发生再狭窄后可以先使用高频电刀、微波、氩气刀或冷冻局部治疗去除支架腔内或上下方的肿瘤组织或肉芽组织，激光消融易损坏支架，应谨慎使用。以上局部处理后可行套接支架处理，即在原支架腔内及上下缘再置入被膜支架，如原支架可以取出也可先取出支架后再置入被膜支架。

（3）痰液潴留：被膜支架置入后痰液黏附在支架壁上，患者不容易自行咳出，导致支架腔内痰液潴留。痰液潴留有可能导致管腔通气不畅，应定期予支气管镜吸引痰液。气道雾化化痰药及湿化气道能减轻痰液潴留。

（4）支架被压扁、折断或损坏：与金属丝的直径与质量有关，但即使是支撑力较强的 Z 形支架长期置入后也可能被肿瘤压扁，应尽可能取出或更换支架。取支架有困难时，可在原支架内套接支架，数天后原支架被撑开及原突向网眼内的组织被套接支架顶出网眼后，可将两个支架一起取出；无法取出时只能采用长期置入套接支架，甩来撑开被压扁的支架，维持呼吸通畅，或固定损坏的支架，减少坏支架断面和断离的金属丝损伤组织和血管的可能性。

（5）支架穿透气道壁：置入的金属裸支架如果直径大于正常气道直径时容易穿透气道壁，导致气管支气管破裂，引起纵隔气肿或气胸。支架丝侵及气道周围的大血管时，可引起大咯血。选择合适大小的支架是预防该并发症的主要措施，治疗包括套挂被膜支架或者取出原支架更换被膜支架。

二、高频电刀的应用

高频电刀是通过电刀尖端流过的高频电流对接触处的机体组织进行加热，使之凝固、坏死、炭化及气化，同时使血管闭塞，从而达到对机体组织的切割和凝固。目前随着微创介入治疗技术的发展，高频电刀不仅在外科手术中得到了广泛应用，而且已经大量应用到各种内镜治疗中。20 世纪 80 年代早期，首次报道了经纤维支气管镜应用高频电切成功切除气道内恶性肿瘤获得成功的案例。我国于 1984 年开始开展经支气管内高频电切治疗气道内良恶性病变，治疗效果令人满意。目前该项技术开展较为迅速，为了更好地了解和掌握该项技术，就高频电刀的设备组成、仪器原理、操作步骤、适应证、禁忌证、并发症和注意事项介绍如下。

（一）高频电刀的设备组成

高频电刀的设备包括高频电发生器、各种不同功能的治疗电极和中性电极三部分。

1. 高频电发生器　在高频电发生器接通电源后，可将普通电流转变成高功率电流（300kHz～1MHz），这一设备可以产生 3 种电流模式：切割、凝固、混合。切割模式是应用低电压高电流，对局部组织产生高密度的电能和较低能量的热能，实现组织水分的气化和细胞的破坏而达到切割的目的。凝固模式则是应用高电压低电流，对大片组织缓慢加热，使蛋白质变性凝固从而达到止血的目的。混合模式则是通过在切割模式和凝固模式之间设定一个中间参数实现了两种模式的混合。可根据治疗需要来选择这 3 种功能，并可根据治疗过程中的不同情况选择不同的功率。一般通过脚踏开关来进行相关操作。

2. 治疗电极　如下所述。

（1）电凝电极：通常为一绝缘的导线，电极的一端接高频电发生器，另一端是金属电极，末端通常为钝圆形，治疗时金属电极与组织接触发出高频电而发挥电凝作用。

（2）电刀适用于宽基底的病变组织和较大组织的切割。

（3）圈套器：用于取出带蒂的或窄基底的气管内病变组织，该装置能够在切除病变组织基底部的同时局部凝固组织，从而兼具有止血的作用。

（4）电凝活检钳：对气道内病变组织进行取样的同时并烧灼，使活检的创面不易出血，因而特别适用于血供丰富的组织和肿瘤组织的活检。

3. 中性电极　中性电极的作用是把治疗电极流入患者身体上的高频电流分散为安全的小密度电流返回功率源。电极板常放置于患者的四肢部位，且需和患者的皮肤接触良好，电极板需通过导线连接于高频电发生器。

（二）高频电刀的工作原理

高频电刀的使用可以避免刺激人体的神经和肌肉组织，因为低频的交流电通过人体组织时，即使电流非常微弱，也会引起人体肌肉收缩，而高频交流电则无此作用，当电流的频率进到 100kHz 出上时，电流对肌肉组织的每一次刺激都落在前周期动作电位的绝对不应期内，因而不会对组织产生任何兴奋作用。高频电刀使用的频率一般都在 500Hz 左右。

高频电刀利用热作用实现电切和电凝的理论基础是电能转换为鹅能的焦耳定律。高频电刀中性电极比治疗电极大许多倍，所以治疗电极部位组织通过的电流密度远远大于从中性电极板部位通过的电流密度，因此可以保证治疗时治疗电极部位达到治疗作用的同时中性电极板部位的组织不会被烧伤。高频电切使用的电流是连续的高频电流，因此组织细胞受到的热量会持续增加，当热量达到一定程度时，接触处的组织细胞就会受热破裂，随着电极的移动，需要切割处的组织细胞依攻破裂，产生高频电刀的切割作用。高频电凝使用的是间断的高频电流，因此产生的热效应也是间断的，组织细胞内的水分得不到足够的热量，组织细胞就不会破裂，但会慢慢脱水，在水分干燥后组织细胞就会干燥、凝固、结痂，达到止血、凝血的目的。目前高频电刀设备大部分具有多种功能，既可电切，又可以电凝、电灼，或者是具有复合功能。

（三）高频电刀的具体操作步骤和方法

1. 所需器械　如下所述。

（1）高频电刀治疗仪：高频电刀治疗仪一般由高频发生器、治疗电极（电凝电极、电刀、圈套器、电凝活检钳等）、中性电极三部分组成。当高频电刀治疗仪接通电源后，由高频发生器将普通电流转变为高频电流从治疗电极处输出，通过人体后再由中性电极返回。支气管镜专用高频电刀治疗仪多采用单极输出的方式。所谓单极输出是指电流由治疗电极输出，在流经人体后由单独安置的中性电极板流回高频电刀治疗仪。高频电刀治疗仪具有手控及脚控开关两种形式，目前大多采用脚控开关。

（2）纤维支气管镜或电子支气管镜

要具有良好的绝缘性和耐高温性能，如 Olympus BF－40 型纤维支气管镜、Olympus BF－260 型电子支气管镜或 PENTAX 1570 型电子支气管镜等。

（3）蘸有生理盐水的湿纱布一块。

2. 术前准备　患者术前常规进行下列准备。

（1）常规行胸片或胸部 CT 检查，心电图、血常规、出凝血功能、肝肾功能检查，动脉血气分析和肺功能检查。

（z）治疗前停止抗凝药物治疗。

（3）治疗前根据患者的情况确定是否建立静脉通道，酌情使用镇静剂（如地西泮、咪唑安定、哌替啶或吗啡等）。

（4）做好术中动态监测患者心电、呼吸、血压和血氧饱和度等生命体征的准备。

（5）准备好气管插管、简易呼吸球囊、氧气、除颤仪等抢救设备。

（6）准备好地塞米松、非那根、肾上腺素、阿托品、尼可刹米、利多卡因、立止血等抢救药品。

3. 操作步骤　如下所述。

（1）患者取平卧位，颈下稍垫高，头后仰，双眼带眼罩，常规鼻导管吸氧，使血氧饱和度维持在90%以上，将中性电极板绑缚于患者的下肢处，为了保证中性电极板与皮肤能够有良好的接触，必须在皮肤与电极板之间垫上蘸有生理盐水的湿棉纱布，以避免人体烧灼伤。

（2）精疗前应简单向患者说明治疗的大致过程，以消除患者的紧张情绪。

（3）治疗前常规采用2%利多卡因表面麻醉，术前15分钟酌情给予阿托品0.5mg，哌替啶50mg肌内注射。治疗过程中密切监测患者心电、呼吸、血压和血氧饱和度。如果出现生命体征不稳定或血氧饱和度降低，应立即停止治疗，并给予对症处理，待生命体征平稳后再进行治疗。

（4）按常规行支气管镜检查，先健侧后患侧，找到病变部位，观察其表面情况和管腔周围情况，首先对病灶周围的分泌物进行清理。动作要轻柔，避免过度吸引而导致病灶出血。局部以2%利多卡因充分表面麻醉，以避免治疗过程中患者咳嗽。

（5）观察病灶的性状受其与周围组织之间的关系，选择最佳治疗模式和治疗电极。

（6）在选定治疗模式和治疗电极后，将治疗电极通过具有良好绝缘和耐高温性能的可弯曲支气管镜的活检工作空道，深入到支气管腔内。

（7）高频电圈套器圈套的具体步骤

1）适合取出带蒂的或窄基底的气管内病变组织，因此使用圈套器烧灼前务必先明确病灶的蒂部。

2）将圈套器导管前端伸出支气管镜前端约1cm。

3）缓慢推出圈套钢丝，将环形圈套钢丝的一侧伸入病灶的基底部，通过调整支气管镜前端的位置，逐步将环形圈套钢丝完全置入病灶的基底部。

4）嘱助手轻轻收紧钢丝圈，当遇到阻力时助手即告知操作者，此时操作者开启脚踏开关，启动电切割，功率一般选择40W左右，助手逐渐收紧圈套钢丝，直至将病灶摘除。

5）松开脚踏开关，将切割下来的病变组织用活检钳或异物钳取出，如果病灶较大，应使用异物篮或冷冻探头将切割的组织取出。

6）观察切除部位有无明显的出血，如果有较多出血，局部应做相应处理，术毕。

（8）高频电切的操作步骤

1）将电切电极的前端伸出支气管镜前端1~2cm。

2）将支气管镜连同电切电极一起推近至病灶表面。

3）选择电切模式，开启脚踏开关，对病灶实施逐层切割，注意病变组织和正常组织的界限，避免损伤正常组织。对于血供丰富的组织进行切割时，宜选用混合切割模式，以减少出血，治疗功率从小到大，一般为20~40W。

4）电切时，烧焦的炭比组织常将电切电极完全覆盖而产生绝缘效果，使手术无法进行因此常需要及时清理手术电极表面的炭化组织。

5）完成电切治疗后，观察电切部位有无明显的出血，如果有较多出血，局部应做相应的处理，术毕。

（9）高频电凝的操作步骤

1）将电凝电极的前端伸出支气管镜前端1~2cm。

2）将支气管镜连同电凝电极一起推近至病灶表面，使电凝电极紧贴于出血组织的表面。

3）选择电凝模式，功率一般选择在30~40W，开启脚踏开关，使组织凝固。使用电凝电极时在镜下可清楚地观察到电极接触组织后组织局部变白、凝固。通过脚踏开关控制电凝时间，每次一般不超过10秒。电凝治疗一般由病灶的中心开始，逐步向周围扩展，大气道阻塞性病变应尽快从近端向远端烧灼，快速打通气道，治疗过程中应及时用活检钳清理坏死组织、血液和黏渣，保持视野清晰。

4）电凝时，烧焦的炭化组织常将电凝电极完全覆盖而产生绝缘效果，使手术无法进行，因此常需要及时清理手术电极表面的炭化组织。

5）完成电凝治疗后，观察电凝部位有无明显的出血。

6）对于较大的病灶应分次进行治疗，每次一般间隔3~7天，电凝治疗3~4天后应复查支气管镜，对坏死组织进行及时清理。

（四）高频电刀的治疗的适应证

1. 气管或生气管内恶性肿瘤的姑息性治疗 当晚期气管或支气管内恶性肿瘤失去手术机会，或外科手术后复发，放疗和化疗无效时为绝对适应证；接受放疗或化疗的患者，局部亦可配合使用高频电刀治疗，可取得较好的近期疗效。

2. 气管或支气管内的良性肿瘤的根治　基底部成蒂状的良性肿瘤使用高频电圈套器相容易将肿瘤从根部切除，可达到根治的效果。基底部较宽者可使用高频电刀切割，同时止血，可使患者避免开胸手术治疗。

3. 肉芽肿性疾病　如炎性肉芽肿、异物性肉芽肿和结核性肉芽肿等。气管切开后气管内形成的肉芽肿，胸外科手术后形成的气管、支气管内肉芽肿，可通过支气管镜烧灼切割治疗，效果良好。异物如果在支气管内存留时间过长，可刺激支气管形成异物肉芽肿，在异物取出后，经一般治疗不能消退的肉芽肿，可用电刀将其切除。结核性肉芽肿经恰当的抗结核治疗病情稳定后，如肉芽肿不能消退，可以采用电切或电凝治疗。

4. 支气管镜可见范围内的气道出血　纤支镜直视下可见范围内的气管或支气管内的出血性病变，如出血量不大时可用高频电凝止血。中央型肺癌表面出血及肺癌手术后复发出血的患者高频电凝烧灼止血可获得满意的疗效。

5. 其他气管或支气管内良性病变　如原发性气管－支气管淀粉样变或全身性淀粉样变累及气管支气管时，特别当病变广泛内科保守治疗无教，无外科手术治疗指征时，可使用高频电刀割除较大的淀粉样变形成的肿块以缓解患者的症状。

（五）高频电刀的治疗的禁忌证

（1）对安装心脏起搏器的患者，高频电流可使某些心脏起搏器功能失灵。此外有报道安装有心脏起搏器的患者行高频电刀治疗后引起心肌烧伤和室颤的案例。

（2）外压性气道狭窄。

（3）不能耐受常规支气管镜检查者。

（4）血管瘤和动脉瘤。

（六）高频电刀的治疗的并发症

1. 气管或食管穿孔　当使用高频电刀治疗时，如对病变组织和正常组织分辨不清时会误对正常组织行电烧灼或电切，或对病变组织电烧灼、电切过度时均可损伤气道壁甚至食管，造成穿孔，形成气胸、纵隔气肿或气管食管瘘。

2. 出血　对血管丰富的病变组织行电灼、电切治疗时，容易发生出血，要注意及时进行止血治疗。

3. 气道内烧伤　行高频电刀治疗时，局部可产生火花，如果此时患者又吸入高浓度氧，可引起燃烧，严重时可引起爆炸，因此行高频电刀治疗时要注意患者的吸氧浓度，如无吸氧必要，可尽量不予患者吸氧。

4. 中性电极处组织的烧伤　中性电极的作用是把治疗电极流入患者体内的高频电流分散为安全的小电流密度返回高频电发生器，若中性电极处的电流密度过大，该处组织就会被烧伤。该情况发生的主要原因有输出功率过大，中性电极过小或者中性电极和患者接触不良等。其中最常见的原因是中性电极和患者接触不良，中性电极和患者接触不良的常见原因有中性电极移动、接触部位移动、纱布蘸水不均匀、中性电极变形等。

5. 感染　可由治疗后组织坏死、肿胀或分泌物引流不畅造成，因此治疗后应定期清除坏死组织及分泌物，必要时可酌情使用抗生素治疗。

（七）注意事项

（1）治疗中发现 $SpO_2 < 85\%$ 或心率 >150 次/分时应暂停操作 + 给予高流量段氧，防止缺氧引起严重并发症，但在电灼或电切中应将吸氧浓度降至 40% 以下，避免术中高频电产生电火花引起燃烧损伤气道。

（2）选择适当的功率及通电时间，对血供丰富的恶性肿瘤不能盲目求快，宜选择具有较好止血功能的电凝模式。

（3）狭窄部位有支架时，要注意不能触及支架，以免损坏支架。

（4）尽量缩短手术时间，对良性病变引起的狭窄一般不要超过 1 小时。恶性病变气道狭窄明显时宜先用高频电刀适当扩张气道，改善呼吸困难症状，然后置入气道支架，疗效更好。

（5）对于气道严重狭窄甚至闭塞者，必须探明气道走向后才能电灼，防止穿透支气管壁引起穿孔、气胸、纵隔气肿和大出血。

（6）电凝头必须全部伸出支气管镜并见到绿线后方能通电，防止高热损坏支气管镜。

三、氩等离子体凝固治疗

氩等离子体凝固（argon plasma coagulation，APC）又称氩气刀，是一种新型的高频电刀，它利用氩等离子体束传导高频电流，无接触地热凝固组织，避免了电极与组织的直接接触，是一种非接触式的高频电凝技术。将氩等离子体用导管经立气管镜导入气道内进行治疗即称为经支气管镜氩气刀治疗。APC 技术自 20 世纪 30 年代开始在开放性外科手术中应用于止血，随着特殊导管的出现，1991 年由 Grund 引入消化内镜介入治疗胃肠道疾病，以后又推广应用于支气管镜等领域。由于此技术自身的特点及安全性，它有可能取代高频电刀及激光治疗，成为支气管腔内治疗的主流技术。

（一）氩等离子体凝固的设备组成及工作原理

氩等离子体凝固的设备组成包括一个氩气缸、一个带有氩气流量调节阀的微机控制高频电发生器、一个内镜治疗电极和一个中性电极。

氩气是一种性能稳定、无毒无味、对人体无害的惰性气体，在高频电压作用下被电离成氩气离子，这种氩气离子具有极好的导电性，可连续传递电流，因而 APC 治疗电极无须和病变组织直接接触即可达到高频电刀样的治疗作用。和标准高频电刀治疗相比，APC 治疗具有如下特点：①氩离子束不仅沿高频输出电极做轴向直线导流，也可做侧向、放射状导流，其凝固的方向不由治疗电极头的方向决定，因此 APC 尤其适合"位于角落部位"的病灶的治疗。②根据物理学原理，氩离子束具有趋向运动的特性，即可从已经凝血的高阻抗组织转向仍在出血的或尚未充分凝血的低阻抗待治疗组织，因而最终可对病变组织形成均匀一致的治疗效果。③当 APC 高频电发生器通过治疗电极输出切割电流时，氩气从治疗电极根部的喷孔喷出，在治疗电极根部周围形成氩气隔离层，将治疗电极根部周围的氧气与电极隔离开来，从而减少了工作时和周围氧气的接触以及氧化反应，避免了大量产热。由于氧化反应及产热量减少，电极的温度较低所以在切割时冒烟少，组织凝固坏死层较表浅。APC 使组织形成表浅而均匀一致的凝固特性，非常适合对面积较大肿瘤表浅出血的治疗。④由于氧化反应减少，电能转换成无效热能的量减步，使电极输出的高频电能集中于切割，提高了切割的速度，增强了对高阻抗组织的切割效果，从而形成了氩气覆盖下的高频电切割。⑤行APC治疗时，治疗电极末端不与组织直接接触，温度较高的治疗电极末端如在高浓度氧气存在的情况下有发生燃烧及爆炸的可能性，因此行APC治疗时应严格控制患者的吸氧浓度在40%以下。⑥虽然APC的这种表浅治疗作用使其成为更安全的技术，但是对于需要较深切割程度的气管腔内病变的治疗，APC不如标准的单极高频电刀或激光治疗效果好。

（二）氩等离子体凝固的操作方法和注意事项

1. 所需器械 如下所述。

（1）APC治疗仪：①主机：由一个高压氩气缸、一个带有氩气流量调节阀的微机控制高频电发生器和一个脚踏开关组成。②APC治疗电极：APC电极为塔夫伦管，导管柔软，可弯曲，末端有刻度，电极直径1.5mm长度1.5m，内有一金属丝穿过管内，将高频电发生器发出的高频电流传导到APC导管远端的钨电极上。该电极由温敏陶瓷制成喷头，当氩气流经APC导管到喷头时，在电流的作用下形成氩等离子束进行治疗。③中性电极：电极板由导电橡胶制成，治疗时需与患者肢体紧密接触，以避免与电极板接触部位的烧伤。

（2）支气管镜：根据病情的不同可以选择硬质支气管镜或可弯曲支气管镜当使用可弯曲的支气管镜时，要具有良好的绝缘性和耐高温性能。

2. 术前准备 如下所述。

（1）常规消毒支气管镜：绝大部分APC治疗均可在可弯曲支气管镜下进行，如果病变位于气管并已造成严重的气道狭窄，为避免窒息，需在全身麻醉下，经硬质支气管镜下进行。APC治疗电极用75%的乙醇浸泡消毒备用。

（2）检查氩等离子体凝固器是否正常，连接APC治疗电极、中性电极板，接上电源，打开开关，打开氩气缸气阀，按"PUR"键排气2次，调节气流速度（出0.3~2L/min为宜），调节操作模式，调整输出功率（20~50W）。调整输出功率为30W。治疗前需进行体外预试验：将导管前端对准验证器头部，脚踏开关1~3秒，导管前端若产生短暂蓝红色火光，说明仪器工作正常。

（3）患者术前常规进行下列准备：①常规行胸片或胸部CT检查，心电图、血常规、出凝血功能、肝肾功能检查，及动脉血气分析和肺功能检查。②治疗前停止使用抗凝药物治疗。③治疗前根据患者的一般情况，建立静脉通道，酌情使用镇静剂（如地西泮、咪唑安定、哌替啶或吗啡等）。④常规做好术中动态监测患者心电、呼吸、血压和血氧饱和度等生命体征的准备。⑤准备好气管插管、简易呼吸球囊、氧气、除颤仪等抢救设备。⑥准备好地塞米松、非那根、肾上腺素、阿托品、尼可刹米、利多卡因、立止血等抢救药品。

3. 操作步骤 如下所述。

（1）患者取平卧位，颈下稍垫高，头后仰，双眼带眼罩，常规鼻导管吸氧，吸氧浓度在40%以下，使血氧饱和度维持在90%以上。将中性电极板绑缚于患者的上肢或下肢，为了保证中性电极板与皮肤能够有良好的接触，必须在皮肤与电极板之间垫上蘸有生理盐水的湿棉纱布，以避免人体烧灼伤。

（2）治疗前应简单向患者说明治疗的大致过程，以消除患者的紧张情绪。

（3）治疗前常规采用2%利多卡因表面麻醉，术前酌情给予阿托品0.5mg、哌替啶100mg肌内注射。治疗过程中密切监测患者心电、呼吸、血压和血氧饱和度。如果出现生命体征不稳定或血氧饱和度降低，直立即停止治疗，并给予对症处理，待生命体征平稳后再进行治疗。

（4）按常规行支气管镜检查，经鼻孔进入，先健侧后患侧，找到病变部位，观察其表面情况和管腔周围情况，首先对病灶周围的分泌物进行清理。动作要轻柔，避免过度吸引而导致病灶的出血。局部以2%利多卡因充分表面麻醉，以避免治疗过程中患者咳嗽。

（5）将支气管镜置于病变处，使其前端距病灶2.0cm。

（6）经支气管镜活检孔道导入APC治疗电极，使治疗电极伸出纤维支气管镜前端至步1.0cm，APC治疗电极末端距病变组织5mm左右。

（7）开启脚踏电凝开关治疗，治疗后放开脚踏开关。

（8）退出APC治疗电极，观察局部情况。

（9）如治疗后局部坏死组织较多，可用活检钳清除坏死组织。

4. APC操作的注意事项　如下所述。

（1）应用APC治疗时，治疗电极末端温度较高，因此尽量采用耐高温的支气管镜，如Olympus BF－40型纤维支气管镜、Olympus BF－260型电子支气管镜。治疗时电极末端要伸出支气管镜前端1.0cm以上，以防电极末端喷出的高温气流损伤支气管镜。

（2）应用APC治疗时，一定要在肢体处放置中性电极板，以保证电流的回流。

（3）APC的治疗功率一般应控制在50W以下，功率过大有发生气道内燃烧或爆炸而引起气道烧灼伤的危险。

（4）APC治疗时电极末端不要紧贴治疗部位，否则治疗局部的坏死组织会阻塞电极末端开口，影响氩气流量和治疗效果。

（5）APC治疗电极应始终控制在视野之内，在解剖结构显示不清时，禁止行APC烧灼治疗。

（6）APC治疗电极要指向括组织进行烧灼，不要烧灼已坏死的凝固组织。

（7）注意控制烧灼深度以避免损伤气管、支气管壁。

（8）采用短促、多次重复的烧灼方法，避免采用长时间的烧灼方法。每次一般不超过5秒，因为热凝固深度与作用时间密切相关，作用深度随治疗时间延长而增加，治疗时间2秒，治疗深度为2mm，治疗时间5秒，治疗深度为3mm，剥离深度可达5mm。

（9）治疗过程中常需要用湿生理盐水纱布及时清理治疗电极末端表面的凝固坏死组织，以免凝固坏死组织将治疗电极完全覆盖而阻塞电极表面的氩气喷孔，使手术无法进行。

（10）如果患者条件允许，应尽可能延长APC总的治疗时间，使气道一次性贯通。一次较长、有效的APC治疗要优于随后的多次治疗。

（11）在实施APC治疗后24～48小时，需再次进行支气管镜检查，以清除残泉的坏死组织，多数患者经过术后的清理，气道可得到再通。

（12）治疗结束后，关闭氩气缸气阀，并排除管道内的余气。注意氩气缸内的氩气量，当氩气缸内气体不足时，应及时更换氩气缸。

（三）氩等离子体凝固治疗的适应证和禁忌证

1. APC治疗的适应证　如下所述。

（1）可视范围内气管、支气管腔内病灶的出血，特别是弥散性出血。

（2）各种疾病引起的肉芽组织增生导致的气道狭窄。

（3）气道内的恶性肿瘤。

（4）气道内的良性肿瘤。

（5）瘢痕组织所致的气道狭窄。

（6）气道狭窄气管、支气管支架植入术后，肿瘤或肉芽组织穿过气管、支气管支架网眼生长导致气道再狭窄者。

（7）可视范围内气道腔内局灶性特殊病原体的感染，如真菌、结核的感染。

2. APC 治疗的禁忌证　如下所述。

（1）支气管镜检查禁忌的患者。

（2）支气管镜无法达到的支气管腔内病灶或出血。

（3）气管、支气管腔外病灶。

（4）气管、支气管腔内型病灶导致的气管、支气管管腔严重狭窄，需要短时间内解除管腔阻塞者。固为 APC 治疗仅能使病灶表面的组织凝固坏死，而气管、支气管腔内型病灶导致的气管、支气管管腔严重狭窄往往需要较深程度的切割治疗，在这种情况下最好选用标准的单极高频电刀或激光治疗。

（5）患者吸氧浓度大于 40%，在这种情况下，有发生气道内燃烧或爆炸而引起气道烧灼伤的危险。

（四）氩等离子体凝固治疗的并发症及处理

（1）如 APC 治疗时间过长、氩气流量过大，可使血氧饱和度下降。如血氧饱和度下降，应暂停 APC 治疗，并给予氧气吸入，待血氧饱和度恢复后再进行治疗。

（2）气道内烧伤：APC 治疗可使一些易燃材料燃烧，因此在行 AFC 治疗时应将患者的吸氧浓度调整到 40% 以下。对于靠近硅树脂支架附近的病灶尽量避免采用 APC 治疗，建议采用其他疗法如冷冻治疗。

（3）氧气栓塞：治疗电极束端接触血管丰富的组织进行 APC 治疗时有发生氩气栓塞的危险，因此在行 APC 治疗时应保持治疗电极末端到病灶表面的距离在安全范围内，在非接触的状态下进行治疗，同时氩气的流量不要过大。

（4）其他并发症：主要有气胸、纵隔气肿、皮下气肿等，这些并发症经过或不经过治疗后可完全恢复。

四、经支气管镜微波凝固治疗

微波（microwave）是一种非电离辐射的高频电磁波，其波长为 1mm ~ 1m，频率为 300 ~ 300 000MHz。1971 年日本学者高仓将微波应用于组织凝固术。20 世纪 70 年代后期，因手术野出血少开始将微波用于外科手术中的止血和组织切割。1978 年 Taylor 首次将微波通过硬同轴电缆插入肿瘤组织中对其行热凝固治疗，由此推动了微波在医学上的应用。1982 年日本学者田伏克淳通过目镜应用微波治疗消化性溃疡及胃出血。国内于 80 年代中期开始经纤支镜应用微波治疗中央型肺癌，以后又将其用于某些良性气道狭窄的治疗。目前经可弯曲支气管镜介导的微波组织凝固（microwave tissue coagulation，MTC）已被广泛地应用于多种气道良、恶性病变的治疗，特别是在气道良性肿瘤及肉芽肿性疾病的根治，及中央气道恶性肿瘤所致气道阻塞的姑息性治疗方面发挥了重要作用。

（一）微波治疗仪的设备组成

微波治疗仪的设备组成包括磁控管、同轴电缆、辐射天线、电源、控制电路、显示设备等。

1. 磁控管　磁控管是产生微波的部件，是微波治疗仪的心脏。各种不同频率、波长的微波与磁控管谐振腔的大小有关。医学中常用的微波频率主要有 2 450MHz、915MHz、434MHz。目前临床上应用最多的是 2 450MHz，因该频率的微波波长为 12.24cm，其磁控管尺寸最小，主机大小适中，用于治疗的辐射天线较小，微波的传输方便，能量相对集中，可满足临床上的需求。

2. 同轴电缆　同轴电缆与主机相接，其阻抗同磁控管匹配，可将磁控管产生的微波传输至辐射天线。

3. 辐射天线　辐射天线与同轴电缆连接，将微波直接辐射到病变部位，进行微波治疗。用于治疗气道腔内病变的辐射天线为单极同轴微波天线，直径 1.5mm，长 100～150cm，尖端接长 5mm 左右的细针或柱状针。

4. 电源部分　电源部分由变压、整流、稳压、过流保护等电路组成，主要提供整机各部所需不同大小稳定的电压、电流，使其不受电网电压变化的影响。

5. 低压电源部分　低压电源由一组低压变压器、滤波电容器等组成，为磁控管提供一组稳定、大功率、3～5V 的灯丝电压，起到加热磁控管阴极的作用。

6. 高压电源部分　高压电源由一组高压变压器、二极管整流、容器滤波电路等组成，为磁控管提供一组 1 000～2 500V 大功率直流负高压，起到帮助磁控管起振和维持振荡输出的作用。

7. 控制电路部分　控制电路具有以下功能：①调控微波功率输出。②设置治疗时间。③设定治疗时的温度取值范围。④当电网电压或电流异常时，自动切断电源，使设备不会因电网电压或电流的突变而损坏设备，起到保护电路的作用。⑤过载、短路、开路保护，使磁控管在一个相对稳定的状态下工作。⑥当设备有漏电现象或接地不良时，自动切断电源，停止输出，保护患者和术者安全。

8. 显示设备　通过电流表、电压表或屏幕等显示设备，显示输出功率、工作时间、治疗区温度等，便于术者掌握治疗情况和设备工作情况。

（二）微波的生物学效应和工作原理

1. 微波的生物学效应　如下所述。

（1）微波的致热效应：微波辐射作用于机体，使组织中的电解质离子或极性分子（偶极子）随微波高速振动，它们与其周围的其他离子或分子发生碰撞而生热，结果微波能量转变为热能，热能被组织吸收而使组织温度升高，产生热效应，热效应可使组织瞬间凝固，从而达到组织凝固坏死和止血的效果。同时热效应会增加局部淋巴循环和血液循环，使组织的通透性增加，白细胞吞噬作用加强，加速局部代谢产物的吸收，产生消肿、止痛、促进炎症消散和加速创口修复等作用，提高组织的免疫功能。

（2）微波的非致热效应：微波的非致热效应是指活体组织受到微波照射后在无明显升温的情况下发生一系列理化性质的变化。在微波作用强度不足以引起局部组织温度明显升高的情况下仍可引起组织中的电解质离子、偶极子的振动，从而改变其理化特性。

2. 微波的工作原理　微波治疗是以生物组织内部自身作为产热源，利用其丰富的水分产热，是一种内部加热法。人体内有 70%～80% 的成分是水，水分子是极性分子，微波治疗时，病变组织内的水分子在微波的作用下发生共振，水分子的剧烈运动使局部迅速升温，组织自身发热，由于热量不散发到外部，故局部温热效应良好，并引起生物组织的生理、病理反应，从而达到治疗目的。

（1）微波的抗肿瘤作用：实验和临床研究均证明，对恶性肿瘤进行微波辐射加温到41～45℃时，可选择性抑制和杀伤肿瘤细胞。微波辐射抗肿瘤作用的主要机制有抑制肿瘤细胞 DNA 复制、RNA 转录和蛋白质合成，损伤肿瘤细胞染色体，抑制有丝分裂，从而抑制肿瘤细胞增生，促进其凋亡，损伤肿瘤细胞的超微结构，如线粒体、膜性结构，促进肿瘤细胞凋亡；增强巨噬细胞和 T 细胞吞噬能力，提高宿主抗肿瘤细胞免疫功能，抑制肿瘤生长，促进肿瘤退化，凝固肿瘤滋养血管，降低肿瘤扩散转移率。

（2）微波的组织凝固作用：微波辐射作用于机体，微波能量集中于局部组织并转换为热能，热能被局部组织吸收而导致组织温度升高，高温造成组织瞬间凝固、坏死，并导致凝固坏死组织周围的小血管痉挛、血管壁肿胀、管腔狭窄及血管内应细胞损伤等而致血栓形成，从而达到组织凝固坏死治疗出血、切除肿瘤等目的。

（三）微波治疗的具体操作步骤和方法

1. 所需器械　如下所述。

（1）支气管镜：应采用具有耐高温性能的支气管镜，如 Olympus BF－P40、BF－1T40型，工作孔道直径应≥2mm。

（2）微波治疗仪：常用的微波治疗仪频率为 2 450MHz，波长 12cm，功率为 0～200W。微波辐射器采用单极同轴微波天线，直径 1.5mm，长 100～150cm，前端接 5mm 长细针或柱状针。

2. 术前准备　如下所述。

（1）患者准备：①常规行胸片或胸部 CT 检查，心电图、血常规、出凝血功能、肝肾功能检查，及动脉血气分析和肺功能检查。②治疗前停止抗凝药物治疗。③治疗前根据患者的一般情况，建立静脉通道，酌情使用镇静剂（如地西泮、咪唑安定、哌替啶或吗啡等）。④常规做好术中动态监测患者心电、呼吸、血压和血氧饱和度等生命体征的准备。⑤准备好气管插管、简易呼吸球囊、氧气、除颤仪等抢救设备。⑥准备好地塞米松、非那根、肾上腺素、阿托品、尼可刹米、利多卡因、立止血等抢救药品。

（2）器械准备：①开机前先将脚踏开关线、电源线、微波传输线和辐射器接好。微波辐射器分为接触式和插入式，接触式尖端为柱壮，多用于扁平病变；插入式尖端为针状，多用于隆起病变及止血治疗。②按下电源开关，这时电源开关上指示灯亮，有些微波治疗机需预热 3～5min，待工作状态开关指示灯亮，表示预热完成。③调节微波输出功率。一般将微波治疗机的输出功率调至 40～60W。④局部组织所接受的微波辐射总量，可通过调节辐射时间来控制，常用的辐射时间为每次 3～6 秒。

3. 操作步骤　如下所述。

（1）患者取平卧位，颈下稍垫高，头后伸，双眼带眼罩，常规鼻导管吸氧，使血氧饱和度维持在 90% 以上。

（2）治疗前应简单向患者说明治疗的大致过程，以消除患者的紧张情绪。

（3）治疗前常规采用 2% 利多卡因表面麻醉，术前酌情给予派替啶 50～100mg 肌内注射。治疗过程中密切监测患者心电、呼吸、血压和血氧饱和度。如果出现生命体征不稳定或血氧饱和度降低，应立即停止治疗，并给予对症处理，待生命体征平稳后再进行治疗。

（4）按常规行支气管镜检查，先健侧后患侧，找到病变部位，观察气道内病灶部位、大小及表面情况，确定治疗部位，并将病变部位的分泌物及坏死组织清理干净。动作要轻柔，避免过度吸引而导致病灶的出血。局部以2%利多卡因充分表面麻醉，以避免治疗过程中患者咳嗽。

（5）经可弯曲支气管镜活检孔道插入微波天线，将微波天线前端的长细针或柱状针刺入或深入到腔内病灶的内部或表面，支气管镜后退2cm左右，同时开通吸引器（降低支气管镜活检孔道温度），脚踏辐射开关进行辐射治疗。输出功率一般为40~60W，辐射时间为每点3~6秒，一次可选2~4个点。

（6）每次微波治疗后，局部组织由于受热而出现变性和凝固，镜下表现为组织变为灰白色，但一般很少出现炭化。

（7）治疗结束后，关闭微波治疗仪电源，若微波天线末端黏附坏死组织，需缓慢将微波天线连同支气管镜一同拔出，尽量避免坏死组织脱落，如不慎脱落，应及时处理。

（8）由于每次微波治疗后组织完全坏死约需3~5日，因此宜每3~6日治疗1次，3~5次为1个疗程。

（四）微波治疗的适应证与禁忌证

1. 适应证　如下所述。

（1）肺癌等恶性肿瘤腔内生长引起气管支气管阻塞且不适合手术治疗的患者，可作为化疗和放疗的补充治疗。

（2）肺癌术后复发伴有支气管阻塞者。

（3）气道内良性肿瘤或肉芽肿致气道狭窄者。

（4）支气管镜可视范围内的气道出血。

2. 禁忌证　如下所述。

（1）支气管镜检查禁忌患者。

（2）管外型肿瘤或肿大淋巴结压迫导致的气管支气管狭窄患者。

（3）伴有气管或立气管－食管瘘的肿瘤患者。

（4）气管重度狭窄者。

（5）心肺功能差的老年患者。

（6）孕妇。

（五）微波治疗的常见并发症及注意事项

1. 经支气管镜微波治疗的常见并发症　如下所述。

（1）支气管壁穿孔：为最常见的严重并发症，多由于针状微波辐射天线刺入病变组织过深，治疗时输出功率过大，治疗时间过长，治疗后管壁型癌组织坏死脱落引起，穿孔后的瘘管可与食管、纵隔、邻近的支气管及肺组织相通，引起气胸、纵隔气肿、支气管胸膜瘘或气道食道瘘，所以治疗前要注意微波治疗的适应证和禁忌证，治疗对象为管内型病变，管外型及管壁型病变不宜行微波治疗。此外治疗时微波电极应置于支气管管腔中央部位，严格控制穿刺针刺入的深度，严格控制输出功率及治疗时间，此并发症是完全可以避免的。

（2）出血：多由于微波凝固治疗范围过大、过深，凝固坏死组织脱落引起，出血严重时可发生窒息，所以行微波凝固治疗时，微波辐射范围不宜过大、过深，不要追求一次成功，而应循序渐进，根据病变情况分次进行治疗，每次治疗以 2~4 个点为宜。出血量较多时患者取患侧卧位休息，局部应用止血药物，必要时静脉应用止血药物。

由于微波治疗是在微波的作用下组织自身产热，病变组织不易发生炭化或气化，因此治疗范围和深度有限，对深层组织损伤小，穿孔、出血等并发症发生率低较激光、高频电治疗安全。

2. 经支气管镜微波治疗的注意事项 如下所述。

（1）微波辐射器尖端至少伸出支气管镜操作孔道外 2~3cm，辐射治疗时应开通吸引器通风，以避免支气管镜操作孔道内壁受高温损伤。

（2）细针状微波辐射器置入支气管镜操作孔道时支气管镜应尽量处于伸直状态，以防细针刺穿支气管镜操作孔道的内壁。

（3）微波辐射的功率不得超过 80W，一点辐射时间不宜超过 7 秒。

（4）操作时应看清治疗部位，以防微波辐射烧穿支气管管壁。

（5）微波治疗机开机前微波输出口必须连接同轴电缆及相应的微波辐射器，决不能空载开机。

（6）微波辐射器不要靠近金属物体或暴露在空气中，调试输出功率时应该用湿纱布包住微波辐射器。

（7）植入心脏起搏器电极的患者不能接受微波治疗。

（8）治疗过程中若发觉微波辐射器热效果变差时，应定期清除黏附于微波辐射器针部表面的坏死组织，保持辐射治疗时的输出功率不变，避免盲目加大微波治疗功率。

（六）微波治疗的疗效评价

1. 气道良性肿瘤及肉芽肿的治疗 经支气管镜介导的微波热凝固可以作为各种气道良性肿瘤及肉芽肿的根治性治疗方法。对于血管瘤、平滑肌瘤、乳头状纤维瘤、结核性和异物性肉芽肿、慢性炎性增生等病变，可根据肿物大小进行 3~10 次治疗，可达到根治目地，从而避免开胸手术治疗。对于炎症引起的瘢痕狭窄，由于病变处组织的质地较硬，微波辐射天线很难插入病变组织内部，且病变组织含水量较少，因此微波热凝固治疗效果较差，对这类病变激光或高频电刀的治疗效果要优于微波。

2. 止血 微波止血的机制是使血管及其周围组织凝固，血管痉挛，内皮细胞损伤，血管壁肿胀，管腔狭窄，导致血栓形成。但也有人认为微波治疗后，病变组织受热后肿胀，并挤压邻近的血管使血管腔狭窄，血流速度减慢致血栓形成。对于局限性出血，止血效果确实可靠，而对于弥散性出血疗效欠佳，氩等离子体凝固对于弥散性出血疗效优于微波。适应证是支气管镜可视范围内微波辐射天线可以接触到的气道内出血，因此最适合于肿瘤组织活检后活检处的出血。

3. 治疗气道内恶性肿瘤 微波治疗气道内肿瘤一是采用微波透热法，以中等剂量的微波加温至 42~50℃。该方法在治疗肿瘤时，既可避免在 40℃ 左右造成肿瘤细胞扩散，又可有效地破坏肿瘤细胞，而对正常细胞杀伤作用较小；同时肿瘤细胞含水量比正常组织高，可吸收较多的微波能量，且肿瘤细胞对热损伤较正常细胞敏感，42.5℃ 作用 2h，可杀死 95% 的肿瘤细胞，对正常细胞只有 43%。因此微波透热法不仅能用于肿瘤组织，而且可用于正常组织和肿瘤组织相互重叠的区域。二是采用组织凝固法，用大剂量的微波加温达 60℃ 以上，直接热凝和切割肿瘤组织。凝固的范围取决于微波辐射器的长度、能量输出的大小及辐射时间的长短。凝固后的组织分为 3 个区：辐射中心部位为坏死区，远离辐射中心处为正常区，两者之间为反应区。

五、经支气管镜激光治疗

由于 Nd：YAG 激光具有的优点，临床上支气管镜下一般采用 Nd：YAG 激光治疗气管支气管内阻塞性病变，可以通过可弯曲支气管镜治疗，也可通过硬质支气管镜治疗。对于病灶大、气道阻塞严重、治疗风险大者，首选硬质支气管镜，否则就选用可弯曲支气管镜。

（一）适应证

对于支气管镜能看见由各种原因引起的气道内病变，只要是激光光导纤维能准确对位者均可考虑行经支气管镜激光治疗。

（1）气管、支气管原发与转移性恶性肿瘤引起的气道狭窄，且不宜手术治疗者。

（2）气管、支气管肉芽肿性病变及瘢痕狭窄。

（3）气管、支气管良性肿瘤。

（4）破损气道内金属支架及气道内结石、气道内异物的切割取出。

（二）禁忌证

包括支气管镜检查的禁忌证及气道的外压性狭窄。

（三）操作方法

1. 所需器械　Nd：YAG 激光治疗所需器械有激光发射机、硬质或可弯曲支气管镜、石英光导纤维、防护眼镜、活检钳等。

2. 术前准备　术前必须通过胸部 CT 及支气管镜检查，掌握气道病变的性质、部位、程度和范围，挂硬质或可弯曲支气管镜术做好术前相应的检查。

3. 操作步骤和方法　如下所述。

（1）同常规支气管镜检查，但必须确保充分的麻醉，精神紧张者予静脉麻醉或全身麻醉。为提高激光治疗中的安全性，最好在激光治疗前予插入气管导管，支气管镜通过气管导管插入进行激光治疗。

（2）将病变部位的分泌物及坏死组织清理干净。动作要轻柔，避免过度吸引而导致病灶出血。局部以 2% 利多卡因表面麻醉，以避免治疗过程中患者咳嗽。将光导纤维经支气管镜钳道插入，前端伸出支气管镜远端约 1cm，应用可见红光定位，对准且距离目标 4 ～ 10mm，通过脚踏开关控制发射 Nd：YAG 激光。一般采用 20 ～ 40W 的功率，从病变中心开始治疗，每次照射 0.5 ～ 1 秒，间隔 0.5 秒。治疗时小的病灶可以气化消失，较大病灶组织凝固坏死，坏死组织通过活检钳钳取或吸引清除，间断用生理盐水冲洗以保持视野干净，经气管插管吸氧，激光治疗时吸氧浓度小于 40%。对病灶较大者应分次照射，每次间隔 1 ～ 2 周。

（四）激光治疗的常见并发症及其防治

1. 气道及相邻组织的穿孔　是激光治疗最严重的并发症，可表现为气胸、纵隔气肿、气道 - 食管瘘、血管破裂的致命性大出血等。发生的原因主要有：①对病灶的特点范围把握不准，对气道的结构走行及其与相邻脏器的毗邻关系了解不够。②病灶较大时未分次治疗，激光治疗的功率及角度掌握不当。③患者麻醉不充分，激光治疗中发生剧烈咳嗽。

预防穿孔的措施包括：术前对病灶处行薄层 CT 检查，并予气道三维重建，激光治疗前应在支气管镜下详细观察病灶的特点范围，充分掌握病变气道及其相邻脏器的解剖结构；麻醉充分，确保激光治疗时患者不咳嗽；严格控制激光治疗的功率，以 20～40W 为宜。

2. 出血　激光治疗后坏死组织的脱落等原因常常会出现局部出血，但一般量少，局部使用肾上腺素等止血药后即可止血。如果激光治疗穿透气道壁并损伤周围大血管壁，就有可能引起致命性大出血。

出血的预防和处理：激光治疗前应充分了解治疗部位的解剖结构，治疗中避免损伤到气道壁；激光功率不宜太大，一般 40W，一旦有出血就停止激光治疗，并尽快吸引清除积血，保持气道通畅，适当局部使用止血药，出血量较大时应立即患侧卧位，必要时行健侧插管及机械通气。

3. 呼吸困难　激光治疗后坏死组织脱落可引起气道阻塞，患者出现呼吸困难及低氧血症，对于有支气管哮喘或慢阻肺病史者，激光治疗中炭化组织产生的气体有可能引起哮喘发作或呼吸困难。因此，激光治疗时应及时清理坏死组织，及时吸引治疗时产生的有害气体。

六、经支气管镜球囊扩张治疗良性气道狭窄

良性气道狭窄的原因有气管、支气管结核，气管插管或切开，支气管袖状切除吻合术，外伤，复发性多软骨炎，气道淀粉样变等。良性气道狭窄的患者可以有不同程度的呼吸困难、咳嗽、喘鸣音以及反复发生的呼吸道或肺部感染。良性气道狭窄治疗方法包括病因治疗、支气管镜下热消融或冷冻治疗、经支气管镜的球囊扩张等。球囊扩张被认为是简便、快速、有效和安全的重建良性气道狭窄管道的方法。

（一）适应证

（1）结核性支气管瘢痕狭窄。

（2）气道插管或切开后的损伤性瘢痕狭窄。

（3）支气管异物刺激所致的增殖性狭窄。

（4）外伤性支气管挫伤修复后狭窄。

（5）支气管袖状切除术后，吻合口狭窄。

（6）气道支架术后再狭窄。

（7）气道内肿瘤及气道淀粉样变引起的气道狭窄等。

目前尚缺乏对气道狭窄多种治疗方法比较的前瞻性及对照性研究，现临床选用球囊扩张术多根据治疗医师的临床经验综合国内外诸多报道，在选择经支气管镜球囊扩张治疗时，需要考虑以下因素。

（1）患者能够耐受支气管镜检查的程度。

（2）支气管镜操作者应熟悉球囊扩张术操作技术，且在需要时能使用其他治疗方法。

（3）狭窄部位的薄层 CT 检查，最好进行三维重建。

（4）患者应有气道狭窄的临床表现。

（5）狭窄性病变能顺应扩张治疗。

（6）操作者应充分了解病变的部位和性质。

（7）清楚狭窄远端的气道情况。

一般来说，球囊扩张术应用在发生于主支气管和叶支气管狭窄者效果最好，用于发生于

段及段以下支气管的狭窄疗效次之。此外，病变的性质对疗效也有很直接的影响。一般来说，对气道瘢痕性狭窄扩张效果较好。对炎性病变、机化型炎症、气管壁的转化等，效果较差。因此，在选择这一治疗方法时，应充分考虑上述因素。

（二）禁忌证

同一般纤维支气管镜检查或硬质支气管镜检查的禁忌证相同。此外，若无法探明狭窄远端的支气管情况，或扩张导管无法通过狭窄段，则不能进行球囊扩张。

（三）所需器材

1. 支气管镜　行经支气管镜球囊扩张术可选用硬质支气管镜或可弯曲支气管镜，因前者操作烦琐，现临床上已很少采用。因治疗中球囊导管可选用经导丝插入方法，而非经支气管镜的活检孔道，所以对支气管镜的活检孔道要求为不小于 2.0mm 即可。

2. 球囊导管　根据狭窄部位、程度以及范围的不同，选择适当的球囊导管行球囊扩张术，如美国 Eoston Scientific 公司生产食道逐级扩张球囊（球囊直径最小 8mm，最大 16mm，长度为 55mm）、CRE 食管扩张球囊导管（长 5.5cm，直径 3atm = 10mm，8atm = 12mm，最高压力 8atm）或 MaxForce 胆道扩张球囊导管（长 3cm，直径 8mm，最高压力 12atm）等。有学者将球囊导管分为经导丝导引和不需导丝导引两类。

3. 导丝　其前端为柔软部，可避免导引丝将远端支气管或胸膜刺破。

4. 高压枪泵　用于球囊充气或充水的枪泵，可监测填充压力。

（四）术前准备

1. 术前签署操作知情同意书及药品器械的准备　准备好局部麻醉药如 2% 利多卡因、丁卡因、黏膜收缩剂呋麻滴鼻液，另外准备多巴胺、肾上腺素、可拉明等升压、呼吸兴奋剂以及气管切开包、简易呼吸器等，以备急救时使用。

2. 患者一般情况及凝血状态的评价　对患者的一般状况以及心肺功能要进行评价，其前提是患者至少能够耐受支气管镜检查。出血有可能是并发症之一，所以治疗前应检查患者的凝血状态。慎重起见，应在围术期禁用任何抗凝药物。

3. 狭窄部位范围的测定　术前操作者应充分了解患者发生气道狭窄的病因和病程的长短，通过胸片及胸部 CT、气道三维重建等影像资料初评估狭窄的发生部位和范围。根据患者耐受情况，可选择支气管碘水造影，此种方法更有助于评估气道狭窄。此外，采用超细纤维支气管镜对狭窄的部位和范围进行进一步的测量，并且可了解狭窄远端的气道情况，有助于治疗操作的进行。

4. 扩张球囊的选择　根据对狭窄部位和范围的评估，选择适合大小的球囊。根据狭窄的特点选择球囊的长度和直径，再根据选择球囊的大小选择球囊导管。一般球囊的直径不超过狭窄部位气道正常状态下的直径。球囊的长度应适宜，太短无法达到扩张效果，太长又易损伤狭窄两端正常的气道黏膜。初次扩张时由于支气管壁弹性差，纤维组织坚硬，狭窄程度重，可选用较细的球囊，扩张数次后再考虑逐渐加大球囊的直径。

5. 麻醉方法的选择　对于主支气管及其以下的叶、段支气管狭窄的患者，只需使用与常规支气管镜检查相类似的局部麻醉即可。为减轻血管迷走神经反应，可给阿托品（0.4 ~ 0.8mg）静脉使用。使用镇静剂时多数学者采用苯二氮䓬类镇静剂，由于耗时较一般的支气管镜检查要长，必要时可酌情追加镇静剂。

对于气管狭窄患者和经硬质支气管镜行球囊扩张术患者，则一般需行全身麻醉。用喉罩连接机械通气可为操作者留下尽可能大的操作空间，整个操作均需在机械通气支持下完成。

6. 术中监护与支持　术中严密监测患者的心电图、血压、呼吸和血氧饱和度。采用局部麻醉的患者需用鼻导管给氧；全身麻醉患者需要连接麻醉机进行机械通气支持，并建立静脉通道以方便给药。术中如果出现生命体征的被动或血氧饱和度急剧下降时，应立刻暂停或中止手术操作，查明原因并予以纠正，待生命体征和血氧饱和度恢复正常后，才能继续球囊扩张的操作。

（五）操作步骤与方法

1. 经导丝导入球囊法　如下所述。

（1）导入导引丝：经鼻或经口将支气管镜送入狭窄段气道上端，局部追加适量麻醉药后，则可经支气管镜活检孔道导入导丝（D＝0.89mm），将导丝末端插到狭窄处远端，退出支气管镜。

（2）球囊的导入：经另一鼻孔或口腔再次插入支气管镜，直视下沿导丝导入球囊导管，球囊置入狭窄部位后应该使球囊均匀超出狭窄两端，这样可使球囊填充后整个狭窄段都被扩张。如果球囊向狭窄远端伸出很多，可能造成远端正常支气管黏膜的撕裂性损伤，如果球囊伸出不充分，则注入充填剂后容易自狭窄处滑脱。

（3）球囊扩张：在球囊连至狭窄段并准确定位后，将高压枪泵与球囊进行连接，并将充填剂充注入球囊。充填剂可以为水、气体或者稀释的显影剂（便于X线下透视观察）等，最常用的充填剂为水。根据所选择的球囊导管的特性，多由较小压力开始渐增压力，使压力达到 3~5atm（1atm＝101.33kPa）。每次球囊可保持膨胀状态 1~3 分钟。根据扩张后狭窄部位的直径，可反复充填球囊，一次操作可反复充填 3~4 次。

（4）球囊退出：在球囊充填剂释放后，狭窄段气道管径若明显增大，说明球囊扩张气道成形术获得了成功，在充填剂充分释放后，即可将球囊沿导丝退出。整个退出过程动作应轻柔，以免造成球囊的损坏和声带的损伤。若球囊充填剂释放后气道直径增大不明显，可在 1~2 周后复行球囊扩张。术中会有一定的出血，多数系狭窄的瘢痕增生组织经扩张后引起的局部轻微撕裂所致。一般在支气管镜下对创面灌注 1：10 000 的冰肾上腺素生理盐水或滴注凝血酶溶液后可止血。再对各叶、段支气管腔进行清理，确认无活动性出血后，退出支气管镜。

2. 经支气管镜直接导入球囊法　只能选用大操作孔道的治疗型支气管镜。经鼻或经口将支气管镜进入狭窄段气道上端，局部追加适量麻醉药后，将事先选择好的球囊导管经活检孔插入狭窄段，球囊覆盖狭窄的两端，之后的操作同上进方法。

3. 经硬质支气管镜气管缺窄球囊扩张法　在患者全身麻醉的条件下，经口插入硬质气管镜，其远端靠近气管狭窄处，经球囊导管测量狭窄直径及长度。先吸入 100% 纯氧 2 分钟后进行球囊扩张，可经一十三通阀用生理盐水充注球囊，并可经一十密闭的球囊压力表检测压力。第一次扩张 1~2 个大气压维持 1 分钟，此后球囊压力逐渐增加，可使球囊扩张至 3 个大气压力维持 1 分钟，扩张间隙期予机械通气。

（六）并发症

主要的并发症包括胸痛、出血、气道痉挛、肺不张、气胸、纵隔气肿、纵隔炎、气管软化等。

1. 胸痛　多数患者在进行球囊扩张时会有轻微的胸骨后隐痛，但多数随着治疗的中止自然缓解，大多数患者可耐受。因瘢痕组织撕裂可导致明显胸痛。

2. 出血　扩张中会有支气管管壁的少量出血，一般可自行缓解或仅需简单处理。若球囊过度扩张导致严重气道撕裂伤时可引发大出血。

3. 气道痉挛　部分患者球囊扩张刺激后可能出现气道痉挛，发生率较低，表现为气喘，咳嗽加重。可使用氨茶碱、糖皮质激素静脉或雾化吸入处理，大部分可缓解。

4. 肺不张　部分患者球囊扩张后出现反射性的气道黏膜充血、水肿，加重气道阻塞，导致肺不张的发生，但一般数日后逐渐缓解。雾化吸入糖皮质激素能减轻黏膜水肿，可考虑再次行扩张或置入可回收支架。

5. 气胸与纵隔气肿　主要与选择的球囊过粗或过长有关，扩张过度导致支气管撕裂而形成气胸或纵隔气肿，少数情况是球囊导丝伸入过长，刺破肺及胸膜。轻度气胸或纵隔气肿一般可自行吸收，无须特殊处理。采用大小合适的球囊进行逐级扩张可避免上述并发症。

6. 纵隔炎　扩张过度时可发生支气管撕裂及纵隔感染，发生率极低。

7. 气管软化　多次反复的球囊扩张也可能导致气道软骨的断裂及破坏，导致气管软化，如果累及气道长度过长，可能发生气道塌陷。

通过选择最大直径不大于生理管径的球囊，扩张时逐渐增加球囊压力，严格控制扩张时间等措施可避免气道撕裂伤、大出血、气胸、纵隔气肿等严重并发症的发生。球囊扩张术是项比较安全的治疗方法，至今尚无因行球囊扩张术而导致死亡的报道，但在操作过程中可因神经反射引起心搏骤停。

（七）治疗效果

行球囊扩张术的患者的治疗效果分为即刻疗效和远期疗效。即刻疗效通过术后临床表现和气道在支气管镜下表现可判定。绝大多数患者在术后表现为气促指数降低，呼吸道症状和肺功能改善，支气管镜下原狭窄的气道管径明显增大，其即刻疗效国内外报道为68%～100%。远期疗效因导致气道狭窄的原因不同而有较大的差异，国内报道的成功率略高于国外同期报道有效率，总有效率为50%～80%。扩张后的支气管壁具有一定的弹性，治疗后管腔往往会有不同程度的回缩，因此，必须反复适时扩张，以维持气道开放。对于扩张次数，各家报道不一，这主要受个体差异和气道狭窄原因的影响。通常球囊扩张术对各种原因所致的瘢痕性气道狭窄的治疗效果最好，有时仅行1次扩张便可达持久效果，而对于炎性气道狭窄的效果则较差，在炎症控制前则需要反复扩张。影响球囊扩张术疗效的因素有多种，包括个体差异、病变性质、操作技术等。

（乌日娜）

第四节　支气管镜在大咯血治疗中的应用

大咯血是指1次咯血量超过100mL或24小时内咯血量超过600mL以上者，系呼吸系统急症之一。尽管咯血患者中大咯血所占比例不足5%，却为咯血致死的主要原因，其病死率高达7%～31%。死亡原因主要是血块阻塞气道造成窒息。在支气管镜用于临床以前多全身用药止血，针对中、小量咯血疗效明确，但大咯血多是由于支气管动脉或肺动脉破裂所致，全身用药止血疗效欠佳。随着支气管镜应用技术的提高，通过支气管镜介入治疗大咯血已可行。对于全身用药治疗无效或反复发作的大咯血，可以考虑经支气管镜介入治疗。需要强调的是大咯血时，患者恐惧心理较重，通常呼吸急促，不易配合进镜，而且进镜过程中有加重缺氧的潜在危险，所以，操作者进镜技术必须熟练。支气管镜可以直接对出血部位作出准确的判断，并可在镜下对出血的叶段甚至全侧肺进行球囊封堵等止血。具体方法见下。

一、支气管灌洗法

支气管灌洗法指用支气管镜先予吸净支气管腔内的积血，然后直接向出血部位的支气管腔内注入冰生理盐水或血管收缩剂。

（一）术前准备

术前向患者说明此项操作的意义，尽可能消除患者的恐惧心理。麻醉方法同常规支气管镜检查。鼻导管处高流量吸氧状态，患者取高枕卧位或半坐位，同时滴注垂体后叶素或静脉使用止血药物。将气管套管预先置于支气管镜近操作部备用，一旦患者有窒息先兆时即予气管插管。关于大咯血应用支气管镜治疗时间的选择，有窒息先兆的患者立即抢救，而一般大咯血患者选择在咯血间歇较稳妥，大多选择在 1 次大咯血后 1~3 小时。

（二）方法

选择治疗型纤支镜，进入声门后要边进边吸引积血，到隆突处注意观察出血来自何侧。采取"先健侧后患侧，先健支后患支"的原则，即首先清理健侧支气管腔内的积血，以改善通气，然后进入患侧，先清理积血量少无活动性出血的支气管，然后对有活动性出血的支气管实施灌洗。灌洗采用以下方法。

1. 冰生理盐水　采用4℃左右生理盐水 50mL，经支气管镜活检孔直接注入出血部位的支气管，留置 1 分钟左右后吸出，连续数次，直到出血停止。

2. 血管收缩剂　采用1：20 000 的肾上腺素冰生理盐水溶液 10~15mL，经支气管镜直接注入出血部位的支气管，留置 30~60 秒后吸出，连续数次，直到出血停止。由于肾上腺素的局部血管收缩作用与冰生理盐水的缩血管作用协同作用，止血效果更好。

3. 上述药物灌洗后，局部可联合应用止血药。即先予支气管冰盐水和（或）血管收缩剂灌洗，使局部出血减少后向出血部位注入凝血酶或巴特罗酶等，效果可能更好。

二、双腔球囊导管止血法

新型的双腔球囊导管在球囊充气封堵支气管腔的同时，可以通过导管腔注入血管收缩剂和凝血药。球囊导管自顶端的球囊、导管和末端的操作部三部分组成。导管前端球囊充气后直径为 0.6~2.2cm，近端有 2 个开口，1 个带阀门并通向球囊，1 个不带阀门通向导管前端，用于气道内抽吸、冲洗或注药。

（一）操作方法

先检查球囊是否破裂（看外观及球囊内注入气体或生理盐水测试），阀门开闭是否严密，导管和球囊涂利多卡因凝胶备用。在局部麻醉或全身麻醉下，采用治疗型可弯曲支气管镜（活检钳道直径大于或等于 2.6mm）。插入气道后要首先清除气道内的积血或血凝块，然后对出血部位的支气管用冰生理盐水或1：20 000的肾上腺素冰生理盐水反复灌洗，待出血速度减慢后将球囊导管通过支气管镜的活检钳道插到出血部位相应的主支气管或叶段、亚段支气管，退出支气管镜。再将支气管镜经另一鼻腔插入，在支气管镜直视下确认球囊位于出血处的近端支气管腔内后，往球囊内注入气体或生理盐水，使其膨胀将支气管腔完全阻塞。这样既可达到止血的目的，又可避免血液流入其他支气管内。

球囊充气或注水后内压不宜超过30mmHg，在过期间可以通过导管向出血的支气管腔内注入肾上腺素冰生理盐水或凝血酶，以促进局部止血。球囊保留充气或注水状态24～48小时，然后松解球囊观察几小时，如无再出血既可拔管。也可通过硬质支气管镜行双腔球囊导管止血，具体方法与可弯曲支气管镜类似。

（二）注意事项

置管前应充分镇咳，术后患者应静卧，适当镇咳，进食宜取坐位，小口进食，避免吃多纤维食物，防止食物缠绕咽喉部导管。球囊内注入盐水比空气更为容易控制球囊大小，宜首先采用。球囊充气或注水后压力不宜太低或太高，一般在20mmHg左右。压力太高容易导致支气管黏膜的缺血性损伤，太低则会影响球囊的固定，球囊容易移位。球囊填塞时间原则上不超过48h，如48h后仍有活动性出血，应考虑支气管动脉栓塞或手术治疗。

三、双腔导管插管

大咯血患者的最大危险是血液或血块阻塞气道导致窒息死亡，因此，当大咯血的量很大随时有窒息的可能时可插入双腔气管导管，避免因窒息导致死亡。

操作步骤：首先用直接喉镜将双腔导管插入气管，支气管镜引导双腔导管的支气管导管插入到左主支气管远端，再通过支气管镜调整双腔导管的位置，最后将支气管导管及气管导管外的气囊充气。气囊充气后能有效阻止患侧肺的血液流入健侧肺，从而保护健侧肺的正常通气，避免窒息的发生。

此方法存在些缺点：①插管技术难度较大，②双腔导管的管腔直径较小，影响血液的吸出，管腔易被血凝块堵塞；③管腔狭小也影响了健侧肺的通气。

四、单腔导管插管

单腔导管插管由于管腔较大，能保证健侧肺的通气不受影响。

操作步骤：①先将足够长度的大内径气管导管套入到可弯曲立气管镜的近端，然后将支气管镜插入气管，以支气管镜为引导，将气管导管送入到气管腔内。②用支气管镜清除气管及两肺支气管腔内的积血，观察出血部位，必要时可配合使用球生理盐水或肾上腺素冰生理盐水灌洗。③如果出血来自右侧，就将单腔导管进一步送入左主支气管，气囊充气后就能保护左肺免受右肺血液的淹溺，保证左肺的正常通气；如果出血来自左侧肺，刚通过气管导管插入球囊导管到左主支气管，然后球囊导管充气后填塞左主支气管，这样既能保证右肺的通气，又可避免插管到右主支气管可能导致右上叶开口闭塞的并发症。

（王淑梅）

第五节　支气管镜在气管支气管异物诊断及治疗中的应用

气管支气管异物常见于儿童，占儿童意外伤害的第三位，尤其以5岁以下多见。老年人由于咽喉反射迟钝，气道是敏度差，气道异物发生率也增高。气管支气管异物临床表现差异性较大，患者可无临床症状，或为咳嗽、咳痰、咯血等非特异表现，严重者可出现胸痛、气促，甚至有窒息、死亡的危险。

一、气道异物的临床表现

（一）病史

部分患者可提供进食呛咳等异物吸入病史，部分患者无法提供明确病史，幼儿可能出现表达不清，家长可提供发病前是否有进食或口含异物并大笑、哭闹等易发因素。

（二）症状

差别大，异物的大小、形态、性状、嵌顿部位均可能影响患者症状。较大异物阻塞大气道可能出现明显的呼吸困难，甚至窒息，较小的异物常进入支气管分支，症状较轻微。支气管异物可导致局部支气管阻塞，时间较长可伴有肉芽组织生长，合并阻塞性肺炎、肺不张，出现发热、咳嗽、咳痰、咯血等症状，容易与肺炎、肺脓肿、肺肿瘤混淆。

（三）体征

与异物的大小、位置有关，部分可无异常体征。异物明显阻塞大气道管腔可出现干啰音，合并阻塞性肺炎可出现肺叩诊浊音，呼吸音减弱，可闻及水泡音，如出现大面积肺不张可出现纵隔移位表现。

（四）影像学表现

与异物的性质有关，如骨性、金属异物等不可透 X 光异物，影像学检查可清楚显示，如植物性异物等可透 X 光的异物则无法清楚显示，但能显示低密度病变或阻塞性肺炎、肺不张等间接影像征象。由于异物常为动物骨头或植物果实，体积小，X 线胸片和胸部 CT 常仅表现为局部异物阻塞的相关表现，类似于支气管炎、肺炎、肺不张、肺癌等，而较少提示异物直接征象，故常漏诊。

（五）主气管镜检查

为诊断气道异物的最直接、最有力诊断依据，可清楚地观察到气道异物的大小、形志、性状、位置，并为治疗方案的制定提供有力依据，但部分支气管异物由于时间长，新生肉芽及坏死物覆盖异物表面，使得气道异物无法直接观察到，造成误诊。对于以下情况应做支气管镜检查：虽无异物吸入史，但长期原因不明的咳嗽、咳脓痰，肺部炎症吸收不良者；X 线胸片有肺不张、阻塞性肺是吸收缓慢或不吸收者；对于支气管镜柱时发现酷似新生物的肉芽肿病变，活检或刷检又未能证明有肿瘤存在者。

二、经支气管镜取异物

如有怀疑气管支气管异物，应尽早行支气管镜检查予确诊，并及早进行治疗，取出异物以减少发生窒息的危险，并最大限度降低病死、病残率。

通过支气管镜取异物为目前最方便、有效、应用最广泛的治疗方法。有 90% 的气道异物可通过支气管镜取出。支气管镜下可观察到气道内异物的大小、形态、性状、质地、位置以及周围气道黏膜肉芽增生情况、异物是否固定等，为气道异物的取出方案提供依据。

（一）器械

分为硬质支气管镜和可弯曲支气管镜，由于硬质支气管镜手术需要全身麻醉，操作较复杂，患者顺从性较差，目前较少使用。目前主要用可弯曲支气管镜，包括电子立气管镜和纤维支气管镜。

（二）辅助工具

（1）异物钳：确诊气道异物后，尽量通过支气管镜将异物取出，异物钳可直接钳取出异物是治疗气道异物最重要的工具之一。根据异物钳的性状，可分很多种，包括：①鼠齿形钳，针对扁平异物；②鳄鱼口形钳针对较大或光滑异物；③橡胶头钳，钳取光滑、尖锐的异物等。目前可用于支气管镜的异物钳品种繁多，功能不一，必须经过支气管镜检查明确异物性状后，选取合适的异物钳，才能保证手术成功。

（2）金属套扎圈：若气道异物较大，形态不规整，异物钳无法钳取，可改用金属套扎圈套住异物，将异物拉出。

（3）冷冻探头：若气道异物表面光滑，异物钳无法夹紧，可改用冷冻探头将异物表面与冷冻探头之间的黏液冷冻结冰，使异物与探头紧密连接，随后将异物拉出。在异物光滑不易钳夹时，冷冻探头效果显著。

（4）电刀或氩气刀：部分气道异物由于时间长，表面被肉芽组织粘连、覆盖，无法直接取出，须经过电刀、氢气刀清除周围肉芽组织后方能顺利取出。

（三）操作步骤及注意事项

（1）术前常规局部麻醉，麻醉充分是取异物成功的前提，如患者未能配合，必要时可行全身麻醉。

（2）术前应行 CT 等影像学检查，了解异物的位置以及与周围脏器的毗邻关系，注意避免损伤周围支气管、血管。

（3）若时间长则异物周围炎性肉芽组织形成，覆盖异物表面，未能直接见到异物。用活检钳试探时碰到硬质物质常可提示异物存在。

（4）准备各种型号的异物钳，以便选择最合适工具。

（5）用异物钳将异物钳住，连同支气管镜一起退至声门下时，应注意防止异物过声门时脱落，嘱患者配合深吸气扩大声门，以便异物取出。如异物表面光滑或太大，可用冷冻探头、套扎圈等帮助取出。

（6）异物取出后立即再行支气管镜检查，观察有无异物残留，支气管腔是否通畅，支气管黏膜有无损伤、出血。

（7）如遇气道异物表面肉芽组织生长较多，应该先小心清除异物表面及周围肉芽组织直到异物松动后取出异物，不可在此之前强行拉出异物，否则容易造成支气管黏膜损伤及出血。

（8）由于支气管镜下取异物有一定危险性，要求操作者熟练掌握支气管镜操作技巧，了解各种异物钳的特性，操作过程细心轻柔，才能保证手术圆满成功。

（四）并发症

（1）支气管黏膜损伤、出血：患者气道异物取出容易对支气管黏膜造成损伤，导致出血。手术过程应该注意手法轻柔、娴熟，避免生拉硬拽异物，必要时局部喷洒止血药。

（2）异物移位异物被推进至支气管更远端，无法取出。

（3）异物掉落于声门下气管或其他部位的支气管腔内。

（4）术后喉头水肿，导致窒息。

（王淑梅）

第六节 支气管镜在重症肺部感染病原学诊断中的应用

重症肺部感染死亡率高，其治疗成功的关键取决于正确的病原学诊断以及合理选用抗感染药物。人体的上呼吸道有大量细菌定植，这些细菌可成为下呼吸道感染病原菌的来源，同时，几乎所有能引起肺部感染的致病菌均可能在口咽部寄生。因此，虽然用咳出的痰标本做病原学检查简单方便，但难免受到上呼吸道常居菌的污染，准确性差。近年来重症肺部感染的病原谱有较大变化，给临床经验性用药带来极大困难，准确的病原学诊断显得尤其重要。随着支气管镜应用的普及，多种经支气管镜防污染采样技术已广泛应用于重症肺部感染的病原学诊断中。

一、经支气管镜防污染采样毛刷在重症肺部感染病原学诊断中的应用

防污染采样毛刷（protected spedmen brush，PSB）已被广泛应用于临床，目前主要应用于重症肺部感染的采样，尤其是呼吸机相关性肺炎或免疫受损患者的肺部感染的病原学诊断。

1. 适应证和禁忌证　适应证包括所有病原学未明的重症肺部感染患者，禁忌证包括因心肺功能差等原因不适宜支气管镜检查的患者。

2. 所需器材　可弯曲支气管镜（钳道内径大于或等于2mm）；单套管或双套管保护刷；保护刷需要重复使用时，用分子量在1 500~2 000的聚乙二醇制作保护塞。

3. 术前准备　患者准备同支气管镜检查。患者有低氧血症时应先予高浓度吸氧，使氧饱和度在90%以上。如患者在机械通气中，应在操作前15分钟及操作过程中将吸入氧浓度提高到100%。

4. 操作的具体步骤　如下所述。

（1）支气管镜插入到气管中下段，沿活检钳道插入PSB，支气管镜连同PSB进入病变的肺叶或肺段支气管开口上方。

（2）先将PSB伸出支气管镜末端2~3cm，随后推出内套管，顶掉PSB末端的保护塞，内套管伸出外套管末端1~2cm后再推出毛刷采集标本。对于单套管PSB，于PSB伸出支气管镜末端后直接推出毛刷采集标本。

（3）依次缩回毛刷、内套管，将整个PSB从支气管镜活检钳道中撤出。顶出的保护塞可经活检孔吸出或自行咳出。

（4）用75%酒精擦拭采样后的PSB的末端，然后用无菌剪刀剪掉毛刷前面的部分套管，伸出毛刷，将毛刷头剪断置于1mL无菌生理盐水中充分震荡，使毛刷中的标本脱落。若要重复使用毛刷，也可不剪毛刷直接将毛刷头伸入试管中震荡。

（5）将标本均化后再将原液连续做100倍的倍比稀释2次，分别取0.1mL原液及稀释液接种，做定量培养。

5. 注意事项　如下所述。

（1）支气管镜插入后在取材前不要通过活检钳道追加麻醉药，以免将钳道内的污染菌带至采样区域，增加污染的机会。

（2）采样前尽量不做吸引，以免加重支气管镜钳道的污染。

（3）固抗生素会影响细菌的检出率，采样前48小时尽量不用抗生素。

二、保护性支气管肺泡灌洗在重症肺部感染病原学诊断中的应用

支气管肺泡灌洗（bronchoalveolar lavage，BAL）技术由于灌洗液可直达远端的肺实质，所以能采集到PSE不能达到的肺实质病灶的标本。保护性支气管肺泡灌洗（protected bronchoalveofar lavage，PBAL）能有效避免上呼吸道常居菌的污染，在重症肺部感染的病原诊断中具有较大的价值。

1. 适应证和禁忌证　同经支气管镜防污染采样毛刷。

2. 所需器材　如下所述。

（1）可弯曲支气管镜（钳道内径大于或等于2.6mm）。

（2）远端带气囊的保护性导管（protected transbronchoscopic halloontipped catheter，PET），有两个管腔，一个大腔直径约1mm，用于注入和回收灌洗液，其远端开口由聚乙二醇封闭；另一小腔通向远端的气囊，该气囊长12mm，注入1.5~2.0mL气体后外径可增至10~12mm，能够严密地封闭腔段、亚段支气管。

（3）无菌带刻度灌洗液收集瓶。

3. 术前准备　同防污染采样毛刷。

4. 操作的具体步骤　如下所述。

（1）按支气管镜检查常规进行操作。

（2）支气管镜到达采样区支气管上方后插入PBT，伸入拟采样的亚段。

（3）用注射器向气囊内注入1.5~2.0mL气体，使气囊充盈封住该段或亚段支气管腔。

（4）通过导管的大腔注入2mL无菌生理盐水，冲掉其远端的聚乙二醇塞。

（5）用5份30mL的无菌加温生理盐水进行灌洗。

（6）丢弃第1份回收液，分装其余回收液用于需氧菌、厌氧菌定量培养及Cram染色、Gemsa染色等检查。

5. 注意事项　如下所述。

（1）支气管镜插入后在取材前尽量不通过活检钳道追加麻醉药，以免将上方气道或钳道内的污染菌带至采样区域，增加污染的机会。

（2）采样前尽量不做吸引，以免加重支气管镜钳道的污染。必要时可在活检孔道开口加塞，保护钳道不被污染。

（3）操作前根据胸部影像学所见及体征，确定拟采样的部位。如果同时要做PSB采样，应先行PSB，再做PBAL。

（4）给气囊注入气体时，注意缓慢注入，当气囊充盈封住拟采样的段或亚段支气管后轻轻提拉导管，以确定封闭牢固。

（5）对机械通气患者进行该检查时，由于支气管镜操作会使潮气量减少，故操作前15分钟应将吸氧浓度提高到100%，若支气管镜操作时氧饱和度不能提高到90%以上，应停止检查。

（田红军）

第五章

药物和雾化吸入治疗

第一节　抗感染治疗

抗生素是临床上应用最广的药物之一，抗生素虽可防病治病，但也可引起各种不良反应，甚至致残或危及生命，几乎抗生素的每一品种均可引起一定不良反应，包括毒性反应、变态反应和二重感染，也会使体内某些有致病可能的细菌产生耐药现象。由此可见，有指征而用药，虽冒一定危险也无可非议；但如指征不明或无医嘱而自行服药，或轻微感染而用毒性较强的药物，则弊多于利，甚至发生较严重的后果。鉴此，抗生素的治疗性应用必须有明确的适应证，即需有较肯定的临床诊断，最好能有病原微生物的证据。据文献报道，在我国临床抗生素使用不合理的占50%左右，并由此导致社会和经济的诸多问题。因此抗生素在临床的应用应该做到合理用药，并尽量避免药物的不良反应。

抗生素的合理应用系指在明确指征下选用适宜的抗生素，并采用适当的给药途径、剂量和疗程，最大限度地发挥抗生素的治疗和预防作用，达到杀灭病原体和（或）控制感染的目的；同时采用各种相应措施防止和减少各种不良反应的发生。世界卫生组织（WHO）将抗生素的合理应用定义为"抗生素的应用需符合成本－效益原则，以最大限度地发挥其临床治疗作用，并将药物相关的不良反应和细菌耐药性的发生降低到最低限度"。美国卫生保健流行病学会（SHEA）和美国感染病学会（IDSA）将抗生素合理使用的内涵定义为："抗生素的合理应用包括最佳选择、剂量和疗程，而且还须尽可能控制抗生素的使用，以预防或延缓细菌耐药性的产生。"

抗生素在呼吸科的应用应遵循以下基本原则：

1. 诊断为感染性疾病者　方有指征使用抗感染药。

以最为常见的呼吸系统细菌性感染而言，根据患者的症状、体征及血、尿常规等实验室检查结果，初步临床诊断为细菌性感染者，以及经病原检查确诊为细菌性感染者方有指征应用抗菌药；由真菌、结核分枝杆菌、非结核分枝杆菌、支原体、衣原体、螺旋体、立克次体及部分原虫等病原微生物所致的感染亦有指征应用抗菌药。缺乏细菌及上述病原微生物感染的证据，诊断不能成立者，以及病毒性感染者，均无指征应用抗菌药。

2. 尽早确立感染性疾病的病原诊断　确立正确诊断为合理使用抗菌药物的先决条件，在开始用药前应尽一切努力分离出病原微生物（主要为细菌），在给予抗菌药物前留取痰标本、气道吸取物、支气管肺泡灌洗液（BALF）、支气管镜防污染毛刷（PSB）标本、血标本、胸腔积液等作培养可提高病原菌检出率。痰中杂菌多，并常混有唾液，很难确定何者为致病微生物，可清洁口腔、鼓励深咳嗽，气溶吸入高渗盐水等以获得较满意的痰标本，并做涂片和送培养。对某些感染，如引起肺部感染的某些病原体肺炎链球菌、嗜肺军团菌、新生隐球菌、曲霉等也可采用血清学检测，有助于感染的诊断。

分离出和鉴定病原菌后必须作细菌药物敏感度试验（药敏），有条件的单位宜同时测定联合药敏。联合药敏对免疫缺陷者伴发感染时有重要意义，选用体外示有协同作用的药物联合可望提高疗效；但也有认为应用具强大抗菌活性的单一广谱抗菌药物如碳青霉烯类、β内酰胺类/β内酰胺酶抑制剂合剂等可同样获得较好效果者，而不良反应发生率则明显较联合组为低。

3. 经验治疗　处理严重感染时应在临床诊断基础上预测可能的病原菌种类，并立即开始经验治疗，不必等待病原检查和药敏试验结果。经验性选药要根据当地和本医疗机构细菌谱和细菌耐药性变迁的具体情况选择合适的抗菌药物。

（1）上呼吸道感染：多由病毒所致，如鼻病毒、冠状病毒、流感病毒、副流感病毒、腺病毒、柯萨奇病毒等，通常不需应用抗菌药物，仅需予以对症处理。在病毒感染的基础上亦可继发肺炎链球菌、流感嗜血杆菌、卡他莫拉菌等细菌的感染，偶亦可为支原体感染。

急性细菌性窦炎常继发于病毒性上呼吸道感染，以累及上颌窦者为多见。病原菌以肺炎链球菌和流感嗜血杆菌最为常见，两者约占病原菌的50%以上；卡他莫拉菌在成人和儿童中各约占病原菌的10%和20%；尚有少数为厌氧菌、金黄色葡萄球菌、化脓性链球菌及其他革兰阴性杆菌。治疗宜选用阿莫西林或氨苄西林，亦可选用阿莫西林/克拉维酸、SMZ-TMP、头孢克洛、头孢丙烯；小儿患者可用阿莫西林/克拉维酸混悬液。青霉素过敏成人患者可选用氟喹诺酮类。

急性咽喉炎及化脓性扁桃体炎是临床上较常见由细菌所引起的上呼吸道感染，病原菌以A组溶血性链球菌最常见，少数可为C组和G组链球菌，偶可为白喉棒状杆菌。治疗首选青霉素类，可注射青霉素或普鲁卡因青霉素或苄星青霉素；或口服青霉素V或阿莫西林混悬液。对青霉素过敏的患者可改用大环内酯类，如红霉素、阿奇霉素、克拉霉素或第1代及第2代口服头孢菌素。

急性细菌性中耳炎的病原菌以肺炎链球菌、流感嗜血杆菌和卡他莫拉菌最为常见，三者约占病原菌的80%；少数为A组溶血性链球菌、金黄色葡萄球菌等。初治宜口服阿莫西林。如当地流感嗜血杆菌、卡他莫拉菌产β内酰胺酶菌株多见时，也可选用阿莫西林-克拉维酸口服。2岁以下儿童疗程10天，2岁以上疗程5~7天。发病前1个月内使用过抗菌药者用大剂量阿莫西林或阿莫西林-克拉维酸，头孢克洛，头孢丙烯，头孢呋辛酯或复方磺胺甲噁唑。用药3天无效应考虑为耐药肺炎链球菌引起，如此前（不包括最近3天）1个月内未用抗菌药者，选用大剂量阿莫西林-克拉维酸、头孢丙烯、头孢呋辛酯口服或头孢曲松肌内注射；如此前1个月内使用过抗菌药者，选用头孢曲松肌内注射。

（2）下呼吸道感染：急性支气管炎大多为病毒所引起，儿童中以呼吸道合胞病毒或副流感病毒多见，成人中大多由腺病毒或流感病毒引起。在病毒感染基础上也可继发细菌感染，以流感嗜血杆菌、肺炎链球菌最常见，也可为肺炎克雷伯菌、金黄色葡萄球菌、溶血性链球菌、白喉棒状杆菌。抗感染治疗仅适用于细菌感染者，首选药物为阿莫西林或头孢氨苄、头孢拉定、头孢克洛、头孢呋辛、头孢丙烯等头孢菌素，考虑由非典型病原体引起者可选用红霉素、多柔比星（阿奇霉素）、克拉霉素等大环内酯类或左氧氟沙星等氟喹诺酮类等。

慢支急性加重者感染的最常见病原菌为肺炎链球菌、流感嗜血杆菌、卡他莫拉菌等。部分患者可为肺炎克雷伯菌等肠杆菌科细菌或铜绿假单胞菌。轻中度患者治疗选用阿莫西林、多西环素、SMZ－TMP、头孢克洛、头孢丙烯等口服头孢菌素类，重症患者选用阿莫西林/克拉维酸、氨苄西林/舒巴坦，环丙沙星、左氧氟沙星、莫西沙星、多柔比星和克拉霉素等。

社区获得性肺炎最常见的病原体为肺炎链球菌、流感嗜血杆菌和不典型病原体感染，如军团菌、支原体、衣原体。少数患者有吸入因素，病原菌为厌氧菌或需氧菌与厌氧菌混合感染。在需住院治疗的患者中，不典型病原体和革兰阴性杆菌感染的发病率相对较高。轻、中度感染者门诊治疗可选用大环内酯类、多西环素、呼吸氟喹诺酮类（莫西沙星、吉米沙星或左氧氟沙）或 β 内酰胺类（口服头孢泊肟、头孢丙烯、头孢呋辛、头孢地尼、头孢托仑或静脉头孢呋辛、头孢曲松、头孢噻肟）＋大环内酯类。住院治疗可选用呼吸氟喹诺酮类或 β 内酰胺类（静脉头孢呋辛、头孢曲松、头孢噻肟）＋大环内酯类。重症需入住监护病房（ICU）的患者应选用 β 内酰胺类（头孢噻肟、头孢曲松或氨苄西林/舒巴坦）＋多柔比星或呼吸喹诺酮类；青霉素过敏患者，推荐选用呼吸氟喹诺酮类和氨曲南。

有铜绿假单胞菌感染风险的患者治疗选用抗肺炎链球菌、抗假单胞菌 β 内酰胺类（哌拉西林他唑巴坦、头孢吡肟、亚胺培南/西司他丁或美罗培南）＋环丙沙星或左氧氟沙星，或上述 β 内酰胺类＋抗假单胞菌氨基糖苷类和多柔比星，或上述 β 内酰胺类＋抗假单胞菌氨基糖苷类和抗假单胞菌氟喹诺酮类（青霉素过敏患者以氨曲南代替上述 β 内酰胺类）。

医院获得性肺炎的病原菌以革兰阴性杆菌最为常见，如肺炎克雷伯菌、铜绿假单胞菌、不动杆菌属、肠杆菌属等。部分患者可为金黄色葡萄球菌和真菌的感染。在使用机械通气的患者中不动杆菌属、铜绿假单胞菌的比例明显上升。近年来嗜麦芽窄食单胞菌在医院获得性肺炎中也常有发生。此外在昏迷和休克的患者中可为厌氧菌和细菌的混合感染。免疫缺陷患者，尤其接受器官移植长期应用免疫抑制剂的患者中病毒、真菌、原虫及非典型分枝杆菌感染的发病率均呈上升趋势。引起医院获得性肺炎的病原菌常呈多重耐药，需依据患者有无危险因素、疾病的严重程度以及病原菌的敏感情况选用抗菌药物。早发及无危险因素的轻、中度感染可选用头孢曲松、左氧氟沙星、莫西沙星、环丙沙星、氨苄西林/舒巴坦、厄他培南。晚发及有多重耐药菌危险因素者治疗选用抗假单胞菌 β 内酰胺类（如头孢他啶、头孢吡肟、亚胺培南西司他丁、美罗培南、哌拉西林他唑巴坦、头孢哌酮舒巴坦等）联合抗假单胞菌氨基糖苷类（如庆大霉素、妥布霉素、阿米卡星）或抗假单胞菌喹诺酮类（如环丙沙星、左氧氟沙星）。如考虑有甲氧西林耐药金黄色葡萄球菌感染的可能，应加用万古霉素或利奈唑胺。近期有腹部手术史或有吸入病史者需考虑并发厌氧菌感染可能，应选用 β 内酰胺类/β 内酰胺酶抑制剂合剂；中性粒细胞减少者可有铜绿假单胞菌感染可能，抗感染药物选用应包括对该菌有效的 β 内酰胺类联合氨基糖苷类或氟喹诺酮类等；器官移植、艾滋病等免疫缺陷者除革兰阴性杆菌感染外，可有卡氏肺孢菌、真菌的感染需选用 SMZ－TMP 或抗真菌的药物。

支气管扩张并发急性细菌感染时，常见病原菌为流感嗜血杆菌、肺炎链球菌、厌氧菌等，选用阿莫西林、阿莫西林/克拉维酸、氨苄西林/舒巴坦或口服第 2、3 代头孢菌素；在病程长、重症、并发基础疾病的支气管扩张症患者中，肺炎克雷伯菌等肠杆菌科细菌和铜绿假单胞菌较多见，可选用氟喹诺酮类、第 3 或第 4 代头孢菌素。

肺脓肿患者多见于中、老年人，吸入因素为最常见的入侵途径，其次为血源性，部分患者继发于肺部和邻近组织感染。引起肺脓肿最常见病原菌为厌氧菌，包括消化链球菌、拟杆菌属、梭杆菌属、肠杆菌科细菌、肺炎链球菌、A 组溶血性链球菌及金黄色葡萄球菌等。肺脓肿的抗感染药物治疗需应用对需氧菌和厌氧菌有效的药物，如克林霉素、头孢霉素类、β 内酰胺类/β 内酰胺酶抑制剂合剂或碳青霉烯类。

吸入性肺炎常由厌氧菌和需氧菌混合感染所致，有并发肺脓肿的可能，治疗可采用大剂量青霉素或克林霉素，也可选用氨苄西林/舒巴坦、阿莫西林/克拉维酸。若吸入性肺炎发生在医院内，病原菌可为肠杆菌科细菌、厌氧菌需选用哌拉西林他唑巴坦或第 3 代、第 4 代头孢菌素加用甲硝唑。也可选用氨苄西林/舒巴坦、阿莫西林/克拉维酸联合庆大霉素或氟喹诺酮类联合克林霉素。

4. 根据病原学检查结果选药　各种抗菌药物都有不同的抗菌谱和作用特点因此，所选药物的抗菌谱务必与感染的微生物相适应，无的放矢，既浪费钱财，又延误病情。因此，病原学诊断和药敏实验是选择高效、敏感药物和合理用药的基础。对每一例肺部感染，临床医师应尽量争取做病原学检查，根据药敏试验选择最敏感的药物进行抗感染治疗。在病原学和药敏结果出来之前应根据前述的经验给予抗菌药物治疗。由于各个医院微生物试验室条件与水平差异大，结果回报后还是要根据临床具体分析应用。

根据目前的资料，我国各个医院报道的细菌药敏结果不尽相同。可能与我国幅员辽阔、各个地区经济发展水平不均衡，导致微生物室水平不一以及抗菌药物应用情况不同有关。应用时需根据当地或本医院的病原学结果和药敏结果施行。

葡萄球菌目前临床分离株中产青霉素酶株已达 90% 以上，青霉素已不宜用于葡萄球菌感染。治疗宜采用耐青霉素酶的半合成青霉素类，如苯唑西林、氯唑西林等。此外，也可采用第 1 或第 2 代头孢菌素。某些严重感染可与其他药物联合应用。甲氧西林耐药金黄色葡萄球菌感染可依病情严重程度而采用万古霉素、去甲万古霉素、替考拉宁或利奈唑胺，单用或与利福平、磷霉素等联合应用。

A 组溶血性链球菌和肺炎链球菌（某些地区的少数菌株除外）对青霉素高度敏感，如非青霉素过敏者当首选青霉素，青霉素过敏者可选用大环内酯类、林可霉素类。

流感嗜血杆菌感染如为非产酶菌株首选氨苄西林，获得药敏结果后再行调整。产酶菌株可选用第 2 代或第 3 代头孢菌素，如头孢呋辛、头孢曲松、头孢噻肟。亦可选用阿莫西林/克拉维酸、氟喹诺酮类、大环内酯类或四环素类。

克雷伯菌属、大肠埃希菌、奇异变形杆菌等肠杆菌科细菌如为非产 ESBL 菌株治疗选用第 3 代头孢菌素类，必要时联合氨基糖苷类。产 ESBL 菌株感染按药敏结果及病情严重程度选用头孢霉素类、β 内酰胺类/β 内酰胺酶抑制剂合剂或碳青霉烯类。

对铜绿假单胞菌有效的药物有哌拉西林、哌拉西林/他唑巴坦、替卡西林/克拉维酸、头孢他啶、头孢哌酮、头孢哌酮/舒巴坦、氨基糖苷类、氟喹诺酮类、氨曲南、亚胺培南、美罗培南、多黏菌素 B、黏菌素、磷霉素等，可按感染部位、病情轻重、药物供应情况、药敏试验结果等而选用，严重病例可联合用药。

不动杆菌属感染选用含舒巴坦制剂如氨苄西林 - 舒巴坦、头孢哌酮/舒巴坦、碳青霉烯类及多黏菌素 B 和黏菌素，亦可根据药敏结果选用替加环素、米诺环素、氟喹诺酮类或氨基糖苷类。

窄食单胞菌感染可选用 SMZ-TMP、替卡西林-克拉维酸、头孢哌酮-舒巴坦、氟喹诺酮类、米诺环素或替加环素等，必要时联合用药。

拟杆菌属感染可选用甲硝唑、克林霉素、哌拉西林、头孢霉素类、β内酰胺类/β内酰胺酶抑制剂合剂或碳青霉烯类。

5. 熟悉选用抗生素　抗感染药物选用时应结合其抗菌活性、药代动力学、药效学、不良反应、药源、价格等而综合考虑。药敏结果获知后是否调整用药仍应以经验治疗后的临床效果为主要依据。应定期对各种抗菌药物重新评价，了解细菌耐药性变迁、新出现的不良反应、上市后监测等的详细情况，这对新上市的药物品种尤为重要。

因抗菌药物各品种在适应证、抗菌活性、药代动力学（吸收、分布、代谢排泄、消除半衰期、各种给药途径的生物利用度等）、药效学、不良反应等方面存在着相当差异，因此即使是同类（青霉素类、头孢菌素类、氨基糖苷类、大环内酯类、喹诺酮类、咪唑类等）或同代（第1~3代头孢菌素和氟喹诺酮类等）药物之间也不宜彼此混用或换用。

（1）各类抗菌药物的抗菌活性：指青霉素类、头孢菌素类、氨基糖苷类、大环内酯类、四环素类、糖肽类、喹诺酮类、硝基咪唑类、林可霉素类、多黏菌素类、抗真菌药。

青霉素类：本类药物分为如下。①天然青霉素：主要作用于链球菌属、肺炎链球菌等革兰阳性细菌，如青霉素（G）等；②耐青霉素酶青霉素类：对甲氧西林敏感葡萄球菌及链球菌具有抗菌活性，如苯唑西林、氯唑西林等；③广谱青霉素：抗菌谱除革兰阳性菌外，还包括流感嗜血杆菌、沙门菌属、淋病奈瑟菌和脑膜炎奈瑟菌等，如氨苄西林、阿莫西林；④抗假单胞菌青霉素类：对多数革兰阴性杆菌包括铜绿假单胞菌具抗菌活性者，如哌拉西林、阿洛西林、美洛西林等。

青霉素类药物应用至今已有60余年历史，该类药物杀菌作用强、毒性低、组织分布广，故青霉素至今仍为临床上广泛应用的抗感染药物之一。目前青霉素仍是肺炎链球菌和β溶血性链球菌的首选或选用药物。阿莫西林和氨苄西林用以代替青霉素。葡菌球菌属中（包括金黄色葡萄球菌和凝固酶阴性葡菌球菌）多数菌株产生青霉素酶，应选用苯唑西林或氯唑西林等耐酶半合成青霉素，但耐甲氧西林葡菌球菌对青霉素类均耐药。近年来国内、外报道肺炎链球菌对青霉素耐药性显著增加，国内报道中介或低度耐药株约占有一定比例，并有逐年增多趋势，但高耐菌株（青霉素 MIC ≥ 2mg/mL）仅占少数。儿童分离株中青霉素不敏感株显著较成人分离株多，部分青霉素高耐株并可对头孢曲松、头孢噻肟等第3代头孢菌素耐药，值得临床注意。此外，哌拉西林及哌拉西林/他唑巴坦仍广泛用于肠杆菌科细菌及铜绿假单胞菌感染的治疗。

头孢菌素类：按发展顺序、抗菌活性、抗菌谱以及对β内酰胺酶的稳定性等特点，头孢菌素类可分为5代。第1代头孢菌素主要作用于需氧革兰阳性球菌，对葡萄球菌属（包括耐青素G株）、溶血性链球菌、肺炎链球菌等革兰阳性球菌具有良好抗菌作用，对需氧革兰阴性杆菌作用较差，仅对少数肠杆菌科细菌有一定抗菌活性。对革兰阴性杆菌产生的β内酰胺酶不稳定。注射用第1代头孢菌素均有一定肾毒性，很少通过血-脑屏障进入脑脊液中，第1代头孢菌素注射剂可用于敏感菌所致各种感染，如呼吸道感染、血流感染等。口服制剂仅用于轻症感染。

第2代头孢菌素对革兰阳性球菌的活性与第1代品种相仿或略差，对部分肠杆菌科细菌亦具有抗菌活性。对流感嗜血杆菌和部分肠杆菌科细菌亦具抗菌活性，其作用不如第 3 代头孢菌素，但优于第 1 代头孢菌素，对 MRSA、肠球菌属及假单胞菌属无抗菌活性，对 β 内酰胺酶稳定性较高，肾毒性较第 1 代头孢菌素为低，第 2 代头孢菌素主要用于敏感菌所致各种感染如呼吸道感染、血流感染等。

第 3 代头孢菌素对肠杆菌科细菌有良好抗菌作用，其中头孢他啶、头孢哌酮头孢匹胺除对肠杆菌科细菌外，对铜绿假单胞菌及某些非发酵菌亦有较好作用，但对革兰阳性菌作用不如第 1、2 代头孢菌素。第 3 代头孢菌素对 β 内酰胺酶大多高度稳定，但对超广谱 β 内酰胺酶（ESBLs）和头孢菌素酶（AmpC）不稳定，可被水解。无明显肾毒性，并可部分透过血－脑屏障进入炎症的脑脊液中。第 3 代头孢菌素主要用于敏感菌所致血流感染、呼吸道感染等。其中头孢哌酮、头孢匹胺和头孢他啶尚可用于铜绿假单胞菌所致的各种感染。

第 4 代头孢菌素对肠杆菌科细菌和铜绿假单胞菌的作用与头孢他啶大致相仿，与第 3 代头孢菌素相比，对某些染色体介导的 Bush I 组酶即头孢菌素酶（AmpC）较第 3 代头孢菌素更稳定，因而对肠杆菌属、柠檬酸菌属和沙雷菌属的作用优于第 3 代头孢菌素，对细菌细胞膜的穿透性更强。主要用于医院内多重耐药革兰阴性菌所致严重感染，以及免疫缺陷者感染，头孢吡肟也可用于中性粒细胞减少患者发热的经验治疗。

第 5 代头孢菌素对包括 MRSA 在内的革兰阳性球菌具有强大抗菌活性，对革兰阴性菌的作用与第 3 代头孢菌素的头孢曲松相仿，对非发酵葡萄糖革兰阴性菌不具抗菌活性。

其他 β 内酰胺酶类抗生素：①碳青霉烯类，本类药物对肠杆菌科细菌、不动杆菌属、铜绿假单胞菌均有强大抗菌活性，对葡萄球菌、链球菌属及脆弱拟杆菌等多数厌氧菌亦有良好作用。本类药物对 β 内酰胺酶高度稳定，包括超广谱 β 内酰胺酶（ESBL）和头孢菌素酶（AmpC）。主要用于医院内多重耐药革兰阴性菌所致各种严重感染（包括产 ESBL 和 AmpC 酶菌株）、严重需氧菌和厌氧菌混合感染，以及免疫缺陷者的感染。该类药物中亚胺培南/西司他丁可引起癫痫样不良反应（发生率 0.3% ~ 1.1%）。②β 内酰胺类/β 内酰胺酶抑制剂的复合制剂，舒巴坦（sulbactam）、克拉维酸（clavulanic acid）、他唑巴坦（tazobactam）均为 β 内酰胺酶抑制剂，三者的抗菌作用微弱，但对 β 内酰胺酶有较强、不可逆的抑制作用，三者与 β 内酰胺类组成的复合制剂，却可增强抗菌活性（对革兰阴性菌作用增强 2 ~ 8 倍），扩大了抗菌谱，对产酶金黄色葡萄球菌及厌氧菌等亦具良好抗菌作用。主要用于金黄色葡萄球菌（MRSA 除外）、流感嗜血杆菌、大肠埃希菌和肺炎克雷伯菌等肠杆菌科细菌中产酶株所致各种感染，包括呼吸道感染、血流感染等。哌拉西林/他唑巴坦、头孢哌酮/舒巴坦、替卡西林/克拉维酸也可用于铜绿假单胞菌所致的各种感染。③单环 β 内酰胺类，本类药物仅有一个 β 内酰胺环。其特点为对需氧革兰阴性菌及铜绿假单胞菌具有良好抗菌活性，但对需氧革兰阳性菌和厌氧菌无抗菌作用。对细菌产生的 β 内酰胺酶稳定，但易为 ESBLs 水解失活。用于临床的品种为氨曲南。④氧头孢烯类，为广谱抗生素，其抗菌谱与抗菌活性与第 3 代头孢菌素相近，对脆弱拟杆菌等厌氧菌具有良好抗菌活性。对多数肠杆菌科细菌产生的质粒介导 β 内酰胺酶及部分染色体介导 β 内酰胺酶稳定。已用于临床的品种有拉氧头孢和氟氧头孢，前者的化学结构中含有 N－甲基硫化四氮唑侧链，可引起凝血功能障碍、出血倾向，限制了本品的临床应用。⑤头孢霉素类，抗菌谱和抗菌作用与第 2 代头孢菌素相仿，但肠球菌属和耐甲氧西林金葡菌（MRSA）对之耐药。本类药物的特点为对脆弱拟杆菌等厌氧菌具良好抗菌活性；对多数超广谱 β 内酰胺酶（ESBLs）稳定。

氨基糖苷类：临床常用的氨基糖苷类抗生素主要如下：①对肠杆菌科细菌和葡萄球菌属有良好作用，但对铜绿假单胞菌无作用者，如链霉素、卡那霉素、核糖霉素。其中链霉素对葡萄球菌等革兰阳性球菌作用差，但对结核分枝杆菌有强大作用。②对肠杆菌科细菌和铜绿假单胞菌等革兰阴性杆菌具强大抗菌活性，对葡萄球菌属亦有良好作用者，如庆大霉素、妥布霉素、奈替米星、阿米卡星、异帕米星、小诺米星、依替米星等。③抗菌谱与卡那霉素相似。由于毒性较大，现仅供口服或局部应用者有新霉素与巴龙霉素，后者对阿米巴原虫和隐孢子虫有较好作用。氨基糖苷类对链球菌属和肺炎链球菌作用较差。本类药物对厌氧菌无作用，也不易透过血 – 脑屏障，并具耳毒性、肾毒性和神经肌接头阻滞作用，故适用于住院患者中严重革兰阴性杆菌感染，通常与 β 内酰胺类合用。不宜用于轻症感染的首选药物。用于门诊以处理儿童的呼吸道感染或高热患者尤属不当。

大环内酯类：大环内酯类宜用于各种社区获得性呼吸道感染、支原体感染、衣原体感染等。大剂量红霉素为治疗军团病的选用药物。红霉素也可用于百日咳等。大环内酯类新品种如克拉霉素、阿奇霉素、罗红霉素与沿用品种相比扩大了抗菌谱，对流感嗜血杆菌、卡他莫拉菌和某些分枝杆菌均有良好抗菌活性，对支原体属、衣原体属、军团菌、弓形虫等细胞内病原体的作用增强；组织浓度增加，半衰期延长，服药次数减少（每日 1 次），不良反应减少。

四环素类：本类药物曾广泛应用于临床，由于常见病原菌对本类药物耐药性普遍升高及其不良反应多见，目前本类药物仅有少数临床适应证。四环素类宜用于立克次体病、布鲁菌病、支原体感染、军团菌病，以及少数敏感菌株所致的各种感染。目前临床应用者仅为多西环素和米诺环素。

糖肽类：本类药物对各种革兰阳性球菌具有强大抗菌活性，耐甲氧西林葡萄球菌、肠球菌属，对本品高度敏感，革兰阴性杆菌通常耐药。本类药物有明显耳毒性和一定肾毒性，故仅适用于严重革兰阳性球菌感染，特别是甲氧西林耐药葡萄球菌，肠球菌属和耐青霉素肺炎链球菌所致各种感染如呼吸道感染、血液感染等。替考拉宁、万古霉素、去甲万古霉素同属糖肽类抗生素，其抗菌谱、抗菌作用大致相仿。

喹诺酮类：临床上常用者为氟喹诺酮类，沿用品种有环丙沙星、氧氟沙星等，主要用于肠杆菌科等革兰阴性菌感染。近年来研制的新品种对肺炎链球菌、化脓性链球菌等革兰阳性球菌的抗菌作用增强，对衣原体属、支原体属、军团菌等细胞内病原体的作用亦有增强，因此新品种尚可用于社区获得性呼吸道感染。已用于临床者有左氧氟沙星、莫西沙星和吉米沙星等。值得注意的是国内大肠埃希菌对氟喹诺酮类耐药者达 50% ~ 60% 甚或更高，且各品种间均呈交叉耐药，因此临床应用时需注意其药敏结果。氟喹诺酮类适应证主要为敏感革兰阴性杆菌所致的各种感染，包括肺炎、慢支急性细菌感染、支气管扩张并发感染等。左氧氟沙星、莫西沙星、吉米沙星可用于社区获得性肺炎、中耳炎、鼻窦炎等。

硝基咪唑类：对脆弱拟杆菌等厌氧菌、滴虫、阿米巴原虫和蓝氏贾第虫具有良好抗微生物活性，故可作为抗厌氧菌药临床用于需氧菌与厌氧菌的混合感染，如肺脓肿、吸入性肺炎等的治疗，常与抗需氧菌抗菌药物联合应用。

林可霉素类：对甲氧西林敏感葡萄球菌、链球菌属等革兰阳性菌具良好抗菌活性，肠球菌耐药。对各种厌氧菌包括脆弱拟杆菌具良好作用，但艰难梭菌对其耐药。克林霉素抗菌谱与林可霉素相仿，两者完全交叉耐药。抗菌作用较林可霉素强 2 ~ 4 倍。

多黏菌素类：临床上选用多黏菌素 B 和黏菌素，两者的抗菌谱相似，主要对革兰阴性杆菌和铜绿假单胞菌有强大抗菌作用，但各种变形杆菌、革兰阳性菌和厌氧菌均耐药。由于其严重的肾毒性和神经毒性，临床应用受到限制。而多黏菌素类的抗菌作用强，细菌对之不易产生耐药性，故遇多重耐药革兰阴性杆菌严重感染应用其他抗菌药物无效时，仍可作为选用药物。

抗真菌药：两性霉素 B 对多数深部真菌感染均有良好作用，但其毒性大，限制了其临床应用；氟胞嘧啶毒性相对较低，但其抗真菌谱窄，仅限于念珠菌属、隐球菌属等，常与两性霉素 B 联合治疗深部真菌病。吡咯类抗真菌药近年来进展较为迅速，除口服制剂外，尚有注射剂，如氟康唑、伊曲康唑、伏立康唑等均具广谱抗真菌作用，伏立康唑、伊曲康唑对曲霉抗菌活性强。上述药物临床应用较沿用品种酮康唑等安全性提高。近年来制成的两性霉素 B 含脂类制剂在保留了两性霉素 B 抗真菌作用的同时降低其肾毒性。新的抗真菌药卡泊芬净，具广谱抗真菌活性，但对隐球菌作用差。

（2）抗感染药物在呼吸道中的分布：抗感染药物治疗呼吸道感染的疗效除与药物的抗菌谱、剂量有关以外，与药物渗入支气管黏膜、肺上皮细胞间液及肺组织内药物浓度密切相关，而药物的渗透性又与其分子量的大小及溶解度有关。在呼吸道组织中浓度较高的药物有：大环内酯类、氟喹诺酮类、甲氧苄啶（TMP）、氯霉素、甲硝唑、利福平、万古霉素、氨基糖苷类、半合成四环素类（如米诺环素、多西环素）等。其中大环内酯类和利福平均系分子量较大的药物，氯霉素和 TMP 的脂溶性较高，均较易渗入肺和支气管组织中，大环内酯类和氯霉素在痰及支气管分泌物中的浓度约为血药浓度之半，TMP 的痰中浓度甚至超过血药浓度。氨基糖苷类在痰中浓度约为血药浓度的 30%（10% ~40%），可抑制 50% ~70% 肠杆菌科细菌以及铜绿假单胞菌。但脓痰中的钙、镁离子及脓腔中的酸性及厌氧环境常影响氨基糖苷类的抗菌活性，故单独应用往往不易奏效。β 内酰胺类（主要为青霉素类和头孢菌素类）系通过弥散进入支气管和肺组织中，其痰液或支气管分泌物中的浓度远较血药浓度为低，一般仅为后者的 1% ~10%；但因可用较大剂量，且炎症时渗入的药物浓度明显升高，故仍是肺部感染的常用药物之一。氟喹诺酮类如氧氟沙星、左氧氟沙星、环丙沙星在支气管分泌物中的浓度为同期血浓度的 53% ~111%，肺组织中的药物浓度可达血浓度的 3 ~4 倍。采用常用剂量后半合成四环素（如多西环素、米诺环素）在痰液中的浓度较低，为 0.2 ~0.5mg/L，其对肺炎链球菌及流感嗜血杆菌的 MIC 分别为 0.2mg/L 及 1.0mg/L，故能有效抑制肺炎链球菌，但对流感嗜血杆菌感染可能无效。克林霉素及林可霉素应用一般剂量后在痰中可达有效浓度，痰液中的糖蛋白成分具有保护细菌的作用，很多抗菌药物不易透入，两者均具较强穿透痰中糖蛋白成分的能力。

（3）抗菌药物的不良反应

神经系统毒性反应：氨基糖苷类抗菌药物主要损害第 8 对脑神经（引起耳鸣、眩晕）耳聋；大剂量青霉素 G 可致神经肌肉阻滞（表现为呼吸抑制）；氯霉素可引起精神病反应等。

造血系统毒性反应：氯霉素可引起再生障碍性贫血，氯霉素、氨苄西林、链霉素等有时可引起粒细胞缺乏症；庆大霉素、卡那霉素、头孢菌素等可引起白细胞减少。

肝、肾毒性反应：妥布霉素偶可致转氨酶升高（多数头孢菌素类大剂量可致转氨酶、碱性磷酸脂酶、血胆红素值升高）；四环素类、依托红霉素类抗菌药物引起肝脏损害；多黏菌素类、氨基苷类及磺胺药可引起肾小管损害。

胃肠道反应：口服抗菌药物后可引起胃部不适（如恶心、呕吐、上腹饱胀及食欲减退等）；四环素类和利福平偶可致胃溃疡。

其他不良反应：抗菌药物可致菌群失调，引起维生素 B 和维生素 K 缺乏，可引起二重感染（如假膜性肠炎、急性出血性肠炎、念珠菌感染等）。抗菌药物的过敏反应临床较多见，以 β 内酰胺类、链霉素、氯霉素为常见；后遗效应是指停药后的后遗生物效应，如链霉素引起的永久性耳聋；因此，在呼吸系统感染应用抗菌药物时，必须考虑上述药物的不良反应，并尽量避免。

6. 按照患者的生理、病理、状态合理用药 新生儿体内酶系发育不完全，血浆蛋白结合药物的能力较弱，肾小球滤过率较低（尤以 β 内酰胺类和氨基糖苷类的排泄较慢），故按体重计算抗菌药物用量后，其血药（特别是游离部分）浓度比年长儿和成年人为高，消除半衰期也见延长。出生 30 天期间，新生儿的酶系、肝肾功能不断发育而臻完善，因此宜按日龄调整剂量或给药间期。

老年人的血浆白蛋白减少是普遍现象，肾功能也随年龄增长而日趋减退，故采用同量抗菌药物后血药浓度较青壮年为高，消除半衰期也有延长。故老年人应用抗菌药物，特别是肾毒性较强的氨基糖苷类等时，需根据肾功能情况给予调整，定期监测血药浓度，以确保用药安全。

孕妇肝脏易遭受药物的损伤，宜避免采用四环素类（静脉滴注较大量尤易引起肝脂肪变性）和依托红霉素（无味红霉素，可导致丙氨酸氨基转移酶升高或胆汁淤积性黄疸）。氨基糖苷类可进入胎儿循环中，孕妇应用后有损及胎儿听力的可能，故应慎用或避免使用庆大霉素、链霉素和阿米卡星等。

肾功能减退者应避免使用肾毒性抗菌药物，应用主要自肾脏排泄的药物时，宜减量应用。

7. 抗生素的预防性应用 预防用药约占抗菌药物总用量的 30% ~ 40%，也有报道达 70% 以上者，但若不适当的预防用药不仅徒劳无益，反可引起耐药菌的继发感染，并引起药物不良反应和经济损失，因此抗感染药物的预防应用应有明确的指征。

内科领域抗感染药预防应用的基本原则：①用于预防一种或两种特定病原菌入侵体内引起的感染，可能有效；如目的在于防止任何细菌入侵，则往往无效。②预防在一段时间内发生的感染可能有效。长期预防用药，常不能达到目的。③患者原发疾病可以治愈或缓解者，预防用药可能有效。原发疾病不能治愈或缓解者，预防用药应尽量不用或少用。④对普通感冒、麻疹、病毒性肝炎、灰髓炎、水痘等病毒性疾病有发热的患者，昏迷、休克、心力衰竭、免疫抑制剂应用者等，预防用药既缺乏指征，也无效果，并易导致耐药菌感染，对上述患者通常不宜常规预防用抗菌药。

8. 联合用药 联合应用抗菌药物必须有明确的指征，联合应用抗菌药物的目的是为了提高疗效、降低毒性、延缓或避免抗药性的产生，主要用于病因未明的严重感染、单一抗菌药物不能控制的严重感染、免疫缺陷者伴发严重感染、多种细菌引起的混合感染、较长期用药细菌有可能产生耐药者、联合后毒性较强药物的用量可以减少者、可以肯定获得协同作用者等。一般认为，临床上多数细菌可用一种抗菌药物控制，联合用药仅适用于少数情况。通常二联即可，除抗结核治疗外，三联、四联并无必要，相反不良反应明显增加。

9. 选用适当的给药方案、剂量和疗程 如下所述。

（1）给药途径：各种给药途径各有其优点及应用指征。轻症感染可接受口服给药者，应选用口服吸收完全的抗菌药，不必采用静脉或肌内注射给药。重症感染、全身性感染患者初始治疗应予静脉给药，以确保药效，病情好转能口服时应及早转为口服给药。局部气溶吸入抗菌药物的治疗价值目前尚有分歧。绝大多数细菌性肺部感染经适当抗菌药物口服或注射全身给药后即可获得较好效果，加用气溶吸入一般并无必要。气溶吸入主要适用于下列两种情况：①药物毒性大，患者肾功能差，不能耐受具肾毒性药物全身用药者。②慢性支气管炎患者肺部感染经痰液引流及全身用药而效果不著者。以超声雾化辅以加压吸气或加热装置的效果比较满意。应用的抗菌药物有氨基糖苷类、两性霉素 B 等，药物浓度宜低，以免刺激咽喉部及气管、支气管。

（2）给药次数：宜按药动学参数和（或）抗菌药物后效应制订给药方案，通常每 3～4 个血药半衰期给药 1 次。一日量一般分 2～4 次平均给予，即每 6～12h 给药 1 次，半衰期长的品种可相应延长给药间隔时间。半衰期较长者或（和）抗生素后效应时间长者可每日给药 1 次。

抗菌药物后效应：不少研究结果表明，细菌与高浓度抗菌药物接触后生长受到抑制，随着体内代谢，血液或组织中的药物浓度逐渐降低，但当浓度下降到低于 MIC 时细菌生长仍被持续抑制一段时间，此现象称抗菌药物后效应（post antibiotic effect，PAE）。不同的抗菌药物对不同的细菌有不同程度的 PAE。许多抗菌药物都有不同程度的 PAE，氨基糖苷类、氟喹诺酮类和大环内酯类药物的 PAE 比较明显，常可维持数小时，碳青霉烯类药物及第 4 代头孢菌素有中等程度的 PAE，而青霉素类以及第 1～3 代头孢菌素则对大多数细菌的 PAE 较短。

当然除药效学外，投药间隔还要考虑药物的不良反应与血药浓度的关系；如属浓度依赖型的氟喹诺酮类药物，因其毒性与血药浓度相关；因此，除非某种氟喹诺酮类药物半衰期很长，一般不建议每日应用 1 次；相反，即便是时间依赖型药物，如果半衰期很长（如头孢曲松达 8 小时之多）则不必分次给药。

根据抗菌药的 PK/PD 特性可分为浓度依赖性（如氟喹诺酮类，氨基糖苷类）和时间依赖性（如 β 内酰胺类、万古霉素、大环内酯类和克林霉素等）。浓度依赖性抗生素的杀菌作用主要取决于 Cmax，与药物在体内持续的时间关系不大，因而，从药效学角度来看，提倡将剂量集中使用，将间隔时间延长，浓度依赖性抗菌药物，在体外及动物实验中 Cmax/MIC 或 AUC/MIC 的比值与菌量的减少密切相关。浓度依赖性抗菌药物的药效学参数 AUC/MIC 在免疫功能正常者要求至少 >25～30，一般需 >40，若 >100 则可预防细菌突变耐药，免疫功能缺陷者要求 >100；Cmax/MIC 需达到 8～10。在氨基糖苷类，为使临床有效率 ≥90%，峰浓度/MIC 必须达到 8～10 倍。在氟喹诺酮类，AUC/MIC 与临床及细菌学疗效较峰浓度/MIC 关系决于血与组织中药物浓度超过致病菌 MIC 的时间，即 T > MIC，而与 Cmax 关系不大，用药原则为缩短给药间隔时间，减少每次用量。一般认为，在给药间隔时间内至少需有 >40%～50% 时间药物浓度超过 MIC，有 60% 的时间超过 MIC 即可获满意的临床疗效。

因此，抗菌药物的抗菌间隔时间不仅仅取决于药物的半衰期，药物对细菌有无 PAE 与时间长短、抗菌药物是时间依赖型还是浓度依赖型，也是重要的决定因素。原则上对时间依赖型抗菌药物应缩短投药间隔时间，使 24 小时内超过 MIC 的血药浓度时间至少达 40%；而对于浓度依赖型抗菌药物，可适当延长投药间隔时间以提高血药峰浓度。

（3）给药剂量：按各种抗菌药的常用治疗剂量范围给药。治疗重症感染（如重症肺炎、血液感染等），抗菌药剂量宜较大（用最大治疗剂量）；而治疗中耳炎、鼻窦炎时，则可应用较小剂量（用最小治疗剂量）。

（4）疗程：抗菌药物一般宜继续应用至体温正常、症状消退后3~4天，抗菌药疗程因感染不同而异，一般宜用至体温正常、症状消退后72~96小时，但是，血液感染、溶血性链球菌咽炎和扁桃体炎、深部真菌病、结核病等需较长的疗程方能彻底治愈，并防止复发。如有局部病灶者需待局部病灶基本吸收后停药。如临床效果欠佳，急性感染在用药后48~72小时应考虑调整。

10. 强调综合性治疗措施的重要性　在应用抗菌药物治疗细菌感染的过程中，必须充分认识到人体免疫功能的重要性，过分依赖抗菌药物的功效而忽视人体内在因素常是抗菌药物治疗失败的重要原因之一。因此在应用抗菌药物的同时，必须尽最大努力使人体全身状况有所改善，各种综合性措施，如纠正水、电解质和酸碱平衡失调，改善微循环，补充血容量，输血、血浆、人血白蛋白或氨基酸，处理原发病和局部病灶等，均不可忽视。

特别强调的是，呼吸系统感染治疗时支气管的引流状态非常重要。当治疗效果不佳时，除了分析抗菌药物的使用是否合理等原因外，还应注意解除支气管痉挛，适当排痰引流治疗，才能取得更好的疗效。所以，不提倡频繁更换抗菌药物或盲目加大剂量。

总之，成功的抗感染治疗，必须掌握患者的疾病特点和抗菌药物的抗菌谱、抗菌活性及其药代动力学特点和规律，尽快明确病原学诊断和药敏结果，合理给药，并尽量避免药物的不良反应，从而建立最佳给药方案，以最小的代价给患者带来最大的治疗效果。

（田红军）

第二节　平喘治疗

慢性阻塞性肺疾病（COPD）和支气管哮喘是2种常见的以气流受限为特点的、慢性炎症性呼吸道疾病。COPD与肺部对香烟烟雾等有害气体或有害颗粒的异常炎症反应有关，气流持续受限、呈进行性发展，表现为慢性咳嗽、咳痰、呼吸困难和活动耐力下降。而支气管哮喘是由多种细胞（如嗜酸性粒细胞、肥大细胞、T淋巴细胞、中性粒细胞、平滑肌细胞、气道上皮细胞等）参与的气道慢性炎症，导致气道高反应性和广泛多变的可逆性气流受限，表现为反复发作性的喘息、气急、胸闷或咳嗽等症状，常在夜间和（或）清晨加重，多数患者可自行缓解或经治疗缓解。目前对于这两种疾病治疗包括两个方面，即平喘以缓解症状和抗炎，两者的治疗均以吸入药物为主。

目前具有平喘作用的药物主要分为2大类，即症状缓解药和症状控制药。前者能缓解哮喘症状，亦称为支气管舒张剂，主要药物有β₂-受体激动剂、茶碱类及抗胆碱能药；后者能通过抑制慢性炎症或气道收缩因子释放达到长期控制哮喘症状的作用，所以亦称为抗炎药，主要药物有糖皮质激素和白三烯调节剂等。本文主要介绍平喘药物的的作用机制、临床应用、不良反应以及防治和未来趋势。

（一）支气管扩张药

1. β₂-受体激动剂　在应用合理的情况下，吸入型β₂-受体激动剂是舒张支气管最有效并且不良反应最少的平喘药物，因此是目前临床上平喘治疗的首选。而非选择性 β 受体激动剂，如异丙肾上腺素和间羟异丙肾上腺素，由于不良反应多，因此临床应用较少。

（1）作用机制：β_2 - 受体激动剂通过直接刺激气道平滑肌上的 β_2 - 受体从而产生支气管扩张作用，β_2 - 受体激动剂在对人支气管和小气道松弛作用（体外实验）及快速降低气道阻力（体内实验）方面均证实这一作用。β_2 - 受体存在于气道平滑肌上通过受体结合技术早已得到证实，而放射自显影研究表明 β_2 - 受体位于从气管至终末小支气管的所有气道平滑肌上。β_2 - 受体激活后导致腺苷酸环化酶活化，使细胞内 cAMP 增加，PKA 激活。PKA 能使细胞内的一些靶蛋白磷酸化，从而产生以下结果：①降低细胞内 Ca^{2+} 离子浓度；②抑制磷酸肌醇水解；③直接抑制肌球蛋白轻链激酶；④钙离子激活的钾通道（KCa）开放，使平滑肌细胞复极化，从而刺激 Ca^{2+} 离子进入细胞内的储存库里，β 受体激动剂可能直接与 KCa 偶联，因此气道平滑肌松弛可能独立于 cAMP 增加这一因素。

在哮喘炎症状态下，炎症细胞会释放多种支气管收缩介质（炎症介质和神经递质），β_2 - 受体激动剂作为其受体的特异性功能性激动剂能够逆转支气管收缩并达到舒张支气管的目的。β_2 - 受体广泛分布于大小气道平滑肌表面，β_2 - 受体激动剂对各级支气管可能有其他作用（表 5-1）：①抑制肥大细胞或其他炎症细胞释放介质；②抑制中性粒细胞的迁移及活化；③降低微血管通透性，从而减轻或阻止因接触组胺或白三烯等介质后支气管黏膜水肿的形成；④增加黏膜下腺体黏液分泌和气道上皮细胞离子转运（增强气道黏膜清除能力）；⑤减少气道胆碱能神经递质的释放，从而降低胆碱能反射性支气管收缩；⑥抑制感觉神经支气管收缩因子和炎症肽（如 P 物质）的释放。

表 5-1　β_2 - 受体在气道细胞中的分布及功能

细胞类型	功能
平滑肌细胞	支气管（近端和远端）松弛
	抑制增生
上皮细胞	增加离子转运
	增加纤毛运动
	增加黏膜清除能力
黏膜下腺体	增加黏膜细胞分泌
Clara 细胞	增加分泌
胆碱能神经细胞	减少乙酰胆碱释放
感觉神经细胞	减少神经肽的释放，降低其激活
支气管血管	血管收缩
	减少血浆外渗
炎症细胞	
肥大细胞	减少介质释放
吞噬细胞	无作用
酸性粒细胞	减少介质释放
T 淋巴细胞	减少细胞因子释放

尽管 β 受体激动剂这些附加作用可能与这类药物对抗各种激发因素预防性应用有关，但其快速支气管扩张作用可能是直接作用于气道平滑肌所致。

（2）抗炎作用：β_2 - 受体激动剂的抗炎作用表现在其抑制肥大细胞介质及微血管渗漏上，表明 β_2 - 受体激动剂可以改善急性炎症反应。但是，它对于哮喘气道慢性炎症没有表现出明显的抑制作用，而糖皮质激素对哮喘的气道炎症有效，对 COPD 抗炎的作用尚不肯定。长期规律吸入 β_2 - 受体激动剂的患者支气管活检样本显示气道中炎症细胞数量并没有减少，而吸入糖皮质激素者炎症抑制作用明显。慢性炎症或气道高反应时 β_2 - 受体下调，这就可解释 β_2 - 受体激动剂对于其所涉及的吞噬细胞、嗜酸性粒细胞和 T 淋巴细胞等炎症细胞没有作用的原因。

（3）临床应用：短效吸入 β_2 - 受体激动剂（SABA），如沙丁胺醇和特布他林，应用最为广泛，可有效地缓解哮喘症状。当使用定量吸入器（MDI）或干粉吸入器时，最大特点是方便、容易、快速起效和无明显不良反应。SABA 除了迅速扩张支气管作用外，还能有效地预防各种激发因素，如运动、冷空气和接触变应原等。SABA 是治疗急性严重哮喘的首选支气管扩张剂，因为吸入途径和静脉途径一样有效。而且吸入途径优于口服途径，一方面是因为不良反应少，另一方面是效果更好（更好地进入细胞表面，如肥大细胞）。SABA 不能作为哮喘的长期规律治疗药物，而且应该是症状需要时才用。

口服 β_2 - 受体激动剂目前极少使用，仅作为不能正确使用吸入器患者的补充剂型。β_2 - 受体激动剂缓释制剂（如沙丁胺醇缓释制剂和班布特罗）适用于夜间哮喘发作的患者，但是其效果不及吸入的 β_2 - 受体激动剂，且不良反应多。

1）SABA 的选择：这些药物和非选择性激动剂在支气管扩张方面一样有效，它们的扩张气道效应只与 β_2 - 受体介导有关，因为 β_2 - 受体主要分布在心肌，因此与异丙肾上腺素相比，它们不大可能产生心脏的不良反应。除利米特罗外（因为它保留着邻苯二酚环结构，因此更易快速代谢），SABA 作用时间更长，因为它们可以抵抗摄取和酶降解。目前可利用的各种 SABA 之间的选择没有太大的区别，所有的都可吸入和口服，并且有相似的作用时限（通常 3~4 小时，但在严重哮喘时短些），且有不良反应。临床上使用的 SABA 包括沙丁胺醇、特布他林（图 5 - 1）。

2）长效吸入 β_2 - 受体激动剂（LABA）：LABA 包括沙美特罗和福莫特罗，两者的作用时程都 >12h，并且舒张支气管的特点相似。在哮喘治疗时，沙美特罗和福莫特罗需要与吸入糖皮质激素联合使用。与每日 4 次 SABA 治疗相比，它们（每日 2 次）能改善哮喘的控制。沙美特罗和福莫特罗也推荐作为 COPD 维持治疗用药，患者对两者皆有很好的耐受性。尽管临床研究显示 2 种药物有相似的作用时程，但仍存在一些差别，福莫特罗起效更快、更全面并且重复给药时没有累积的不良反应。鉴于 LABA 和吸入糖皮质激素作用于肺部产生积极的相互作用，推荐 LABA 和吸入糖皮质激素联合使用。固定的组合吸入剂（丙酸盐氟替卡松 - 沙美特罗，即舒利迭；布地奈德 - 福莫特罗，即信必可都保）在临床中应用很广，不仅改善了依从性和防止吸入糖皮质激素中断，而且更好地控制哮喘症状，同时也减少了哮喘急性加重的次数。同样，在 COPD 患者中有效（图 5 - 1）。

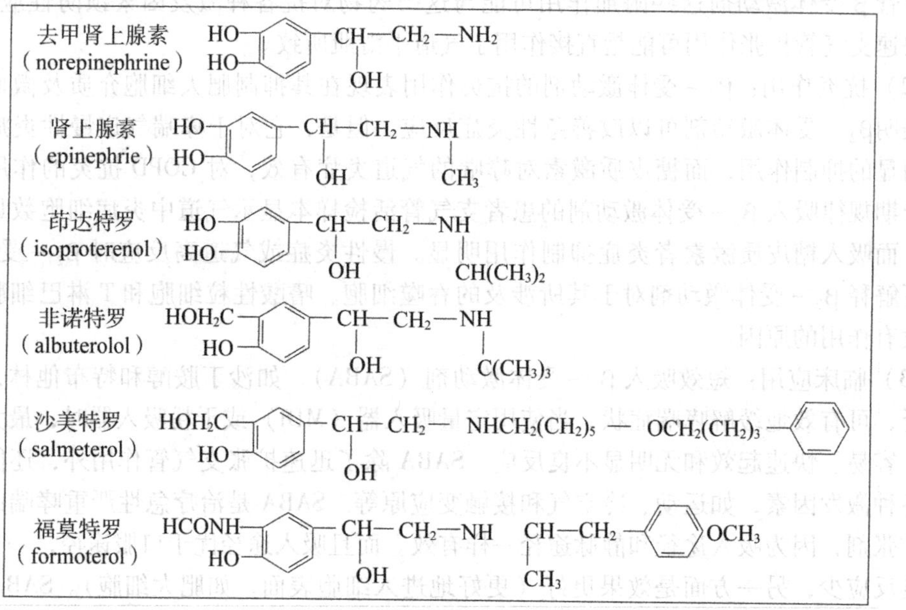

去甲肾上腺素（norepinephrine）

肾上腺素（epinephrie）

茚达特罗（isoproterenol）

非诺特罗（albuterolol）

沙美特罗（salmeterol）

福莫特罗（formoterol）

图 5-1　显示邻苯二酚胺的不同结构形成不同的 SABA 和 LABA

一些超长效 β_2 - 激动剂，如茚达特罗，可持续 24h 之久，也在临床中开始应用，每日只给药 1 次。

（4）不良反应：不良反应一般是剂量相关性，由肺外 β 受体刺激所产生。通常吸入途径不良反应少，而口服或静脉则比较常见，具体如下。

1）肌肉震颤：由于肌肉中的 β_2 - 受体刺激所致，这是最常见的不良反应，老年人中更常见。

2）心动过速和心悸：继发于外周血管扩张，反射性心脏受刺激、心房 β_2 - 受体直接受刺激和 β_2 - 激动剂剂量增加刺激心肌 β_2 - 受体所致。

3）代谢影响（游离脂肪酸、血糖、丙酮酸和乳酸增加）：见于大剂量全身应用。

4）低钾血症：β_2 - 受体受刺激，钾离子进入骨骼肌内（低钾血症在低氧血症中更严重，如哮喘急性发作，容易心律失常）。

5）肺通气 - 灌注（V/Q）匹配失调增加：先前存在低氧，引起血管收缩，应用 β 受体激动剂后血管扩张，导致功能性分流，动脉血氧分压（PaO_2）降低。但实际临床工作中，β 受体激动剂对 PaO_2 降低作用很小，一般 <5mmHg（0.7kPa），偶尔在严重慢性气道梗阻患者中下降明显，但可以给予吸氧预防。

（5）耐药性：持续地使用 β 受体激动剂可能导致受体解偶联或下调，从而引起耐药性，即亚敏感或脱敏。已有许多有关长期应用 β 受体激动剂治疗后 β 受体功能方面的研究。非气道 β 受体反应，如肌肉震颤、心血管事件及代谢问题在正常人和哮喘患者中容易诱导耐药性；人气道平滑肌对 β 受体激动剂耐药性在体外实验也得到了证实，但一般需要较大剂量而且耐药的程度变化不一；动物实验表明气道平滑肌 β 受体比其他部位的更不容易耐药，因为有很多的受体储备；只有当 β 受体数量减少 95% 时最大支气管扩张反应才下降；在哮喘患者中，通常不会出现 β 受体激动剂支气管扩张作用耐药性，与外周肺组织相比较，气

道中 β_2 – 受体基因高表达可能也是不易形成耐药的原因，因为 β_2 – 受体更易合成。但 β_2 – 受体激动剂保护气道的作用会形成耐药，尤其是受到间接收缩因子（如腺苷、过敏源和运动）刺激时，因为这些因素可以激活肥大细胞。有报道称福莫特罗支气管扩张作用有耐药性，而沙美特罗没有，但两者对于支气管刺激因子刺激所形成的支气管保护作用都会稍有下降。实验研究表明糖皮质激素可以阻止气道平滑肌耐药性形成，并且可以有效地阻止并逆转肺 β 受体密度下降。但吸入糖皮质激素似乎不能完全阻止吸入 β_2 – 受体激动剂支气管保护作用方面的耐药性。

（6）安全性：20 世纪 60 年代早期一些国家就观察到肾上腺素治疗与哮喘死亡增加的关系，便开始怀疑 β 受体激动剂的安全性，但就其因果关系还没有找到令人信服的证据。20 世纪 80 年代新西兰的一项有关非诺特罗治疗哮喘的研究显示：非诺特罗组与病例匹配对照组比较，死亡人数明显增加，这一关系在随后的研究，即当去除非诺特罗时，死亡人数下降，进一步得到证实。加拿大萨斯喀彻温省一项流行病学研究表明哮喘的死亡风险与吸入大剂量 β 受体激动剂，尤其是非诺特罗有关。大剂量 β 受体激动剂与哮喘死亡数升高并不能证明存在因果关系，因为使用大剂量 β 受体激动剂的往往是哮喘控制很差、病情很重患者。而那些规律联合使用吸入糖皮质激素的患者死亡风险并没有增加。规律使用吸入 β 受体激动剂也会增加哮喘的发病率。新西兰进行的一项为期 6 个月的研究表明，规律使用非诺特罗患者与按需使用相比较，前者哮喘症状控制更差，而且增加气道高反应。一些有关沙丁胺醇的研究尚未发现这一情况，但可能增加运动诱导哮喘的风险和气道炎症。近年来对 LABA 治疗哮喘的安全性引起了关注。一项大样本（26 000 例哮喘患者）沙美特罗与安慰剂对照试验表明 LABA 组死亡率和危及生命事件均明显高于对照组，亚组分析显示这些死亡中的大部分人发生于市中心的非裔美国人，可能是没有同时联合应用吸入糖皮质激素或 β_2 – 受体基因差异的原因。一篇 Meta 分析，也包括上述研究在内，得出这样的结论：LABA 可能增加风险和病死率，但并没有分析这一效应在同时使用吸入糖皮质激素患者是否存在。

大剂量使用 β 受体激动剂（＞1 罐/月）和所有 LABA 治疗的患者都应该联合使用吸入糖皮质激素，尽量减少每日吸入的 β 受体激动剂剂量，尽量不要单独使用 LABA。

（7）β 肾上腺素受体多态性：有研究表明哮喘患者对 β 激动剂反应效果不一，其中一个原因为 β 肾上腺素受体多态性。Arg/Arg16 纯合子患者对 β 激动剂反应不好，而 Arg/Gly16 变异体效果好。因此，将来哮喘的治疗可能会朝靶向治疗方向发展，尤其是难治性哮喘。

2. 茶碱　茶碱是甲基嘌呤类药物，自 1930 年开始用于治疗哮喘，因为价格低廉，目前发展中国家仍应用很广泛。由于 β 激动剂更强的支气管扩张作用及吸入糖皮质激素更强的抗炎作用，加上茶碱不良反应明显及相对低效的特点，限制了其应用范围。当然，茶碱治疗严重哮喘或 COPD 患者还是很有用的。越来越多的证据表明茶碱有抗炎或免疫调节作用，与吸入糖皮质激素合用效果更好。

（1）作用机制：尽管茶碱在临床应用 70 余年，但其作用机制仍然不是很清楚，可能的作用机制有以下几种：①抑制磷酸二酯酶，减少细胞内 cAMP 的降解；②作为腺苷受体拮抗剂，腺苷通过激活肥大细胞，引起支气管收缩；③促进肾上腺髓质分泌肾上腺素，但血浆肾上腺素浓度升高比较小。

最近研究发现茶碱新的作用机制——抗炎作用。低浓度血浆茶碱可以激活组蛋白脱乙酰基酶，这种核酶受糖皮质激素作用聚集在一起，阻断炎症基因表达。这一机制解释茶碱与糖皮质激素有协同的抗炎作用，并且可以逆转重症哮喘和COPD中激素耐药性的问题。茶碱在哮喘治疗中的益处可能是通过作用其他细胞（如T淋巴细胞、吞噬细胞）或通过降低气道微血管渗漏，从而减轻水肿。茶碱支气管扩张作用相对弱一些，其在哮喘中的作用可能是抗炎起效，目前临床上茶碱通常是小剂量的应用。茶碱雾化通常无效，除非达到治疗的血浆浓度。一安慰剂对照茶碱撤药研究表明，茶碱有免疫调节的作用，并且可以减少气道中T淋巴细胞数量，茶碱还可以减少嗜酸性粒细胞及中性粒细胞数量，撤掉茶碱后，COPD及哮喘患者病情加重。

（2）临床应用：哮喘急性发作时，静脉注射氨茶碱效果不如吸入β_2-受体激动剂，因此可以作为一部分对β_2-受体激动剂无效患者的备选药物。茶碱不应常规和β_2-受体激动剂合用，因为这样不但不能增强支气管扩张作用，反而增加其不良反应，只有在足量的β_2-受体激动剂无效的情况下，才加用茶碱。此外，对于一些夜间发作的哮喘，茶碱缓释制剂是有效的。目前没有证据表明茶碱对AECOPD有效。

目前茶碱缓释制剂种类有很多，其药物动力学亦有区别，一些是每日2次给药，还有些每日1次的。每日2次的制剂夜间可以达到更高的血药浓度，能够更有效地缓解夜间哮喘发作，但不良反应更明显。因此，从一种剂型换成另一种剂型时需谨慎。近年来研究表明小剂量茶碱（血浆浓度为5~10mg/L）对于哮喘的控制更有效，这一浓度低于此前推荐用于支气管扩张的剂量（血浆浓度为10~20mg/L）。

（3）不良反应：茶碱的不良反应与血浆药物浓度有关。当血浆茶碱浓度>20mg/L时，不良反应开始凸显出来，有些患者甚至在比较小的剂量就出现不良反应。在某种程度上，逐步增大剂量至治疗浓度可以减轻不良反应。茶碱最常见的不良反应为头痛、恶心、呕吐、腹部不适及焦虑，偶尔也会增加胃酸分泌及利尿。值得关注的是，即使是治疗剂量，茶碱也有可能导致行为障碍，血浆浓度>40mg/L时，可能会出现抽搐、心律失常，甚至死亡。

3.抗胆碱能药 阿托品是一种天然的化合物，早期人们想用它来治疗哮喘，但由于其不良反应多，故未在临床中用于治疗哮喘。逐渐地产生异丙托溴铵、噻托溴铵等可溶性小的四价铵抗胆碱能药，它们的不良反应少，且疗效确切。

（1）作用机制：抗胆碱能药是一类特异性毒蕈碱受体拮抗剂，抑制胆碱能神经诱导的支气管收缩。胆碱能神经在刺激物、冷空气及应激时反射性地引起支气管收缩，尽管抗胆碱能药能够防范如SO_2、惰性粉尘、冷空气及情绪因素等急性刺激，但对于抗原、运动及雾等刺激引起的支气管平滑肌收缩显得不是很有效。可见抗胆碱能药只能抑制反射性胆碱能支气管收缩，而对于诸如组胺和白三烯等炎症介质引起的支气管平滑肌收缩，则没有明显的阻止作用。此外，胆碱能拮抗剂可能对于肥大细胞、微血管渗透性及慢性炎症反应的作用微乎其微。基于这些原因，对于哮喘患者，抗胆碱能药效果比β_2-激动剂差一些。相反，对于COPD患者来说，抗胆碱能药是首选。

（2）临床应用：尽管抗胆碱能药作用时程比β_2-激动剂长，但对于哮喘患者来说，其效果不如后者，而对于那些存在气道阻塞不可逆的老年哮喘患者来说，其作用非常肯定。雾化吸入抗胆碱能药治疗急性严重哮喘也是有效的，但无论是在急性还是慢性哮喘治疗中，抗胆碱能药和β_2-激动剂的合用起到叠加效应，因此，当β_2-激动剂控制哮喘不佳，特别是老年患者吸入β_2-激动剂引起震颤时，应考虑应用抗胆碱能药。

抗胆碱能药起效时间比 β_2 - 激动剂慢，吸入后 1 小时达到高峰，但持续时间 >6 小时。在 COPD 方面，抗胆碱能药效果比 β_2 - 激动剂好，这可能是因为它对迷走神经抑制作用的结果，尽管 COPD 时迷走神经张力未必增加，但却是气道狭窄时唯一可以逆转的因素。抗胆碱能药有以下 3 种。

1）异丙托溴铵：异丙托溴铵是应用最为广泛的吸入抗胆碱能药，有 MDI 和雾化 2 种剂型。一般起效比较慢，吸入后 30 ~ 60min 达高峰，持续时间 >6h，通常每日 3 ~ 4 次定量吸入，而不是症状出现后应用。

2）氧托溴铵：氧托溴铵与异丙托溴铵相似，但所要雾化的时间内可以达到更大的药物浓度，因此作用时间更长些，对于夜间哮喘发作的患者来说，效果会好些。

3）噻托溴铵：噻托溴铵是 M1、M3 受体拮抗剂，作用时程更长，每日 1 次给药效果优于异丙托溴铵每日 4 次给药。它不仅可以减轻 COPD 患者活动后气短、改善运动能力，还可减少气体陷闭。研究表明，噻托溴铵联合 LABA/ICS 三联治疗 COPD，可以降低 COPD 死亡率、住院次数及口服糖皮质激素负担。目前还有另外一些长效毒蕈碱拮抗剂（LAMA）在临床上试验。

（3）不良反应：异丙托溴铵全身不良反应很少。众所周知，抗胆碱能药——阿托品会减少气道黏液分泌，使得黏液变稠，出于这方面的担忧，一些研究人员就这方面进行了相关研究。结果表明，异丙托溴铵即使是大剂量应用时，在正常人或气道疾病患者中均未观察到此现象。吸入异丙托溴铵味道比较苦，这可能是导致依从性不好的原因。雾化吸入异丙托溴铵可能促成老年患者青光眼形成，这是雾化药物直接与眼睛接触的作用结果，因此尽量用口嘴雾化，避免用面罩。噻托溴铵最常见的不良反应为口干，发生率约10%。

（二）抗炎平喘药

1. 糖皮质激素　糖皮质激素（CS）是现代抗感染治疗的基础。作者仅仅在描述其在治疗类风湿关节炎中的疗效后 2 年，便获得了 1950 年的诺贝尔医学与生理学奖。早在 1949 年 CS 就开始应用于肺部炎症疾病，吸入性糖皮质激素（ICS）的产生，提供了局部抗炎的可能，最小化减轻全身不良反应，对于哮喘患者来说，是一次革命性的治疗突破。ICS 对 AE-COPD 也是有效的。

（1）作用机制：糖皮质激素（CS）与细胞内的糖皮质激素受体结合，通过糖皮质激素反应原件（GREs）调节基因表达。糖皮质激素与糖皮质激素受体 – α 的结合，导致受体与伴侣蛋白相分离，促进受体向细胞核移位。一旦进入细胞核，糖皮质激素形成二聚体，与类皮质激素反应基因启动子区的 GREs 结合，改变基因转录，但 GREs 直接调节的基因数量比较少，并不能解释 CS 全部生物学效应。很显然，GREs 可能启动了下游非 GREs 基因表达，产生瀑布效应。糖皮质激素非基因机制包括糖皮质激素受体与转录因子、辅激活蛋白及信号转导通路相互作用。近年来大量的研究主要聚焦在 CS 通过作用于组蛋白乙酰化和染色体压缩来调节基因表达。炎症信号借助组蛋白乙酰转移酶活性使得染色体解螺旋，CS 可以直接抑制组蛋白乙酰转氨酶。

CS 的很多抗炎特性独立于受体二聚体，并且与 GREs 结合。转基因大鼠模型——CS 与突变的糖皮质激素受体结合未发生二聚化所形成。在这种大鼠模型中，CS 在体内外试验中均可以抑制炎症。如果 CS 抗炎特性可以通过糖皮质激素单体发生，那么 CS 的不良反应可以通过结合 GREs 的二聚体调节，药物也就发挥更强的抗炎作用以及更小的不良反应。这种

"分离"的 CS 正在研发中。

在气道上皮方面，CS 可以减少上皮细胞的脱落、黏液及细胞因子（如 TGF - β）的产生，同样，还可以降低成纤维细胞活性，减少胶原蛋白产生，抑制基底膜增厚及平滑肌细胞增生，从而减轻慢性炎症引起的气道重塑。ICS 结合 LABA 对于 COPD 及哮喘患者慢性炎症作用尤其明显，可以通过检测 C - 反应蛋白水平得到验证。

（2）临床应用

1）全身用药：口服 CS 很容易被肠道吸收，各种 CS 通过肝脏的首关效应不同，生物利用率也不同，其范围在 60% ~ 90% 之间。可的松和泼尼松都是其前体药物，需要经过肝脏羟基化作用后起效。CS 吸收进入血液后，与蛋白（白蛋白和皮质类固醇）结合循环到全身。最后以可溶性代谢产物经肾脏排泄。肠外 CS 除了没有首关效应外，其代谢过程与口服 CS 相似。在一定程度上，全身 CS 用药途径主要依赖于适应证。当急性病变时，需要大剂量 CS 肠外途径给药；当口服 CS 剂量 [如 1mg/ （kg·d）] 能够达到治疗目的时，无必要肠外途径给药；对于需要长期糖皮质激素治疗患者，口服途径为首选，当然，肌内注射也是一种选择途径。全身 CS 用药生物利用度依赖于药物动力学和药效学特性。剂量等价以对应药物生物活性为基础，用抗炎活性和潴钠活性来衡量。表 5 - 2 列出了常用的全身 CS 药物相对功效及等价剂量。

表 5 - 2   全身 CS 药物相对功效及等价剂量

药物名称	相对糖皮质激素活性	相对盐皮质激素活性	生物半衰期（h）	等量糖皮质激素
氢化可的松	1	1	8 ~ 12	20
可的松	0.8	0.6	8 ~ 12	25
泼尼松	4	0.6	18 ~ 36	5
泼尼松龙	4	0.8	18 ~ 36	5
甲泼尼龙	5	0.5	18 ~ 36	4
曲安西龙	5	0	18 ~ 36	4
地塞米松	20 ~ 30	0	36 ~ 54	0.75
倍他米松	20 ~ 30	0	36 ~ 54	0.6

2）吸入用药：吸入性糖皮质激素（ICS）小部分沉积在肺部（为 10% ~ 40%），一旦在肺中沉积，最终释放进入全身循环，通过肝脏清除；剩下的部分沉积在咽部，吞入消化道，吸收进入门静脉系统，其代谢途径同口服 CS。CS 有很多吸入的方法，最常见的是定量吸入器（MDI）。最早 MDI 装置中用的推进剂为氯氟烃（CFC），意识到这种物质消耗大气中的臭氧后，逐步用氢氟烷（HFA）取代，于是干粉吸入器（DPI）也同时产生。此外，布地奈德气雾剂也随后面市。由于这些 ICS 产生的原理不同，所产生的药物颗粒大小及速度亦不同，导致等价剂量有所差异，但这些药物有效性相似。ICS 的药物动力学特点比全身 ICS 药物更复杂，这些药物在肺部经过一系列的反应提高了活性，并且降低了全身反应，实现这一"理想"状态的因素包括口服生物利用低、肺部滞留时间长（缓慢吸收或脂质结合）、前体药物在肺部激活、受体亲和力高和与循环中的蛋白结合能力强。与全身 CS 药物一样，ICS 生物学活性亦依赖于无数药物动力学和药效学特性的整合，对各种 ICS 的直接比较很困难，但很重要，因为气道疾病管理要求逐步增加药物剂量，达到期望的临床效果。美国国家

哮喘教育与预防计划（NAEPP）专家组报道、GINA 和全球哮喘管理与预防战略（GSAMP）整合了大量的临床药物动力学资料对各种不同的 ICS 进行了等价剂量的分类（表 5-3）。

表 5-3　成年人吸入性糖皮质激素剂量

激素名称	给药方式	每次动剂量	小剂量	中剂量	大剂量
倍氯米松	CFC	42 或 84	168~504	504~840	>840
	HFA	40 或 80	80~240	240~480	>480
布地奈德	DPI	200	200~600	600~1 200	>1 200
氟尼缩松	MDI	250	500~1 000	1 000~2 000	>2 000
氟替卡松	MDI	44, 110, 220	88~264	264~660	>660
	DPI	50, 100, 250	100~300	300~600	>600
曲安西龙	MDI	100	400~1 000	1 000~2 000	>2 000
莫米松 MDI		220	220~440	440~660	>660
环索奈德	MDI	80, 160	80~160	160~320	>320

一般来说，小至中等剂量范围呈现剂量-反应关系，而且不会增加全身反应；而大剂量则是一个门槛，越过此门槛，则会出现下丘脑-垂体腺轴的抑制。

（3）不良反应

1）上呼吸道：口咽念珠菌（鹅口疮）在全身激素或 ICS 治疗中都有可能出现，但鹅口疮和发音困难在 ICS 应用中明显。

2）骨骼与肌肉：全身 CS 药物会影响儿童生长发育，导致生长迟缓，这一影响可能是永久的；ICS 也会影响发育，但是短暂的，并不会出现长期的作用。儿童哮喘管理计划（CAMP）随访了 1 041 例接受布地奈德、奈多罗米或安慰剂的儿童 4~6 年，发现布地奈德组的儿童平均身高只比安慰剂组矮 1.1cm，而且这一落后发生在随访研究的第一年，后面几年的生长速度相似。CS 会影响骨的健康，如骨质疏松症、骨质疏松性骨折及无血管性骨坏死，尤其是全身 CS 药物。骨质疏松症的发生率与每日使用、使用期限及累积剂量有关，一般泼尼松每日剂量在 5~7.5mg 可能引起骨质疏松症；ICS 尽管也会引起骨矿物质密度下降，但其引起骨质疏松症的风险小很多。除引起骨改变外，全身 CS 药物还可能与类固醇诱导的肌病相关，而 ICS 罕见。

3）肾上腺：肾上腺功能不全是全身 CS 药物的一个严重后果。尽管有报道 ICS 会抑制清晨皮质醇水平，但肾上腺功能不全方面的风险则很小。

4）眼睛：CS 可以治疗很多眼部的炎症疾病，但同时也会产生很多眼部的不良反应。最常见的不良反应为后囊下白内障的形成；眼内压增高也是常见不良反应之一，并可能导致青光眼；不常见的有眼球突出症和中心性浆液性脉络膜视网膜病变。

5）皮肤与软组织：最常见的皮肤不良反应为瘀斑和萎缩，其他包括粉刺、脱发、多毛症、条纹和创口愈合延迟等；有证据表明全身 CS 药物可能增加非黑素瘤皮肤癌；Cushing 综合征（源自于体重增加及体内脂肪从新分布）。ICS 不良反应比全身 CS 药物轻很多，主要为皮肤萎缩及瘀青。

6）感染：全身 CS 药物会抑制机体免疫系统，尤其是长时间大剂量应用时，会增加感染铜绿假单胞菌、肺孢子菌、结核分枝杆菌、带状疱疹病毒等病原菌的机会。一直以来都认为 ICS 不会增加肺部感染的风险，但近来发表的 TORCH 试验发现丙酸氟替卡松组较无 ICS 组肺炎发生率增加，这一结果也在该试验随后的研究中所证实，可能是肺局部免疫抑制的结果。

7）中枢神经系统（CNS）：欣快感是经常被提起的全身 CS 药物的不良反应，但大家更关注的是 CNS 并发症，包括轻度躁狂、抑郁、精神病、记忆丢失及睡眠障碍等，假性脑瘤是 CS 非常罕见的并发症。

8）心血管系统：心血管系统不良反应包括心力衰竭、缺血性心脏病和脑血管疾病，其原因可能为钠水潴留、胰岛素抵抗、高血糖或高血脂。但 ICS 似乎对心血管疾病患者来说很安全，实际上，ICS 通过减轻系统炎症，降低 COPD 患者心血管事件。

9）胃肠道：全身 CS 药物可以导致患者胃肠道溃疡，CS 也可导致憩室或内脏破裂及脂肪肝。

2. 肥大细胞膜稳定剂　肥大细胞膜稳定剂包括色甘酸钠和奈多罗米钠。色甘酸钠是凯林衍生物，凯林是治疗过敏的埃及中草药；色甘酸钠与奈多罗米钠结构和临床效果相似，但有研究表明它比奈多罗米钠作用更强。

（1）作用机制：色甘酸钠对速发型过敏反应具有明显的抑制作用。体外实验表明，本品能抑制大鼠、犬、猴与人肺组织的肥大细胞经抗原诱发的过敏介质（组胺，LTD_4，PGE_2）的释放，从而阻断速发型过敏反应，其作用机制包括以下 3 个方面。

1）稳定肥大细胞膜，抑制肺组织的肥大细胞由抗原诱发的过敏介质释放反应。与肥大细胞的细胞膜外侧的钙通道部位与 Ca^{2+} 形成复合物，加速钙通道的关闭，使钙内流受到抑制，从而阻止肥大细胞脱颗粒。

2）抑制气道感觉神经末梢功能与气道神经源性炎症，抑制二氧化硫、缓激肽、冷空气、甲苯二异氰酸盐、运动等引起的支气管痉挛。

3）既阻断肥大细胞介导的反应，又抑制巨噬细胞与嗜酸性粒细胞介导的反应，长期应用可减轻气道高反应。

奈多罗米钠作用机制与色甘酸钠相似，在肥大细胞膜稳定方面强于色甘酸钠，还有明显的抗炎作用，但较糖皮质激素弱，还能抑制气道 C 神经纤维的传递，降低非特异性气道反应性。可作为长期预防性平喘药吸入给药，用于哮喘早期的维持治疗。

（2）临床应用：色甘酸钠是一种预防性治疗用药，防止各种间接的支气管收缩因素刺激，如运动和雾；作为治疗药只对轻度哮喘有效，但也并不是对所有患者有效。事实上，一篇对有关儿童色甘酸钠的临床研究的系统分析得出色甘酸钠不能提供益处的结论。色甘酸钠能够防止支气管收缩刺激因素，但在实际临床效果却不好的一个原因可能是它的作用时间过短（约 2 小时），一天至少 4 次给药。由于其效果差且成本高，而小剂量 ICS 效果更好，且对于轻度儿童哮喘患者又安全，因此，色甘酸钠目前在临床上用得越来越少。而奈多罗米钠效果与色甘酸钠相当，且口味不好，因此在临床上应用的处境比色甘酸钠还惨淡。至于在 COPD 管理中，更是没有一席之地。

（3）不良反应：色甘酸钠是最安全的药物之一，很少发生不良反应，干粉吸入器吸入时可能会有喉咙刺激，咳嗽，偶尔喘息，但在用之前吸入 β 激动剂可以预防；由于过敏的原因引起的短暂性皮疹、荨麻疹和肺嗜酸性粒细胞增多症极其罕见。奈多罗米钠不良反应也很少，偶尔出现皮肤发红。

3. 抗白三烯药物　抗白三烯药物是一类相对新的平喘药物。

（1）作用机制：哮喘患者支气管肺泡灌洗液（BALF）中半胱氨酸白三烯（Cys‑LTs：LTC_4，LTD_4，LTE_4）和尿液中 LTE_4 水平升高。Cys‑LTs 是花生四烯酸（AA）经 5‑脂氧合酶（5‑LOX）途径代谢产生的一组炎性介质。体内外实验表明，Cys‑LTs 是人体支气管平滑肌的强力收缩因子，它尚可刺激黏液分泌，增加血管通透性，促进黏膜水肿形成。目前 Cys‑LTs 拮抗剂包括孟鲁司特、扎鲁司特及普仑司特。抗白三烯药物减轻过敏源、运动及冷空气诱导的支气管哮喘程度 50%～70%，而对于阿司匹林诱导的哮喘几乎是 100%。5‑脂氧合酶抑制剂齐留通，对支气管哮喘亦有不错的效果。抗白三烯药物还有较弱的抗炎作用，减少嗜酸性粒细胞的浸润。

（2）临床应用：期服用抗白三烯药物可以减轻哮喘的症状，降低对 β_2‑激动剂的需求及改善肺功能。尽管就症状控制、肺功能改善及加重次数减少方面，抗白三烯药物明显不及糖皮质激素，但对于那些 ICS 不能控制，需要激素加倍的哮喘治疗，加用抗白三烯药物同样可以取的相同效果。患者对该类药物的反应不一，因此预测谁对该类药物反应最好是不可能的，该类药物的一大优势在于其口服生物利用度高，因此，可以提高长期治疗的依从性。但在 COPD 管理中，此类药物同样无一席之地。

（3）不良反应：抗白三烯药物不良反应较少，偶可造成轻微肝功能受损，偶有患者对此类药物过敏。

4. 酮替芬　酮替芬除了有类似色甘酸钠的作用外，还有强大的 H_1 受体阻断作用；并能预防和逆转 β_2‑受体的"向下调节"，加强 β_2‑受体激动剂的平喘作用。本品在临床上可单独应用或与茶碱类、β_2‑受体激动剂合用以防治轻、中度哮喘。不良反应有短暂的嗜睡、疲倦、头晕、口干等。

5. 免疫抑制剂或节约糖皮质激素治疗　当其他治疗哮喘手段未能取得成功或需要减少激素剂量时，可以考虑使用免疫抑制剂。目前免疫制剂应用于哮喘治疗中的比例很小（<1%）。

（1）甲氨蝶呤：小剂量甲氨蝶呤（每周 15mg）在哮喘治疗中有节约糖皮质激素的作用（orticosteroid‑sparingeffect），并且对于不能接受口服糖皮质激素不良反应（如绝经妇女骨质疏松问题）的患者来说，也是一种选择。每个人对甲氨蝶呤的反应不一，因此，是否有节约糖皮质激素作用，也因人而异。甲氨蝶呤的不良反应相对常见，包括恶心（每周注射 1 次可以减轻）、血脂不调及肝功能受损。因此使用甲氨蝶呤患者需定期监测血常规及肝功能。

（2）金制剂：金制剂用于治疗慢性关节炎的历史悠久，也有一些证据表明其治疗哮喘也有效，日本在这方面的应用已经有很多年了。一项口服金诺芬（金制剂）对照研究表明对于需要长期服用口服糖皮质激素的慢性哮喘患者，金诺芬有节约糖皮质激素的作用。金制剂的不良反应主要为皮疹，肾病是其应用的限制因素。

（3）环孢素 A：环孢素 A（CsA）是 CD4$^+$T 淋巴细胞调节剂，而 CD4$^+$T 淋巴细胞参与哮喘发病过程，因此，CsA 可能对哮喘有作用。一项对激素依赖哮喘患者口服小剂量 CsA 试验表明其可以改善患者症状；但其他一些试验效果不明显。CsA 的应用受其严重不良反应，如常见的肾毒性和高血压所限。在临床实际工作中，由于其不良反应，在哮喘的治疗中几乎被抛弃。

（4）静脉注射免疫球蛋白（IVIG）：据报道，大剂量IVIG（2g/kg）对于糖皮质激素依赖哮喘患者有节约糖皮质激素作用（corticosteroid – sparing effects）；而小剂量IVIG无效。由于其价格昂贵，因此不能推广。

（5）抗IgE：柯耐尔（omalizumab）是一种中和血液循环中未与细胞结合的IgE的封闭抗体，因此可以抑制IgE介导的反应。它还可以抑制B细胞产生IgE，导致肥大细胞上高亲和性IgE受体明显下调。该治疗显示出良好的减轻哮喘加重次数（高达50%），并且改善哮喘控制情况及减少对激素的需求。然而，该治疗价格昂贵，因此对于那些大剂量吸入性治疗控制无效及循环中高IgE浓度的高选择性患者才适用。该药起效慢，需要治疗3~4个月才能显示出客观效果，柯耐尔通常每2~4周皮下注射1次，没有明显的不良反应。

（三）发展趋势

1. 哮喘　如果使用得当，目前所拥有的哮喘治疗药物足够有效，但仍然有一些未能达到满足。例如，需要更有效的口服药物来控制轻度哮喘，尤其是在儿童中；需要更加有效地附加药物应用于吸入性治疗不能控制的严重哮喘。基于对哮喘发病机制的认识更加深入，很多新的治疗方法也相应产生，却极少的药物能够达到临床要求。β_2 – 受体激动剂是目前为止最为有效的支气管扩张药，似乎很难再发现更有效的支气管扩张药。对于很多患者来说，LABA/ICS混合吸入装置既方便又有效，但理想的哮喘治疗药物应该是每日只服用1次的片剂，以提高依从性，而且没有不良反应，这意味着需要特异性地针对哮喘某一异常，但到目前为止，特异性细胞因子抑制剂证明无效，需要更全面的抗感染治疗。疫苗或细菌产物刺激保护性免疫（Th1）在临床应用的情况也不容乐观。治愈哮喘的可能似乎很遥远，但随着对哮喘异常基因认识的深化，达到治愈目的也是有望的。

2. 慢性阻塞性肺疾病（COPD）　目前现有的药物不能改变COPD的进展，也没有证据表明糖皮质激素足够有效，将来的治疗方法可能包括抑制COPD中特征性中性粒细胞炎症（LTB4拮抗剂、IL – 8拮抗剂及磷酸二酯酶 – 4抑制剂）的药物，更强的抗氧化剂（谷胱甘肽类似物）和抑制蛋白酶（中性粒细胞弹性蛋白酶及基质金属蛋白酶抑制剂）的药物。随着对COPD中糖皮质激素耐药的分子机制的认识更加深刻，有助于发展这一耐药的药物。

（王　慧）

第三节　止咳、祛痰治疗

呼吸系统对病原体（细菌、病毒等）及异物的防御有赖于气道上皮屏障的完整性及正常的黏液纤毛清除功能。正常人中呼吸道上皮细胞的纤毛以一定频率规律摆动，将不断分泌、包裹病原体和有害颗粒的黏液推送至鼻咽部。气道炎症性疾病（如支气管扩张、慢性阻塞性肺疾病等）均可触发肺部防御反应、氧化应激、黏液腺增生，造成黏液高分泌和黏液纤毛清除障碍，进一步导致气道阻塞及病原体定植，最终形成"气道炎症→黏液高分泌→病原体定植→纤毛功能障碍→气道损伤"恶性循环。祛痰治疗有助于促进痰液排出、减轻气道炎症负荷并打破恶性循环。

咳嗽是最为常见的呼吸系统症状，也是呼吸科患者就诊的最主要原因。咳嗽有助于将黏液及病原体排出体外，但频繁或剧烈的咳嗽则引起不适并影响生活质量，如胸痛、睡眠障碍、尿失禁，甚至可导致脑血管破裂、气胸、肋骨骨折、椎间盘脱出等严重并发症。镇咳治疗可在一定程度上缓解以上不适并减轻对生活的不良影响，但是治疗不当则可能掩盖病情，过度用药有碍痰液排出，加剧肺部炎症反应并促进病原体繁殖，因此，严格把握镇咳治疗的适应证及禁忌证至关重要。

（一）临床药理作用

1. 祛痰药的药理作用　呼吸道不断生成黏液（主要成分为水与黏蛋白）并通过上皮细胞的纤毛摆动将其排出体外。在病理状态下，黏液过量分泌可加重纤毛摆动负荷，痰液反而排不出体外，引起痰液积聚，诱发细菌感染与定植并刺激气道炎症放大；纤毛摆动异常也可导致痰液积聚及病原体清除功能受损。祛痰治疗的靶点主要为减轻黏液高分泌、改善液体流变学特性以及促进纤毛摆动，从而减轻气道炎症及破坏。

目前祛痰治疗手段包括祛痰药及物理治疗，前者应用最为广泛，经典的药理学作用包括溶解黏液、刺激纤毛活动、显著提高支气管黏液糖蛋白分泌、减少细菌定植和降低呼吸道细菌负荷、改善气道免疫防御功能。越来越多的研究证实，部分祛痰药物，如 N－乙酰半胱氨酸、羧甲司坦、厄多司坦、氨溴索等还具有抗炎或（和）抗氧化效应。①与谷胱甘肽（GSH）过氧化酶结合，减少脂质过氧化物的生成；②减轻肺部炎症，抑制弹性蛋白酶活性；③抑制气道上皮增厚和重构；④作为还原性谷胱甘肽的前体以降低气道的氧化负担。以上效应随着用药时间延长可能更为显著，病情出现反复急性加重者获益越大，提示其在慢性呼吸系统疾病中长期应用的必要性。

除祛痰药物治疗外，物理治疗（拍背、体位引流、振动排痰等）通过重力引流、机械方法形成气道内气体、液体共振等方法促进黏液排出体外，具有操作简便、成本低、安全性高等特点，且患者可以在家自行开展，特别适合应用于痰液产生较多的气道感染性疾病（如支气管扩张、慢性阻塞性肺疾病）中。

2. 镇咳药的药理作用　非自主咳嗽为咳嗽感受器及神经末梢→咳嗽中枢→传出神经及效应器的反射弧。物理、化学、生物等因素刺激气道咳嗽感受器（快适应感受器、慢适应感受器及 C 纤维末梢）后，神经冲动传送至大脑咳嗽中枢（可能与孤束核有关），使疑核运动神经元向呼吸肌发送冲动，引起咳嗽。因此阻断咳嗽反射弧任一环节均可达到一定的镇咳作用。

按照作用靶点，镇咳药可以分为中枢性（如吗啡、可待因、福尔可定、右美沙芬）与周围性（如苯佐那酯、那可丁、莫吉斯坦）镇咳药。前者可与大脑不同区域的阿片受体（κ、μ、δ受体）结合，其后作用于钾离子和钙离子通道，抑制咳嗽中枢兴奋。其中，中枢依赖性镇咳药作用靶点主要为 μ 受体，镇咳效果最为强烈。周围性镇咳药作用于咳嗽反射弧上的咳嗽感受器、传入神经、传出神经、效应器，不能透过血－脑屏障进入中枢神经系统，因此镇咳与镇静作用不如中枢性镇咳药，但无成瘾性，安全性较佳。此外，多种炎症介质（如神经肽、P 物质等）也参与咳嗽的发生，内环境的温度、pH 均可影响咳嗽反应性。拮抗炎症介质释放的新型镇咳药物很可能为特异治疗提供新思路。

（二）适应证和禁忌证

1. 适应证　如下所述。

（1）祛痰药物：一般说来，气道黏痰较多、排痰困难为应用祛痰治疗的指征。对于伴有结构性肺疾病（如支气管扩张）且排痰困难者，联合应用祛痰药与物理治疗更有助于痰液排出体外。

（2）镇咳药物：适应证：①咳嗽较为严重，影响患者生活质量甚至导致并发症；②非器质性病变导致的咳嗽，或针对病因治疗起效时间较长；③肺部肿瘤引起的顽固性咳嗽。

2. 禁忌证　如下所述。

（1）祛痰药物：禁忌证取决于药物的作用特点，如咯血、活动性消化道溃疡者禁用恶心性祛痰药（如氯化铵）；活动性消化道溃疡者禁用对消化道有刺激的药物（如羧甲司坦、乙酰半胱氨酸）；支气管哮喘患者慎用气味较强烈的黏痰溶解剂（如 N - 乙酰半胱氨酸）雾化吸入；凝血功能异常者禁用蛋白酶类药物（如舍雷肽酶）等。

（2）镇咳药物：咳嗽是一种保护性反射，镇咳后气道内的黏液分泌受到抑制，即使分泌的黏液也不能通过咳嗽排出体外，积聚在气道，因此镇咳药禁止使用于痰多黏稠者中。多数镇咳药（特别是大剂量应用）还有显著的镇静、呼吸抑制作用，故呼吸衰竭、严重支气管哮喘患者禁用。周围型镇咳药（如左羟丙哌嗪、那可丁）不宜与中枢性兴奋剂联用。苯丙哌林、苯佐那酯对口腔黏膜有麻醉作用，忌含服。

（三）常用祛痰药和镇咳药对比

按照药理作用对常见的祛痰药和镇咳药进行比较（包括用法用量、药理作用、不良反应、禁忌证）见表5-4。

表5-4　常见的祛痰药和镇咳药比较

分类		药物名	英文名	用法	药理作用	不良反应	注意事项
祛痰药物	刺激性祛痰剂	桉油	oleum euca-lypti	不详	刺激气道，反射性地引起咳嗽，促进痰液排出	不详	孕妇及哺乳期妇女慎用，婴幼儿禁用
		安息香酊	benzoin tinc-ture	取2~4mL加入沸水中，吸入蒸气，每日2~3次	刺激气道，反射性地引起咳嗽，促进痰液排出	不详	孕妇及哺乳期妇女慎用，婴幼儿禁用
	恶心性祛痰剂	氯化铵	ammonium chloride	成年人口服每次0.3~0.6g，每日3次	刺激胃黏膜，反射性地增加痰量，使痰液易于排出	恶心，呕吐，胃痛，高氯性酸中毒	溃疡、肝肾功能不全、代谢性酸中毒者禁用
		愈创甘油醚	guaifenesin	成年人口服每次200~400mg，每日3~4次；儿童糖浆剂每次10~15mL，每日3次	刺激胃黏膜，反射性引起支气管分泌增加；刺激和扩张血管平滑肌	恶心，呕吐，严重者可伴尿路结石	禁用于咯血、急性胃肠炎和肾炎患者

分类	药物名	英文名	用法	药理作用	不良反应	注意事项
	碘化钾	potassium iodide	不详	刺激胃黏膜，反射性引起支气管分泌增加	涎腺炎，过敏反应	碘过敏者禁用，活动性肺结核者慎用
黏液溶解剂	舍雷肽酶	serrapeptase	成年人每次口服5~10mg，每日3次	降解和液化分泌物及纤维凝块，加速痰液排出；促进抗生素向病灶部位移行	偶见腹泻、食欲缺乏、胃部不适、恶心、呕吐、鼻出血和血痰	凝血功能异常、肝肾功能不全者慎用
	糜蛋白酶	chymotrypsin	肌内注射：每次4 000U，以0.9%生理盐水5 mL溶解；雾化吸入：每次4 000U，浓度：400U/mL	迅速分解变性蛋白质；使黏稠的痰液稀化，便于咳出	常见有发热、头重、恶心、呕吐、皮疹；肌内注射局部常有疼痛和硬结；可伴有过敏反应	不可静脉注射；凝血功能异常、严重肝肾功能不全者禁用
	溴己新	bromhexine	成年人每次口服16mg，每日3次；静脉注射，成年人每次8mg，每日2~3次	破坏类黏蛋白的酸性黏多糖结构；使气道上皮细胞分泌黏滞性较低的黏蛋白，使黏痰减少，易于咳出	偶有恶心、胃部不适	消化道溃疡者禁用，哮喘者慎用
	乙酰半胱氨酸	acetylcysteine	成年人每次口服600mg，每日1~2次；或每次200mg，每日3次	裂解痰液中糖蛋白多肽链的二硫键，使糖蛋白分解；抗炎、抗脂质过氧化	诱发消化道溃疡或加重支气管痉挛	消化道溃疡者禁用，哮喘者慎用，不宜用金属器具盛装
	羧甲司坦	carbocisteine	成年人每次口服500mg，每日3次	使低黏度的唾液黏蛋白的分泌增加，高黏度的岩藻黏蛋白的产生减少，因而使痰液黏滞性降低，易于咯出；同时具有抗炎、抗氧化作用	诱发消化道溃疡加重	消化道溃疡活动期患者禁用

分类		药物名	英文名	用法	药理作用	不良反应	注意事项
		氨溴索	ambroxol	成年人每次口服 30～60mg,每日 3 次；静脉注射，成年人每次 15mg,每日 2～3 次	刺激呼吸道界面活性剂的形成，调节浆液性与黏液性的分泌；降低痰液及纤毛的黏着力，进一步使痰容易咳出；并有部分抗炎作用	胃部灼热，消化不良；偶见恶心、呕吐	孕妇及哺乳期妇女慎用
		厄多司坦	erdosteine	成年人每次口服 300mg,每日 2 次	有效清除体内的自由基；使痰液黏滞性降低，易于咯出；提高气道内抗生素浓度，增强局部有效治疗作用	不详	孕妇及哺乳期妇女慎用
挥发性植物油		桃金娘油	gelomyrtol	成年人每次口服 300mg,每日 3 次	稀化和碱化黏液，增强黏液纤毛运动，促进痰液排出；抗炎并通过减轻支气管黏膜肿胀而舒张支气管	见极个别胃肠道不适，偶有过敏反应	对桃金娘油过敏者禁用
		柠檬烯	lemonene	成年人每次口服 300mg,每日 3 次	使气道分泌增加，改善纤毛运动；使黏液移动速度增加，协助痰液排出	见极个别胃肠道不适，偶有过敏反应对柠檬烯过敏者禁用	
其他祛痰药		高渗盐水	hyperosmolar saline	3%～5% 生理盐水超声或氧气雾化，每次 5～15min	产生高渗透压，刺激黏膜杯状细胞分泌黏液，具有黏液调节作用	诱发气道痉挛，偶见恶心、呕吐	可能诱发气道高反应性，必须严密观察最高峰流速
		甘露醇干粉	mannitol pow-der	不详	在气道内产生高渗作用，湿化气道；提高黏液的流变学，促进痰液清除	诱发气道痉挛，偶见恶心、呕吐	可能诱发气道高反应性，必须严密观察最高峰流速
镇咳药物	中枢依赖性镇咳药	吗啡	morphine	口服或皮下注射，成年人每次 5～10mg,每日 1～3 次；极量为每次 30mg,每日 100mg	与大脑中枢的阿片受体结合，作用于钾通道和钙通道以抑制咳嗽；兼有镇静作用	抑制呼吸中枢，严重者可致呼吸停止；成瘾后停药可引起戒断反应	老年人和儿童；心律失常患者；肝肾功能不全者慎用

分类	药物名	英文名	用法	药理作用	不良反应	注意事项
	可待因	codeine	成年人每次口服 15~30mg,每日3次	直接抑制延脑的咳嗽中枢而产生较强的镇咳作用,抑制支气管腺体分泌,可使痰液黏稠,难以咳出	长期应用可产生耐药性和药物依赖,停药时可引起戒断综合征;抑制呼吸中枢,严重者可致呼吸停止	支气管哮喘、急腹症、胆石症者禁用;与吗啡交叉耐受
	福尔可定	phocoldine	成年人每次口服 5~10mg,每日3次,极量每日60mg	与大脑中枢的阿片受体结合,作用于钾通道和钙通道以抑制咳嗽	偶见恶心、嗜睡	成瘾性较弱
中枢非依赖性镇咳药	右美沙芬	dextromethorphan	成年人每次口服 15~30mg,每日3次	抑制延髓咳嗽中枢而发挥中枢性镇咳作用	大剂量服用时可产生中枢麻醉作用	无
	喷托维林	pentoxyverine	成年人每次口服 25mg,每日3次	抑制延髓咳嗽中枢而发挥中枢性镇咳作用,有抗惊厥和解痉作用	具有阿托品样作用	青光眼及心功能不全者慎用
	苯丙哌林	benproperine	成年人每次口服 20~40mg,每日3次	阻断肺-胸膜的牵张感受器产生的肺-迷走神经反射,同时对呼吸中枢也有抑制作用	偶有口干、头晕、嗜睡、食欲缺乏	对口腔黏膜有麻醉作用,应整片吞服
周围性镇咳药	苯佐那酯	benzonatate	成年人每次口服 50~100mg,每日3次	对肺脏的牵张感受器及感觉神经末梢有明显抑制作用,抑制肺-迷走神经反射,从而阻断咳嗽反射的传入冲动	嗜睡、恶心、眩晕、胸部紧迫感和麻木感、皮疹	对口腔黏膜有麻醉作用,应整片吞服
	那可丁	narcotine	成年人每次口服 10~20mg,每日3次	抑制肺牵张反射引起的咳嗽	轻度恶心、头痛、嗜睡	不宜与其他中枢兴奋药同用;大剂量可能引起支气管痉挛
	利多卡因	lidocaine	雾化吸入1%~2%溶液	降低感觉神经末梢敏感性以降低咳嗽冲动	容易引起气道分泌物或食管内食物误吸	主要用于纤支镜检查前麻醉

分类	药物名	英文名	用法	药理作用	不良反应	注意事项
	左羟丙哌嗪	levodroropizine	成年人每次口服 60mg，每日 3 次	抑制气管、支气管 C 纤维	轻度恶心、头痛、嗜睡	不宜与其他中枢兴奋药同用
	莫吉司坦	mogulstelne	成年人每次口服 100～200mg，每日 3 次	为乙酰胆碱拮抗剂，抑制肺牵张感受器及感觉神经末梢的兴奋性	不详	国内未正式上市

代表性黏痰溶解药的分子结构示意图列见图 5-2。

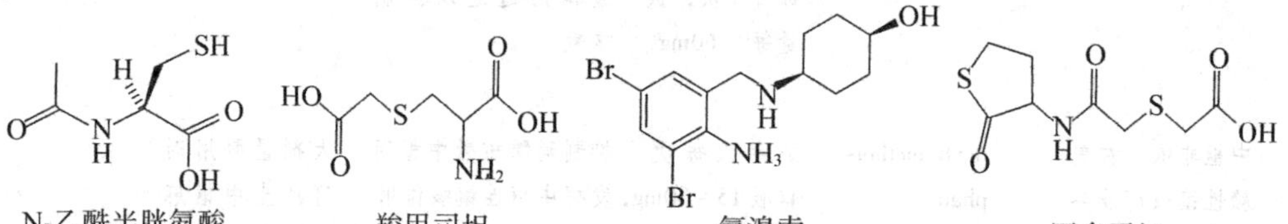

N-乙酰半胱氨酸　　　羧甲司坦　　　　氨溴索　　　　厄多司坦

图 5-2　代表性黏痰溶解药物的分子结构

（四）临床研究新进展

1. 黏痰溶解药物对治疗慢阻肺的临床评价　黏液高分泌、氧化应激是慢性阻塞性肺疾病（慢阻肺，COPD）的病理生理学特征，其可加快慢阻肺患者第 1 秒用力呼气容积量（FEV_1）的下降速度，与慢阻肺急性加重（AECOPD）频率关系密切。重要的是，具有巯基或含硫化学键结构的黏痰溶解剂可减少 AECOPD 发作频率和次数，减少患者再次住院的概率（表 5-5），这可能是病毒和细菌在呼吸道上皮细胞的黏附受抑制的缘故。此外，祛痰药降低肺部氧化负荷也可能是预防 AECOPD 的机制之一。已有研究证实，长期口服 N-乙酰半胱氨酸（NAC）的慢阻肺患者气道里过氧化氢的生成发生一定的衰减，每日口服 NAC600mg、连续服 2 个月能够快速降低慢阻肺稳定期气道的氧化负担。羧甲司坦赖氨酸盐（SCMC-Lys）是次氯酸和羟自由基的有效清除剂，该作用源自于分子中的含硫酯键基团；羧甲司坦还能够阻止黄嘌呤脱氢酶转变成产生超氧化物的黄嘌呤氧化酶，故能通过减轻自由基对肺的损伤而发挥治疗作用。此外，NAC 本身作为痰液溶解药，还可以减低痰液的黏度、清除黏附在呼吸道上的细菌。

表 5-5　黏痰溶解药物对慢阻肺患者急性加重的影响

作者	时程	研究药物	治疗组患者数	治疗组急性加重率	安慰剂组患者数	安慰剂组急性加重率	两组差值（95%CI）
Castiglioni，等	3 个月	山梨醇	311	0.100 ± 0.210	302	0.200 ± 0.290	-0.10（-0.14，-0.06）
Allegra，等	6 个月	羧甲司坦	223	0.070 ± 0.110	218	0.110 ± 0.140	-0.04（-0.06，-0.02）

作者	时程	研究药物	治疗组患者数	治疗组急性加重率	安慰剂组患者数	安慰剂组急性加重率	两组差值（95%CI）
郑劲平，等	1年	羧甲司坦	353	0.084 ± 0.094	354	0.113 ± 0.094	-0.03（-0.04，-0.01）
Decramer，等	3年	NAC	256	0.100 ± 0.110	267	0.110 ± 0.160	-0.01（-0.03，0.01）
Nowak，等	8个月	NAC	147	0.030 ± 0.060	148	0.060 ± 0.120	-0.03（-0.05，-0.01）
Malerba，等	1年	氨溴索	115	0.060 ± 0.080	119	0.070 ± 0.080	-0.01（-0.03，0.01）
Moretti，等	8个月	厄多司坦	63	0.120 ± 0.140	61	0.170 ± 0.170	-0.05（-0.10，0.00）

大型临床试验证明，羧甲司坦能够减少每年 AECOPD 次数达 24%，并延长加重的间隔，且规律服药 6 个月后出现反复 AECOPD 的概率显著降低。标准桃金娘油则可减少冬季急性加重的频率、急性加重时抗生素的使用量并缩短使用时间。另有研究表明，为期 3 个月的山梨醇（每日 2 次，每次 300mg）治疗 $FEV_1 \geqslant$ 预计值 60% 的慢性支气管炎患者，其中 76% 在研究期间无急性加重（安慰剂组只有 58%）。目前虽未有证据显示氨溴索能够预防 AECOPD，但其对基础状况较差者的疗效更为理想。NAC 常规剂量（600mg/d）可能预防未使用皮质激素治疗的慢阻肺患者的急性发作，而笔者的研究显示双倍剂量（1 200mg/d）的 NAC 则可显著降低慢阻肺总体人群的急性发作。

祛痰药还有助于改善生活质量。在为期 1 年的 PEACE 研究中，羧甲司坦治疗组 SGRQ 评分明显低于安慰剂组，其中以症状与活动评分的改善最明显。在一纳入 150 例慢阻肺患者的研究中，治疗结束后厄多司坦组 SGRQ 各维度评分较安慰剂组均有明显改善。但并非所有研究结果一致，BRONCHUS 研究发现 NAC 治疗后治疗组与安慰剂组的 SGRQ 评分均有所改善，且两者之间没有统计学差异。

遗憾的是，目前多数临床研究表明祛痰药尚不能改善肺功能或延缓其下降趋势。为期 7 天的 NAC（每日 2 次，每次 600mg）治疗 AECOPD 住院、$FEV_1 \leqslant 60\%$ 预计值的慢阻肺患者并不能显著改善 FEV_1 和呼吸困难程度。此外，BRONCHUS 研究发现 N - 乙酰半胱氨酸组 FEV_1 比治疗前下降了 54mL，而安慰剂组则下降 47mL，说明为期 3 年的治疗未能有效阻止肺功能的下降。但 NAC 能减少功能残气量，故减少了慢阻肺患者肺泡无效腔量，改善过度肺泡充气。虽然氨溴索及厄多司坦似乎增加 FEV_1，但是厄多司坦治疗组患者的基线 FEV_1 就比安慰剂组高约 200mL，故减除这一差别后祛痰药对 FEV_1 的改善作用即变得不明显。最近关于大剂量 NAC（600mg，每日 2 次）治疗慢阻肺的研究显示可改善小气道功能。

表 5-6 列举了主要临床试验的主要发现，尽管目前未清楚表明肺功能指标及生活质量的改善是因为黏液溶解的作用还是抗氧化作用，可以认为祛痰药对出现频繁慢阻肺急性加重或其急性加重时程较长，或经常需住院治疗的患者疗效较为理想，可以推荐作为该类患者的常规治疗用药。

表 5-6　各种代表性黏痰溶解药物的临床试验结果总结

药物名称	研究者	人选研究总例数	观察时程	药物剂量	主要观察终点	QOL评分	肺功能	慢阻肺恶化概率
N-乙酰半胱氨酸	Decramer,等	523	3年	600mg,每日1次	FEV_1 每年下降量与 AECOPD 频率	无明显变化	无明显变化	无明显变化
羧甲司坦赖氨酸盐	Allegra,等	662	半年	2.7g,每日1次或间歇服用	无 AECOPD 发生率	NA	NA	下降
羧甲司坦	郑劲平,等	709	1年	500mg,每日3次	1年内 AECOPD 出现率	降低	无明显变化	下降
氨溴索	Malerba,等	242	1年	75mg,每日2次	半年及1年内 AECOPD 出现率	NA	无明显变化	下降
厄多司坦	Moretti,等	124	8个月	300mg,每日2次	AECOPD 频率	降低	改善	下降

2. 物理治疗对支气管扩张的疗效评价　物理治疗（振动排痰、体位引流等）是慢性咳痰（特别是支气管扩张）患者的重要治疗手段，其可以有效促进纤毛清除、降低咳嗽的频率及强度。目前对哪种物理治疗方法最有效仍无证据。

据报道英国大多数高年资医师选择循环主动呼吸（深慢吸气后用力呼气，如此反复）以协助患者排痰，而且短期胸部物理治疗（每次 30min）有效增加排出体外的痰量。为尽可能强化排痰效果，英国多数医师仍倾向于联合应用体位引流、振动排痰以及循环主动呼吸。尽管目前仍没有证据表明拍背更有效地协助排痰，但该措施至少不会降低血压或加快心率。

体位排痰主要通过重力对痰液的影响达到排痰的效果，对于中叶或下叶受累的患者而言，侧卧位或头部取低位排痰可能经常加重其气促症状，但是联合使用无创正压通气或间歇性正压通气可能增加患者对体位排痰的耐受能力。此外，痰液黏度较低的患者应用体位排痰的效果更佳，有文献发现联合采用循环主动呼吸及体位排痰患者排出的痰量为取坐位使用循环主动呼吸或振动排痰管者的2倍，提示体位排痰可能是最为重要的物理治疗方法。虽然该报道中患者认为前者更为耗费时间，操作较为困难，但其疗效不可否认。随后有学者提出采用改进体位排痰法，由于开展的临床研究有限，而且纳入受试者数目少，未能得出该方法更有助排痰的结论。

正压呼气法联合循环主动呼吸是有效的物理排痰方法。曾有文献报道振动排痰管的疗效与前两者联合法相当，而且患者对后者的偏爱程度更高。还有研究比较了振动排痰管+深呼吸后咳嗽、深呼吸后咳嗽+体位排痰、深呼吸后咳嗽用于治疗支气管扩张急性加重的排痰效果，结果发现3组患者的痰量以及肺功能指标均无显著差异，但更为偏好使用振动排痰管。此外，在一个对稳定期支气管扩张患者进行的临床试验中，研究者比较了 Acapella 排痰器+体位排痰+用力呼气法与循环主动呼吸+体位排痰的疗效，数据显示两种方法的总体疗效（痰液湿重、用力肺活量指标、氧饱和度、呼吸困难程度、治疗所需时间）相当，多数患者喜好使用 Acapella 排痰器，然而这可能与其使用较为方便、治疗方法较为新颖有关，见图5-3、5-4。以上研究均提示了恰当选择适合患者的排痰方式，对于改善依从性、树立长期治疗的决心有不可忽略的作用，尽管实际疗效与传统疗法相当。

acapella系列产品特点

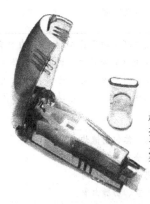
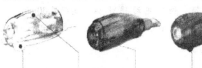

| 标准尺寸的接口将满足大多数药物雾化器 | 清晰的色彩有助于识别清洁度 | 单向吸气阀允许吸入，而不会从患者嘴边漏出 | 呼气阻力/频率可根据治疗要求制定，以满足患者的临床需要 | 远端接口可以方便地契合内径为22mm的管路连接 | 外径约22mm的可连接喉嘴或面罩 |

图 5-3　Acapella 排痰器

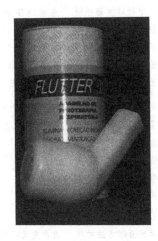
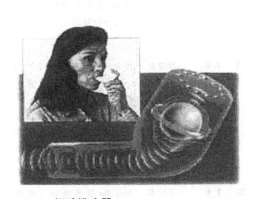

图 5-4　Flutter 振动排痰器

对以上代表性物理排痰手段的研究结果总结于表 5-7。

表 5-7　各种代表性物理排痰手段的临床试验结果总结

研究者	入选例数	观察时程	患者状态	排痰方法	主要评估指标	主要结果	备注
Sutton PP，等	8	4次来院访视	稳定期	坐位 vs 物理治疗 vs 物理治疗+生理盐水雾化 vs 物理治疗+特布他林雾化	痰湿重，痰液清除率	物理治疗配合生理盐水或特布他林雾化显著增加排痰量；联合特布他林雾化者痰液清除率较高	4种方法自身交叉进行；物理治疗手段为用力呼气以及体位引流，生理盐水或特布他林雾化于物理治疗后5min进行

研究者	入选例数	观察时程	患者状态	排痰方法	主要评估指标	主要结果	备注
Patterson，等	20	2次来院访视	稳定期	循环主动呼吸 vs 递增呼吸耐受	治疗后30min的痰湿重	采用循环主动呼吸者排痰量显著多于采用递增呼吸耐受方法受试者	2种方法自身交叉进行；循环主动呼吸指用力呼气动作联合体位排痰
Mazzoc-coMC，等	13	1次来院访视	稳定期	拍背、体位引流	肺功能，动脉血氧饱和度，痰量	拍背、体位引流均较安全，均有效协助患者排痰，且对肺功能、动脉血氧饱和度无显著影响	不详
Eaton T，等	36	18个月	稳定期	振动排痰器（Flut-ter）vs 循环主动呼吸 vs 循环主动呼吸＋体位排痰	痰湿重，患者使用偏好度	采用循环主动呼吸联合体位排痰者排痰量是前两者的2倍；患者更偏好使用振动排痰器	患者的偏好不受上气道症状、胃酸反流、先前是否使用过该器械、疗效的影响
Thomp-sonCS，等	17	4周	稳定期	振动排痰器（Flut-ter）vs 循环主动呼吸	每周痰量、患者使用偏好度	两种治疗方法排痰量相似，治疗期间生活质量、通气功能及 Borg 呼吸困难评分无显著差异；多数患者偏好使用振动排痰器	自身交叉研究
PattersonJE，等	20	3天	稳定期	Acapella 排痰器 vs 循环主动呼吸	痰量、患者使用偏好度	两种治疗方法排痰量相似；多数患者偏好使用振动排痰器	自身交叉研究

3. 新型镇咳药物的临床疗效评价　咳嗽受多种炎症介质以及神经通路共同介导。传统镇咳药非特异地作用于中枢或周围神经，部分药物具有成瘾性且对顽固性咳嗽疗效欠佳。随着对咳嗽机制探讨的深入，目前越来越多的研究强调发现咳嗽的主要受体以及特异性药物的疗效。

目前已知 γ 氨基丁酸（GABA）受体可以介导一过性食管下括约肌松弛，诱发胃酸或胆汁反流而容易导致顽固性咳嗽。巴氯芬是一种 GABA B 型受体激动剂，Zhang 等发现其在餐前90min 给药能够有效减少一过性食管下括约肌松弛的概率（40%），并显著增加食管下括约肌的压力，故胃酸反流发生概率也相应减小，据此他们认为存在胃酸反流相关性咳嗽患者有必要服用 GABA 受体激动剂治疗。Canning 等还比较了氟膦丙胺（lesogaberan）与巴氯芬对治疗豚鼠胃食管反流病模型的效果，他们发现后者剂量依赖性抑制柠檬酸引起的咳嗽反应，但无前者的镇静作用，且对呼吸频率不存在显著影响，因此可能是今后治疗胃酸反流相关性咳嗽的新型药物。遗憾的是，目前相关研究仍较少，GABA 受体激动剂的对其他类型咳嗽以及安全性仍有待探讨。

瞬时受体电位香草酸亚型 1（TRPV1）是一种重要的咳嗽相关性受体，其主要表达于无髓神经纤维末梢中，对温度敏感。目前已知多种介质（三磷腺苷，速激肽，神经生长因子，前列腺素 E2）能够使其活化，通过诱发神经肽释放而最终引起咳嗽。辣椒素是 TRPV1 的选择性受体激动剂且可以呈剂量依赖性诱发咳嗽，临床上可以使用辣椒素评估患者的咳嗽敏感性。重要的是，慢性咳嗽患者支气管 TRPV1 表达增高，提示 TRPV1 受体拮抗剂可能是治疗咳嗽的重要方向。在动物模型中，研究者发现 TRPV1 受体拮抗剂 BCTC 在低浓度下（100nM）即能完全阻断 TRPV1 因内环境 pH 变化的激活。此外，BCTC 对辣椒素诱发的咳嗽拮抗作用随剂量增加而增强，特别是在最高浓度下（3.0mg/kg 体重）BCTC 将咳嗽强度降低至基线水平的 35%。目前该类药物在人体中进行的研究不多，其中 Smith 等对 21 例不明原因咳嗽成年患者（71% 为女性，年龄平均为 53 岁）进行了一项随机双盲、交叉试验，结果发现使用 TRPV1 受体拮抗剂 SB705498 治疗 2 小时后受试者辣椒素激发试验阈值（咳嗽5 次对应的辣椒素浓度）增高了 4 倍，该效应可以一直维持 24 小时。遗憾的是，治疗组与安慰剂组间每小时咳嗽的次数（均为 20～30 次）无显著性差异。

速激肽在咳嗽中也扮演重要角色。Patterson 等对 16 例哮喘患者和 16 例慢性咳嗽患者进行观察，发现患有胃酸反流的哮喘患者诱导痰中速激肽水平显著高于无胃酸反流者，提示速激肽与胃酸反流性咳嗽有关。在豚鼠模型中，NK1、NK2 以及 NK3 受体拮抗剂 SCH206272能够有效抑制内源性速激肽释放，从而减轻咳嗽。而 Chapman 等还观察了 NK1 受体拮抗剂CP - 99994 对犬咳嗽模型的作用，他们发现 10mg/kg 体重的 CP - 99994 在用药 2、6、24 小时后能够分别减少咳嗽频率达 52%、31%、21%，而咳嗽的强度在用药后 6 小时下降 45%。此外，柠檬酸可以通过诱导 P 物质释放，其增高咳嗽敏感性，速激肽 NK1 受体拮抗剂SR140333、NK2 受体拮抗剂 SR48968 以及 NK3 受体拮抗剂 SR142801 均能有效抑制咳嗽反应，且三者的镇咳效果相似，即使在用药前使用 P 物质诱导咳嗽，三者的疗效仍然显著。除了镇咳效应外，速激肽抑制剂 ZD6021 能够呈剂量依赖性地抑制 NK1 受体而减轻血浆蛋白向气道内渗出，还能抑制 NK2 受体而减轻支气管痉挛。以上结果虽令人振奋，但主要为前期试验，尚需人体试验以进一步验证其疗效以及安全性。

（五）发展趋势

近年来祛痰药的应用指征不断拓宽，这有赖于对药理机制认识的不断深入。尽管研究表明祛痰药未能改善慢阻肺患者的用力肺活量，但可以减少急性加重的次数，改善生活质量，由于祛痰药物价格相对便宜，故该药的长期规律应用有望大大减少慢阻肺对社会的经济负担，这对经济较不发达的地区而言意义重大。今后的研究重点可能包括：①新开发的祛痰药（特别是黏痰溶解药物）对预防慢阻肺急性加重的作用；②黏痰溶解药物对体内氧化负荷及氧化应激传导通路的影响；③大剂量与常规剂量祛痰药对慢阻肺急性加重的预防作用的异同；④祛痰药对支气管扩张患者排痰、肺功能、生活质量的影响；⑤纤毛促动药物（标准桃金娘油等）对支气管扩张与慢阻肺患者气道上皮纤毛摆动的影响。此外，既往对物理治疗的研究有限，其对慢性呼吸道疾病的疗效尚不够明确，因此有必要探讨排痰器对支气管扩张与慢阻肺患者中远期痰量、生活质量、肺功能的影响，这将有助于增强排痰效果，减轻患者的气道炎症负荷、清除病原体及减轻气道闭陷。

咳嗽一直是呼吸科患者求诊的主要症状，现已明确多种炎症介质或物理因素均可诱发或影响咳嗽。传统镇咳药疗效虽已得到公认，但仍欠缺特异性。针对主要炎症介质的新型周围性镇咳药物可能是今后研究开发方向，包括：①探讨 GABA 受体激动剂、TPRV1 受体、NK 受体拮抗剂的应用指征；②新型镇咳药对上气道咳嗽综合征、特应性咳嗽的有效性评估；③中枢性非依赖性镇咳药物对不明原因咳嗽的有效性及安全性评估。此外，不少传统中药（如苏黄止咳胶囊、橘红等）也具有显著的镇咳功用，明确其疗效以及安全性，并与主流镇咳药物进行比较，有助于了解其使用的适应证，拓展我国中医药在呼吸科疾病治疗中的应用。

（1）临床重要知识总结：①黏痰较多的患者建议使用祛痰药，必要时（如支气管扩张）可以联合应用物理治疗。②咳嗽较为严重，非器质性病变导致的咳嗽，或针对病因治疗起效时间较长者，均可推荐镇咳药。③黏痰溶解药物除降低痰液黏度、有助于痰液排出外，还具有抗炎、抗氧化作用，减少慢阻肺急性加重，且既往急性加重越频繁者效果越突出，规律服用时间越长者疗效也越显著。④各种物理治疗的祛痰作用相似，联合应用可以大大增强排痰效果。⑤部分镇咳药物具有成瘾性，或不宜与中枢兴奋剂联用，临床医师要把握好使用适应证及禁忌证。⑥GABA 受体激动剂对胃食管反流相关性咳嗽有一定疗效。⑦TPRV1、NK 受体拮抗剂均有显著的镇咳作用，后者还具有减轻气道内血浆渗出以及气道痉挛作用。

（2）有待进一步探讨的热点：①黏痰溶解药对人体内氧化负荷及氧化应激的影响。②大剂量祛痰药对慢阻肺、支气管扩张急性加重的预防作用。③排痰器对支气管扩张患者中远期痰量、生活质量、肺功能的影响。④祛痰药对支气管扩张患者排痰、肺功能、生活质量的影响。⑤特异性镇咳药物对胃食管反流、不明原因咳嗽的疗效及安全性。⑥TPRV1 受体、NK 受体拮抗剂的应用指征。⑦GABA 受体激动剂、TPRV1 受体、NK 受体拮抗剂与常用镇咳药的有效性比较。

（王　慧）

第四节　雾化吸入治疗

（一）概述

雾化吸入治疗（aerosol therapy）是指用雾化装置将药液、药物分散成细小的雾滴或颗粒以气雾状喷出，经呼吸道吸入，直接由黏膜吸收给药达到治疗效果的给药方式。通过雾化吸入给药，可以达到缓解支气管痉挛、稀化痰液、防治呼吸道感染的作用。

雾化吸入疗法是现代呼吸系统疾病的重要方法之一，在许多呼吸系统疾病，如慢性阻塞性肺疾病（COPD）、支气管哮喘等中，均可以使用雾化吸入治疗。在施行气管内插管、气管切开及机械呼吸机使用时，亦是必不可少的治疗措施。因直接作用到治疗部位，雾化吸入治疗比口服药物治疗的优点是药物的有效浓度高，起效快，用药剂量小，不良反应少或轻而占优势。

（二）目的

通过雾化吸入给药，可以达到缓解支气管痉挛、稀化痰液、湿化气道、控制呼吸道感染、改善通气功能、预防呼吸道感染、间歇吸入抗癌物质治疗肺癌等目的。

（三）原理

雾化吸入治疗是利用射流原理，将水滴撞出为微小雾滴悬浮于气体中，形成气雾剂进入呼吸道内。人类呼吸道具有完善的防治外部颗粒物质吸入的机制，因此，雾化治疗的效果在很大程度上取决于雾化颗粒到达的部位。影响雾化颗粒到达部位的因素包括：雾化颗粒的大小、物理特性、温度和湿度、通气方式。

1. 雾化颗粒的大小　雾化颗粒大小与其沉降深度呈反比，颗粒越大，越易于脱出携带气流而沉降，也就越不容易到达远端气道。通常以内径中位数（mass median aerodynamic diameter，MMAD）作为衡量雾化颗粒大小的指标，常用雾化吸入剂所包含的雾化颗粒大小和形状不一，当假定颗粒大小呈正态分布时，MMAD 指雾化颗粒的中位数，即理论上各有 50% 的颗粒大于和小于该数值。通常医用雾化吸入剂的 MMAD 为 $1 \sim 10\mu m$，$>5\mu m$ 的雾化颗粒被阻挡于上呼吸道。$0.5 \sim 2\mu m$ 的颗粒通常可达第 10 级支气管，部分可进入肺泡。$<0.5\mu m$ 的颗粒由于质量太小，具有悬浮稳定性，无法沉降，随呼气呼出。即便这种小颗粒沉降在下呼吸道，其所携带的药物容量很小，也产生不了足够的药理作用。

2. 雾化颗粒的物理特性　除颗粒大小外，其他物理特性也影响到其沉降。

（1）惯性：吸入气流随气道弯曲而转向，而悬浮在气流中的雾化颗粒则可能由于惯性的作用沉积在气道转弯处。颗粒越大，惯性越强，沉积的越多。此外，当吸入气流流速加快时，颗粒沉积也越多。当吸入气流流速 $>1L/s$，多数颗粒会沉积在上呼吸道弯曲处，尤其是会厌后壁。因此，对非人工气道患者进行雾化吸入治疗时，应指导患者控制吸气速度。

（2）重力：雾化吸入颗粒越大，越容易脱出携带气流而沉降在近端气道。这其实是由于重力对颗粒的作用，颗粒的沉降速率等于其密度和直径平方的乘积。另一方面，携带气体的密度也影响雾化吸入颗粒的沉降。携带气体的密度越高，气体与颗粒间碰撞的机会也越大，颗粒也越易于悬浮在携带气流中。氦气的密度低于氮气，因此与空气相比，经氦氧混合气雾化的效果不佳。

（3）雾化颗粒的动态变化：在吸入气流的运动过程中，气溶胶颗粒的大小也可能发生变化，而使沉降部位发生改变，吸收周围水分、体积增大的称为吸湿颗粒，如固体药物和高渗盐水。应用高渗盐水进行雾化的治疗主要是协助排痰，由于其具有吸湿特性而主要沉降在大气道，因而有诱发咳嗽的功能。低渗盐水在随吸入气流的过程中不断蒸发，体积缩小，更易于到达远端气道，等渗颗粒的体积基本不发生变化。

3. 温度和湿度　吸入气体的温度和湿度通过改变雾化吸入颗粒的体积也能影响其沉降。低于室温的雾化吸入颗粒进入气道后，在相对温暖的环境下被蒸发，体积虽小，更易到达呼吸道深部。而加温雾化气体吸入则相反。周围湿度主要影响干粉雾化吸入颗粒，固体雾化吸入颗粒在较高湿度下吸收水分，体积增大，气道穿透力减弱。

4. 通气方式　通气方式明显影响雾化吸入治疗的效果，在实施雾化治疗时应了解这些影响的作用机制，以期充分发挥治疗作用。

（1）吸入流速和呼吸频率：由于惯性的影响，吸气流速越快，雾化吸入颗粒越易沉降在上呼吸道。呼吸急促时，吸气峰流速 $<0.5L/s$ 时，吸气气流呈层流模式，雾化颗粒到达远端气道的机会明显增加。平静吸气时的峰流速约为 $30L/min$，相当于 $0.5L/s$。对于自主呼吸的患者，应指导患者缓慢吸气，并加以吸气末屏气，以降低雾化颗粒的惯性，提高雾化疗效。潮气量对雾化疗效的影响尚不确定。虽然较大潮气量能携带更多的雾化颗粒，但现有临

床研究并未证实加大潮气量能改善雾化颗粒在远端气道的沉降。

（2）气道内径：气道内径是另一个影响雾化颗粒沉降的重要因素。当出现支气管痉挛、水肿、分泌物增多时，气道口径减少，雾化颗粒更易沉降在上呼吸道或较粗的支气管。在进行雾化治疗之前清理呼吸道分泌物，能改善疗效。

（3）经口和鼻呼吸：经鼻呼吸时，鼻腔会过滤掉直径在 $5\sim10\mu m$ 的雾化颗粒。经接口器进行雾化吸入的效果明显优于经面罩吸入。现行指南推荐，对于年龄 <3 岁的患者，应选择经面罩雾化吸入；而对于年龄 >3 岁的患者，应尽可能选择经接口器或定量吸入器进行雾化吸入。

（4）机械通气：呼吸机管路可能影响雾化颗粒的沉降。当雾化器安装在呼吸回路吸气支距气道口 45cm 处时的雾化效果最好，安装在 "Y" 形接头与人工气道之间的效果也不差。此外，机械通气时的峰流速、潮气量和吸气时间的设置也影响雾化颗粒沉降，在操作时应予以注意。

呼吸道病变程度也影响药物的吸收，如气管黏膜的炎症、肿胀、痉挛，分泌物的潴留等病变，雾气吸入的流量就小，药物不易吸入外周小气道。

雾化吸入治疗时，临床上拟定的投药剂量不会毫无损失地等于实际吸入剂量。一般实际吸入的有效质量仅占投药剂量的 1/4 左右，大部分药雾在呼气时呼出，或在吸气时漏失，有些则停留在口咽部或留在雾化器内。所以在拟定投药剂量时必须根据不同病情选择相应有效剂量的药量。

（四）雾化吸入装置的分类及优缺点

产生雾化的装置按其原理分为气动式雾化器和电动式雾化器，气动式又包括定量吸入器。

1. 压力定量式吸入器　是利用手压制动、定量喷射药物颗粒的递送装置，通常用于支气管扩张剂和抗过敏药物的雾化吸入。雾化器有储雾罐和定量阀组成，外接喷口、接口器或专门用于呼吸机的推动器。储物罐内包含助推剂和药物，倒置储物罐，连接推动器后手动按压，定量阀内的助推剂遇大气后迅速蒸发后喷射，形成雾化药物颗粒。如沙丁胺醇气雾剂、爱全乐气雾剂、必可酮气雾剂等，大部分使用的助推剂是氟利昂。为避免大气污染，现在越来越多选择氢化氟烷作为助推剂。后者的优点是携带方便、操作简单；缺点是助推剂迅速蒸发使雾化颗粒喷出速度很快，仅有 10% 到达下呼吸道。使用时注意以下几点：①周围环境温度越低，储物罐中的压力越低，喷射时形成的雾化颗粒较大而沉积上呼吸道，到达下呼吸道的药量就越少。因此要嘱咐患者在寒冷天气使用时保持雾化器温度，置于贴身衣袋或手握一段时间。②使用前将雾化器充分振摇，使得药物和助推剂充分混匀，长时间停用后再次使用时，因头几次喷雾药物浓度较低，可放空喷射 2 次。③对患者进行吸入药物方式指导，将雾化器喷口置于口腔前端，将呼气末吸气初按压雾化器，尽量缓慢吸气，吸气末屏气 4~10 秒。目前有将定量雾化器连接于呼吸机应用，将推动器和储雾罐安装在呼吸机回路吸气支，并确保气密性，调整呼吸比 >1:3，振摇定量雾化器，并安装至推动器接口上，在呼吸机开始送气时按压雾化器，间隔通常为 3~10 分钟，每次操作完可将推动器保留在呼吸机回路中，避免反复拆装造成通气中断或管道漏气。

2. 干粉吸入器　粉状药物如布地奈德、舒利迭等可与吸气同步，吸入效果较好，且不需要助推剂，不含氟利昂。主要有旋转式、蝶式和涡流式。吸入药物雾化颗粒后需要屏气约

10 秒，若是屏气不足将降低雾化吸入的效果。指导患者正确使用雾化器很重要。

3. 超声波雾化器　超声波雾化器是应用超声波声能，将药液转化成细微的气雾，由呼吸道吸入，达到治疗目标。超声波雾化器生成的雾化颗粒在 $1 \sim 10\mu m$ 范围内，超声波频率越高，颗粒越小；超声波的振幅决定雾量多少，振幅越大，输出雾量越多。超声雾化器的液体输出量大于喷射雾化器，可达到 6mL/min。其优点是雾量大小可以调节，雾滴小而均匀；缺点是在工作中产热，可能使药物结构破坏，或使药物蒸发造成药液浓缩，影响临床疗效。超声雾化吸入应用的各种药物必须是水溶性的，稳定性好、黏稠度低及适宜人体组织的胶体渗透压；药液浓度太高不易起雾；药液对黏膜不宜有刺激性；酸碱度要接近中性；注意不要引起过敏反应。超声波雾化器也可以用于呼吸机，使用中注意：①将雾化器安装在呼吸回路的吸气支；②按产品要求加入雾化液，一般为 $4 \sim 6mL$；③每次雾化治疗应连续雾化直到无雾气产生；④治疗结束后应将雾化器拆除。

4. 喷射式雾化器　喷射式雾化器是利用压缩空气、高速氧气气流，使药液形成雾液，再由呼吸道吸入，并且又可解决缺氧问题，达到治疗的目的。要求雾化液 >4mL，设置压缩空气或氧气的驱动流速为 $6 \sim 8L/min$。临床上有电动喷射雾化器、氧动喷射雾化器。

（五）雾化吸入治疗适应证和禁忌证

1. 适应证　①各种急性和慢性呼吸道感染（包括真菌感染），如咽炎、喉炎、气管炎、支气管炎、毛细支气管炎、肺炎等。②慢性阻塞性肺疾病（慢性支气管炎、肺气肿、支气管哮喘）以及肺心病并发感染、痰液黏稠、排痰困难或有支气管痉挛呼吸困难者。③气管内插管式气管切开术后，通过雾化吸入以湿化气道，加入适当抗菌药物预防或控制肺部感染。④全身其他疾病引起的肺部并发症如肺不张、肺部感染；胸外科手术后、声带息肉术后、呼吸道烧伤及麻醉后呼吸道并发症的预防和治疗。⑤肺结核、矽肺等疾病的局部给药。⑥还可进行家庭、病房内微小气候的改善，以供疾病防治、保健疗养和康复治疗之用。

2. 禁忌证　急性肺水肿、支气管哮喘患者不宜提倡，用超声雾化因颗粒过小，较多点进入肺泡，过饱和的雾液可引起支气管痉挛而使哮喘症状加重。

（六）雾化吸入治疗药物选择

1. 非药物性吸入　非药物性雾化吸入主要由无菌水和等渗、高渗或低渗生理盐水制成。经雾化吸入冷却的无菌水或生理盐水作用部位主要在上呼吸道，目的是减轻上呼吸道黏膜水肿。适应证包括咽炎、声门下水肿、气管插管拔除后水肿、声音嘶哑，以及上呼吸道侵入性操作后常规护理（如全身麻醉、纤维支气管镜检查等）。

2. 上呼吸道雾化吸入　上呼吸道雾化吸入的适应证：①减轻上呼吸道水肿和炎症。使用激素和拟交感药物雾化吸入。②上呼吸道表面麻醉。局部麻醉药。

3. 下呼吸道雾化吸入　下呼吸道药物性吸入是雾化治疗的主要部分。

（1）湿化剂：0.45% 盐水（蒸馏水与生理盐水各半），用于湿化痰液。

（2）支气管扩张剂：支气管扩张剂主要用于解除支气管痉挛，常用药物如下。

抗胆碱能药物：常用药物为异丙托溴铵，水溶液浓度为 0.025%。成年人每次 2mL，儿童每次 $0.4 \sim 1mL$，加入等量生理盐水雾化吸入，也可直接原液吸入，每日 $2 \sim 3$ 次。吸入剂量的 $10\% \sim 30\%$ 沉积在肺内，胃肠道黏膜吸收量少，对呼吸道平滑肌具有较高的选择性。吸入后 $10 \sim 30$ 分钟起效，$1 \sim 2$ 小时作用达高峰，1 次吸入后作用可维持 $6 \sim 8$ 小时。其主要用于COPD急性发作以及支气管哮喘急性发作时的治疗。该药物的不良反应极小，但也有吸入后引起急性尿潴留的报道。因此，对于前列腺肥大、青光眼以及妊娠及哺乳期妇女慎用。

β_2 - 受体激动剂：目前临床上常用的药物有沙丁胺醇。其水溶液浓度为0.05%，雾化后形成直径2~4μm的气溶胶颗粒，经吸入给药10%~20%可达下呼吸道。常规使用剂量为2mL药物加等量生理盐水雾化吸入。吸入后5分钟即可起效，15分钟可达高峰，药效可维持4~6小时。其主要用于重症支气管哮喘发作以及COPD有明显支气管痉挛的患者。由于此类药物对心脏和骨骼肌的β受体也有部分激动作用，所以部分患者吸入后会出现心悸和骨骼肌震颤。有器质性心脏病、高血压、甲状腺功能亢进的患者应慎用此类药物。

糖皮质激素类：布地奈德为常用药物，具有局部高效和全身安全的特点。药物浓度为1mg/mL，每次使用2mL，每日2~3次。经气雾给出的药量中约10%沉积在肺部，成年人分布容积约300L，儿童为3.1~4.8L/kg，显示其具较高的组织亲和力，可发挥强有力的局部抗炎作用，小剂量就能起到治疗作用。雾化吸入抗炎作用，适用于重症支气管哮喘急性发作的治疗，尤其适用于儿童哮喘患者。如果与抗胆碱能药物及（或）β_2 - 受体激动剂联合雾化吸入，治疗效果更佳。普米克令舒抗炎强度是地塞米松的1 000倍，是美国FDA批准唯一可雾化吸入的皮质激素、孕期B类用药，目前没有配伍禁忌。应当注意的是，医师要叮嘱患者在雾化吸入后彻底漱口，以防止出现口腔、咽喉部黏膜念珠菌感染。

祛痰药：黏液脓栓或黏稠分泌物是气道阻塞的常见病因，并常使肺功能损害加重、诱发感染。雾化吸入疗法本身就是一种良好的祛痰性治疗，常用有蒸馏水、生理盐水、2%~4%碳酸氢钠溶液、0.02%呋喃西林溶液、5%~20%乙酸半胱氨酸（痰易净）5~10mL/次作雾化吸入可获良好的祛痰和消炎作用。高渗溶液如3%盐水或4%~5%碳酸氢钠是利用其高渗作用向组织吸收一部分水分，使痰液变稀。常用祛痰药还有氯化铵、碘化钾、安息香酸酊等刺激性祛痰药。α - 糜蛋白酶为酸性蛋白酶，具有祛痰、消除炎症和水肿的作用。α - 糜蛋白酶虽能降低痰液黏稠度，使痰液稀释易排出，但长期雾化吸入会导致气道上皮鳞状化生，并偶可致过敏反应，目前已很少应用。盐酸氨溴索可调节呼吸道上皮浆液与黏液的分泌；刺激肺泡Ⅱ型上皮细胞合成与分泌肺泡表面活性物质，维持肺泡的稳定；增加呼吸道上皮纤毛的摆动，使痰液易于咳出。其溶液浓度为15mg/mL。成年人每次2~4mL，每日2~3次雾化吸入。

平喘药：是一类扩张支气管药物，可解除支气管平滑肌痉挛；由于此类药可使小动脉及微小动脉收缩，减少血流量，降低静脉水压，从而减轻支气管充血和水肿；舒喘灵每次0.2mL，麻黄素每次15~30mg，氨茶碱每次0.25。

抗感染药物：有研究表明，雾化吸入抗生素对呼吸系统感染有一定的治疗作用。间歇或短期预防性吸入抗生素可以有效降低上呼吸道革兰阴性菌的菌落形成率。常用药物：青霉素每次5~10mL，加入生理盐水5~10mL皮试后应用；庆大霉素每次2万~4万单位加生理盐水10mL；红霉素每次0.15~0.3g加生理盐水10mL稀释；制霉菌素每次2万~3万单位加生理盐水10mL稀释。所有抗生素注射液均可作吸入治疗，但临床应用较广，疗效肯定的是庆大霉素和多黏菌素E。前者为液体，较稳定，黏度低，起雾速度快，局部刺激小，过敏反应小；后者溶于水，药液稳定，在室温放置一周不影响效价。青霉素过敏率高；链霉素、卡那霉素黏度较大；红霉素浓度高时易泡化，雾化速度慢；四环素、新霉素、红霉素有局部刺激性；氯霉素味极苦，配伍禁忌多，只能单用。目前，临床上将抗生素雾化吸入，主要用于治疗重症患者并发革兰阴性菌感染的医院获得性肺炎。需要注意的是覆盖在呼吸道上皮的表层液体为等渗液，pH 为中性。吸入抗生素的渗透压过高或 pH 过低会引起咳嗽，甚至导致气道痉挛。硫酸妥布霉素和头孢他啶的 pH 适于吸入给药，吸入的抗生素应溶于生理盐水中，浓度为 100mg/mL。注意抗感染雾化吸入只能作为全身抗感染治疗的辅助和补充，不宜单独使用，不能代替全身用药。也有使用抗病毒药利巴韦林治疗儿童呼吸道合胞病毒感染的报道。

中草药：鱼腥草、穿心莲、板蓝根、银黄、野菊花、双黄连等中草药有较好的消炎作用，用于雾化吸入治疗均有一定的疗效。

联合用药：为了增强雾化吸入的效果，或缩短雾化吸入的时间，医师会把多种药物溶液或混悬液混合后让患者同时吸入。如抗胆碱能药物与 β_2 - 受体激动剂联合应用具有协同作用，扩张支气管的作用更强，具有起效迅速、作用持久的特点。临床可以使用上述 2 种药物各 2mL 进行雾化吸入。但将液体混合吸入时一定要注意各种药物的物理和化学特性及其相容性，是否存在配伍禁忌等。

一般来说，异丙托溴铵、沙丁胺醇、氨溴索、妥布霉素可以配伍。布地奈德可以与特布他林、沙丁胺醇、色甘酸钠、异丙托溴铵、非诺特罗、乙酰半胱氨酸配伍，但不推荐将异丙托溴铵与色甘酸钠配伍使用，因为两者混合后可生成类似于油质、非晶体的配合物而出现沉淀。妥布霉素不能与布地奈德和色甘酸钠配伍。虽然有些药物可以稳定配伍，但混合后其空气动力学特性可能改变，温度、配置后的储存时间、混合后雾化杯中液体量的增大都可能影响雾化效果。

糖皮质激素的注射剂型如地塞米松、氢化可的松等经呼吸道局部雾化吸入时，产生的雾化颗粒较大，达不到 $3 \sim 5\mu m$ 的有效颗粒，因而药物只能沉积在大气道。由于其结构中无亲脂性基团，因而与糖皮质激素受体的亲和力较低，局部抗炎作用弱。另外，其水溶性较大，与气道黏膜组织结合较少，肺内沉积率低，很难产生疗效。茶碱虽然可以扩张支气管，但对气道上皮有刺激作用，故临床上不主张用于雾化吸入治疗。

庆大霉素由于其分子中含多个羟基和碱性基团，属碱性、水溶性抗生素，在碱性环境中呈非解离状态，作用效果好。而脓痰的酸性和厌氧环境常影响氨基糖苷类的抗菌活性，故此类药物用于雾化吸入有一定局限性。有动物试验表明，庆大霉素既会对气道黏膜产生刺激作用，从而引发炎性反应，气道内炎症细胞及介质聚集，继发性自由基损害等；又会对气道黏膜产生毒性，使气管黏膜上皮表面黏液纤毛清除功能受损。

另外，有研究者发现，使用生理盐水 1mL 加庆大霉素 4 万单位，每日 2 次雾化吸入，在第 7 天时可导致巨噬细胞的吞噬功能下降，削弱了肺部清除病原体的能力。在临床使用雾化吸入治疗时，医务人员除了要注意选择药物及其配制等因素以外，还应该注意根据患者的情况及时调整雾化吸入药物的配伍，达到雾化吸入的最佳效果。

现将雾化吸入常用药物的应用与剂量列表 5 - 8。

表 5 - 8 常用雾化吸入药物的应用与剂量

抗生素	临床应用	雾化常用剂量
阿米卡星	非囊性纤维化支气管扩张，非结核分枝杆菌感染	500mg，每日 2 次
庆大霉素	非囊性纤维化支气管扩张急性加重	80mg，每日 2 次

抗生素	临床应用	雾化常用剂量
妥布霉素	囊性纤维化的长期抑制治疗，预防或根除性治疗；治疗 HAP；非囊性纤维化支气管扩张的长期抑制治疗或急性加重期治疗	300mg，每日 2 次
氨曲南	囊性纤维化的长期抑制治疗	75mg，每日 2 次，28 天
头孢噻肟或头孢拉定	治疗 HAP，非囊性纤维化支气管扩张的长期抑制治疗	250mg，每 12 小时 1 次；500mg，每 6h1 次
两性霉素脂质体	血液恶性肿瘤或肺移植后预防侵袭性曲霉感染	20~25mg/d，分 1~2 次；12.5mg，每周 2 次，连续 2 天
多黏菌素	治疗或根除囊性纤维化病原，治疗 HAP，非囊性纤维化的长期抑制治疗	80~160mg，每日 2 次

（七）雾化吸入治疗的不良反应和并发症

1. 不良反应 如下所述。

（1）痉挛性呛咳：表现为吸入后呛咳较重，气喘、呼吸困难比吸入前明显，听诊肺部哮鸣音加重。原因是开始时雾化量调至最大，大量雾化液急剧进入气管可能会使气管痉挛；患者本身气道高反应性高，吸入方法不当后症状加重；部分药液颗粒过猛过快吸入呛入细支气管或肺泡出现呛咳或支气管痉挛。

（2）口腔局部不良反应：表现为口干、恶心、口苦。原因是不注意口腔清洁，吸入浓度过大、刺激性强的药液所致。

（3）吸入损伤后咽喉部出现感染：吸入药液浓度较高使咽喉部受到刺激，加上反复咳嗽用力，导致咽喉部黏膜损伤，抵抗力下降，发生感染。

（4）呃逆：由膈肌痉挛引起，是一种神经反射动作，可能是雾化吸入治疗时，吸入的大量气雾颗粒通过食管时刺激膈肌引起的，也可能是气雾颗粒刺激迷走神经、膈神经反射性地或直接诱发膈肌收缩所致。

（5）声带喉头水肿：吸入药液颗粒撞击声带，沉积于声带引起机械刺激所致，患者声音嘶哑、突然憋气、呼吸困难、窒息感等。

2. 并发症 如下所述。

（1）感染：雾化治疗中可能携带病原微生物，可能对雾化治疗的患者、医护人员造成污染。年老体弱的患者自身免疫功能减弱，较长时间用抗生素雾化吸入，可诱发口腔的真菌感染。如雾化器消毒不严格引起的感染主要是肺部感染，表现为不同程度的高热；肺部听诊有啰音；肺部 X 线片有炎症的改变；痰培养可见细菌生长。如为患者自身免疫力下降引起的口腔感染，则多为真菌感染，舌头和口腔内壁可能会出现乳黄色或白色的斑点；患者自觉口腔疼痛，甚至拒绝进食。

目前对于感染的预防与处理原则为：①定期消毒雾化器，避免污染和交叉感染。湿化器和雾化器内应注无菌溶液，每24小时更换1次。②口含嘴最好专人专用，如行氧气雾化治疗，雾化器专人专用，每日更换。③如口腔真菌感染需注意口腔卫生，加强局部治疗，如可用2%~4%碳酸氢钠溶液漱口，使口腔呈碱性，抑制真菌生长；或用2.5%制霉菌素甘油涂于患处，每日3~4次，有抑制真菌的作用；此外亦可用1%甲紫（龙胆紫）水溶液、1%过氧化氢（双氧水）或复方硼砂液含漱，一般无须全身使用抗真菌药物。④给予富含大量维生素或富有营养的食物。⑤肺部感染者选择适当的抗菌药物治疗。

（2）呼吸困难：由于黏稠的分泌物具有吸水性，长期积聚支气管内的黏稠分泌物因雾化吸入水分后膨胀，使原部分堵塞的支气管完全堵塞；雾化吸入水分过多，引起急性肺水肿的发生，导致呼吸困难；雾化吸入时间较长使机体处于慢性缺氧状态，组织细胞代谢障碍，供给肌肉运动能量不足，呼吸肌容易疲劳，而雾化吸入又需要患者做深慢呼吸快速呼气，增加呼吸肌的负担；高密度均匀气雾颗粒可分布到末梢气道，若长时间吸入 >20min 可引起气道湿化过度或支气管痉挛；药物过敏或雾化药物刺激性大导致的支气管痉挛。这些原因导致临床雾化吸入过程中出现胸闷，呼吸困难，不能平卧，口唇、颜面发绀，表情痛苦，甚至烦躁、出汗等。

预防与处理：①选择合适的体位，让患者取半卧位，以使膈肌下降，静脉回心血量减少，肺瘀血减轻，增加肺活量，以利于呼吸。帮助患者拍背，鼓励其咳嗽，必要时吸痰，促进痰液排除，保持呼吸道通畅。②持续吸氧，以免雾化吸入过程中血氧分压下降。③加强营养，以增加患者的呼吸肌储备能力。④选择合适的雾化吸入器，严重阻塞性肺疾病患者不宜用超声雾化吸入，可选择射流式雾化器，吸入时间应控制在 5～10 分钟及时吸出湿化的痰液，以免阻塞呼吸道，引起窒息。⑤对于某些患者，如慢性阻塞性肺疾病的患者或哮喘持续状态的患者湿化量不宜太大，一般氧气流量 1～15L/min 即可，不宜应用高渗的盐水。

（3）缺氧及二氧化碳潴留：超声雾化吸入时雾化的冲力比空气中氧的冲力大，加上吸入气体含氧量低于正常呼吸时吸入气体氧含量，容易导致缺氧；超声雾化雾滴的温度低于体温，大量低温气体的刺激，使呼吸道痉挛进一步加重，导致缺氧；大量雾滴短时间内冲入气管，使气道阻力增大，呼吸变得浅促，呼吸末气道内呈正压，二氧化碳排出受阻，造成缺氧和二氧化碳潴留；慢性阻塞性肺气肿患者的通气及换气功能障碍时，大量超声雾化不仅影响正常的氧气进入，也不利于二氧化碳的排出，加重了缺氧和二氧化碳潴留。患者表现为胸闷、气短等不适，查体示呼吸浅快，皮肤、黏膜发绀，心率加快，血压升高，血气分析结果表明氧分压下降、二氧化碳分压升高。

预防与处理：①使用以氧气为动力的氧气雾化吸入，氧流量 6～10L/min，氧气雾化器的外面用热毛巾包裹，以提高雾滴的温度，避免因吸入低温气体引起呼吸道痉挛。②对于缺氧严重者（如慢性阻塞性肺气肿患者）必须使用超声雾化吸入时，雾化的同时给予吸氧。③由于婴幼儿的喉及气管组织尚未发育成熟，呼吸道的缓冲作用相对较小，对其进行雾化时雾量应较小，为成年人的 1/3～1/2，且以面罩吸入为佳。

（4）呼吸暂停：主要发生原因可能为，雾量多且大致使整个呼吸道被占据，氧气不能进入呼吸道而导致缺氧状态；大量低温气体突然刺激呼吸道，引起患者呼吸道反应性血管收缩导致呼吸道痉挛，使有效通气量减少，加重缺氧而窒息；蛋白溶解酶的应用和气体湿度增加使气道内的痰液溶解和稀释，体积增加，如不能及时排出，可造成气道阻塞。患者在雾化过程中突然出现呼吸困难，皮肤、黏膜发绀，严重者可致呼吸、心跳暂停。

预防与处理：①使用抗生素及生物制剂做雾化吸入时应注意因过敏引起的支气管痉挛。②正确掌握超声雾化吸入的操作规程，首次雾化及年老体弱患者先用低档，待适应后再逐渐增加雾量，雾化前机器需预热 3min 避免低温气体刺激气道。

（5）过敏反应：雾化吸入药物在使用过程中会出现过敏，过敏原因与其他途径给药一致。在雾化吸入的过程中患者出现喘息，或原有的喘息加重，全身出现过敏性红斑并伴全身的寒战，较少出现过敏性休克。

预防与处理：①在行雾化吸入之前，询问患者有无药物过敏史。②患者出现临床症状时，马上中止雾化吸入。③观察生命体征，建立静脉通道，应用抗过敏药物如地塞米松等。

（八）雾化吸入的治疗方式

一般病情轻、可自行配合的患者，可选用口含式喷头，并嘱其将口腔内分泌物吐出，勿反流至雾化罐，影响药物浓度。对于意识不清、长期卧床者，则需选择面罩式喷头。

1. 吸入方式 如下所述。

（1）开放式面罩：最常用，将面罩置患者口鼻前，不完全密闭。

（2）呼吸器：超声雾化器与呼吸器送气管串联应用。

（3）手捏加压吸入：超声雾化器与带有呼吸阀门及手捏开关的加压吸入装置相连，由患者自己控制，作间歇正压吸入。

2. 吸入时间、雾化量及疗程 通常每次吸入 10~20 分钟，雾量于开放式面罩每分钟耗水量 1~2mL，勿超过 3mL，婴幼儿不超过 1mL。每日 1~6 次，一般 2~3 次，一个疗程 1~2 周。

（九）雾化吸入治疗时的注意事项

（1）雾化液每日新鲜配制，每次吸入药量用蒸馏水或生理盐水 30~50mL 稀释后放入雾化罐内。

（2）每次雾化吸入时间 ≤20 分钟，如用液体过多应计入液体总入量内，若盲目用量过多有引起肺水肿或水中毒的可能。

（3）雾化前先漱口，清除口腔内分泌物、食物残渣；雾化时应做慢而深的吸气，吸气末稍停片刻，使药液充分吸收；雾化吸入后应漱口，防止激素在咽部聚集，用面罩者应洗脸。

（4）雾化吸入有增加呼吸道阻力的可能，观察患者有无呛咳或气管痉挛，当雾化吸入完几个小时后，呼吸困难反而加重，除警惕肺水肿外，还可能由于气道分泌物液化膨胀阻塞加重之故。

（5）预防呼吸道再感染，由于雾滴可带细菌入肺泡，故有可能继发革兰阴性杆菌感染。细菌来源：患者口腔、上呼吸道、雾化液的污染。所以不但要加强口、鼻、咽的卫生护理，还要注意雾化器、室内空气和各种医疗器械的消毒。

（6）氧动雾化吸入应注意用氧安全以及氧流量大小。

（7）治疗后 1~2 小时内注意拍击患者胸背，并鼓励患者咳嗽。

（8）避免雾化吸入治疗的呼吸道交叉感染，每次治疗结束时，面罩、雾化罐及管道要清洁，及时用 1‰ 苯扎溴铵（新洁尔灭）浸泡消毒，铜绿假单胞菌的污染要用甲醛液在密闭箱内熏。

（9）注意防止药物吸收后引起的不良反应或毒性作用，如异丙肾上腺素易引起心律失常等；过多长期使用生理盐水雾化吸入，会因过多的钠吸收而诱发或加重心力衰竭；注意防止雾化吸入某些药物（如氨茶碱、庆大霉素等）的同时，进行全身治疗也使用同类药物，致使毒性叠加而造成严重后果。

（路瑞军）

第六章

重症急性呼吸综合征

重症急性呼吸综合征（severe acute respiratory syndrome，SARS）是世界卫生组织（WHO）于 2003 年 3 月公布的医学名词，SARS 的病原体为新型冠状病毒（SARS - CoV）。SARS 的临床特点为发生弥散性肺炎及呼吸衰竭，较过去所知的病毒、衣原体、支原体和肺炎军团病菌引起的非典型肺炎远为严重，故取名为"重症急性呼吸综合征，SARS"。本文在收集现有临床资料的基础上写成，实际上 SARS 的临床特点尚未被临床医师完全认识，内容有待于不断更新。

2002 年 11 月份开始，我国广东等地陆续有"传染性非典型肺炎"病例的报道，并且逐渐波及国内其他省市，截至 2003 年 7 月 10 日，我国共有 26 个省市报道。累计报道 SARS 病例 5 327 例，死亡 349 例，平均死亡率为 6.5%。病例主要集中在北京、广东、山西、内蒙古、河北、天津等地。其中北京与广东共发病 4 033 例，占全国总病例数的 75.7%。截至 2003 年 7 月 19 日北京市共诊断 SARS 病例 2 521 例，死亡 192 人。全球共有 32 个国家和地区发现了 SARS 病例，包括香港、东南亚国家及加拿大、美国、澳大利亚等国家和地区，截至 2003 年 8 月 7 日，全球共报道病例数 8 422 例，死亡 916 人，平均病死率 10.9%。SARS对于人类是一种全新的传染病，目前对其传染源、早期诊断、针对性药物治疗及预防（特别是疫苗研制）还远未阐明，本病的流行病学、病因学、发病机制、实验室检查和临床特点等均需作进一步的深入研究。

非典型肺炎是一个众所周知的医学名词，早在 1938 年时就开始应用于临床。既往非典型肺炎一般指支原体、衣原体及肺炎军团病菌肺炎等肺部感染，此类肺部感染性疾病与典型的细菌性或病毒性肺炎在临床特点和转归方面有所不同，其呼吸道症状相对较轻，肺部影像学缺乏典型改变，临床过程相对良好，多呈自限性。

然而，此次的所谓"传染性非典型肺炎"的流行病学和临床表现与既往熟知的非典型肺炎迥然不同，这种"传染性非典型肺炎"起病急骤，病情危重，患者呈集簇发病，而且相当多的医务工作者同时患上本病，相当多的患者为同一病区工作人员。此外，在社区中患者也表现出家庭聚集性。本病传染性极强，可能通过空气飞沫经呼吸道传播，也可能通过接触传染。一旦患病病情进展迅速。发病初胸部 X 线片可为正常，以后肺部影像学表现为不同程度的片状、斑片状浸润性阴影或间质性改变。少数患者肺部影像学表现进展迅速，融合为大片状阴影；大多数为双侧改变，阴影吸收消散较慢。大部分患者症状体征与肺部阴影不一致。部分病例出现急性呼吸衰竭乃至急性呼吸窘迫综合征，需要进入 ICU 及机械通气支持。

"重症急性呼吸综合征（SARS）"用来概述这种特别严重的"传染性非典型肺炎"相当确切，这样，临床上可以区别普通由支原体、衣原体和肺炎军团病菌所致的非典型肺炎与这些重症的"传染性非典型肺炎"。所以非典型肺炎不完全等于SARS，SARS为非典型肺炎中的一个特殊类型，只占非典型肺炎中的一少部分。临床上不能将那些由支原体、衣原体和肺炎军团病菌感染所致的非典型肺炎与SARS混为一谈。

第一节　病原学

世界卫生组织（WHO）2003年3月12日发出"SARS"警报后，在全球科研人员的共同努力下，排除了支原体、衣原体、鼠疫杆菌、肺炎军团病菌、流感病毒A型和B型、副黏病毒、呼吸道合胞病毒、Hendra病毒、汉坦病毒、哺乳动物腺病毒等20余种病原体作为SARS病原体的可能性。2003年3月23日，香港和美国同时报道一种新型的冠状病毒可能是SARS真正的病因。病毒学、血清学、分子生物学和动物试验模型的建立等四方面的研究，多方面证据均支持这种新型冠状病毒是导致SARS的病原体。4月12日，加拿大科学家绘制出此冠状病毒的基因图谱。为纪念在SARS研究中作出突出贡献而后受到感染而殉职的Carolo Urbani博士，有人曾建议将其命名为Urbani－SARS－相关性冠状病毒。WHO于2003年4月16日正式宣布，目前在世界各地广泛流行的SARS病原体是一种以前从未在人类中发现的新型冠状病毒，称为SARS冠状病毒（SARS－CoV）。

一、冠状病毒的基本特性

冠状病毒于1937年首次从禽类分离，1965年分离到了人类冠状病毒。冠状病毒颗粒的直径60～200nm，平均直径为100nm，呈球形或椭圆形，具有多形性。病毒有包膜，包膜上存在约20nm长的棒状或花瓣状的棘突。冠状病毒对脂溶剂、去污剂敏感，不耐酸和紫外线。冠状病毒是正链RNA病毒，具有RNA病毒中最大的基因组，长度为27～32kb，以独特的方式进行复制，并可以导致高频率的基因重组。该病毒具有较高的变异性，且易发生同源性或异源性重组而产生新型冠状病毒。

目前已知的三组冠状病毒与不同的人或家畜疾病有关，包括胃肠炎和呼吸道疾病，其中人冠状病毒是引起成人轻症呼吸道疾病的病原体。冠状病毒感染主要发生在冬春季节，广泛分布于世界各地。该病毒包括三个群，第一、二群主要为哺乳动物冠状病毒，第三群主要为禽类冠状病毒。人冠状病毒有两个血清型（HcoV－229E，HcoV－OC43），是人呼吸道感染的重要病原，人类20%的普通感冒由冠状病毒引起。冠状病毒也是成人慢性气管炎急性加重的重要病因之一。基因组学研究结果表明，SARS－CoV的基因与已知三个群经典冠状病毒均不相同，第一群病毒血清可与SARS－CoV反应，而SARS患者血清却不能与已知的冠状病毒反应。因此，作为一种新的冠状病毒，SARS－CoV可被归为第四群（图6－1）。

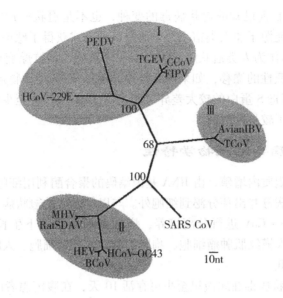

图 6 - 1　根据 RNA 多聚酶基因得到的冠状病毒进化树

细胞病理学、免疫学及核酸序列分析提示 SARS – CoV 与已知的动物或人源性病毒不同，在种系关系上介于Ⅱ组和Ⅲ组冠状病毒之间。初步的血清学筛查表明此种病毒从未在人类中流行过。冠状病毒可在动物中引起严重疾病，提示其在人类导致更严重的疾病的可能性。由此有人设想 SARS – CoV 源于动物，由于基因变异从而感染人类并在人群中传播。SARS – CoV 与 SARS 两者因果关系尚需进行大规模对照研究进一步证实，其致病机制有待更深入的研究。针对 SARS 的不同临床特征，香港研究者新近提出该病毒可能为一个家族，并确定了其中的 6 个基因变异型。

二、新型冠状病毒：SARS – CoV

SARS 病原体是一种新型冠状病毒。SARS – CoV 基因组含 29 727 个核苷酸，其中编码聚合酶蛋白 1a、1b，棘蛋白（S），小膜蛋白（E），膜蛋白（M），核壳蛋白（N）的基因已被确认。对比全世界实验室已经公开的 SARS 病毒全基因系列，发现差异很小，不同实验室的基因测序结果显示 SARS 病毒的基因序列基本一致，这不仅说明世界各地 SARS 病原体流行病学的一致性，也同样说明了此病毒的基因的稳定性。

从进化树分析可看出，SARS – CoV 明显不同于已知的其他三个冠状病毒群，从而归属于新的冠状病毒群。对 SARS – CoV 的 S，M，E，N 蛋白的氨基酸序列比对结果提示，这些蛋白在其他病毒基因组中都能找到同源性较高的序列，但这些决定 SARS – CoV 具有病毒行为的物质基础的蛋白质在分子进化上却可能有不同来源。经过序列分析显示 SARS – CoV 与牛冠状病毒和小鼠冠状病毒 RNA 有 57% 的同源性，系统进化树分析显示被鉴定新型冠状病毒与以前的Ⅱ类冠状病毒距离最近，属于新型的冠状病毒。

SARS 恢复期患者血清标本中能检测到抗 SARS – CoV 抗体，但在 SARS 暴发前任何血清标本库中却检测不到这种抗体，这说明 SARS – CoV 的基因组与已知的任何冠状病毒基因组有本质不同，SARS – CoV 是一种新型病毒。

SARS – CoV 既不是任何已知的冠状病毒的变种，也不是冠状病毒的重组体，是一种以前未知的冠状病毒，可能源于非人类宿主，并通过某种方式获得了感染人体的能力。进一步说，如果 SARS – CoV 是作为人类冠状病毒的一个变异新种，其抗原变异的程度通常是不可能在原有基础上发生跳跃性的漂移，如果由此推论 SARS – CoV 是动物冠状病毒的变异新种，则 SARS – CoV 和冠状病毒 S 蛋白的较大差异可能表明 SARS – CoV 至少已经在人群或者某些未知的中间宿主中适应了较长的时间。

三、新型冠状病毒的生物学特性

新型冠状病毒在细胞质内增殖，由 RNA 基因编码的聚合酶利用细胞材料进行 RNA 复制和蛋白合成，组装成新病毒并出芽分泌到细胞外。与以往发现的冠状病毒不同，利用绿猴肾细胞细胞很容易对 SARS – CoV 进行分离培养，病毒在 37℃ 条件下生长良好，细胞感染 24 小时即可出现病变。在人横纹肌肿瘤细胞、狗肾细胞、人胚肾细胞、人胚肺细胞等细胞系上也可以培养，但效价较低。

室温 24℃ 下新型冠状病毒在尿液里至少可存活 10 天，在腹泻患者的痰液和粪便里能存活 5 天以上，在血液中可存活约 15 天，在塑料、玻璃、马赛克、金属、布料、复印纸等多种物体表面均可存活 2~3 天。病毒在 pH 偏碱性环境中存活时间较长。

新型冠状病毒对温度敏感，随温度升高抵抗力下降，37℃ 可存活 4 天，56℃ 加热 90 分钟、75℃ 加热 30 分钟能够灭活病毒。紫外线照射 60 分钟可杀死病毒。病毒对有机溶剂敏感，在丙酮、10% 的甲醛溶液、10% 次氯酸钠溶液、75% 乙醇溶液中存活不到 5 分钟。乙醚 4℃ 条件下作用 24 小时可完全灭活病毒，含氯的消毒剂作用 5 分钟可以灭活病毒。

四、免疫学特征

大多数情况下，SARS – CoV 感染时，人体免疫系统能够激发体液免疫和细胞免疫反应并逐渐控制感染、清除病毒。研究表明，SARS – CoV 可直接侵犯免疫系统，导致患者淋巴细胞、白细胞减少和外周淋巴组织的病理损伤。多数 SARS 患者外周血白细胞计数正常或降低，而 $CD3^+$、$CD4^+$、$CD8^+$ T 淋巴细胞较正常人明显降低，病情越重，T 淋巴细胞计数下降越明显。SARS 患者恢复后，T 淋巴细胞的数量和功能逐渐恢复正常。SARS – CoV 核酸一般在临床症状出现后 5 天可以从患者鼻咽抽取物中检出，第 10 天左右达到高峰，然后开始降低；21 天时，47% 的患者鼻咽抽取物为阳性，67% 粪便标本为阳性，21% 尿液标本为阳性。N 蛋白能诱发较强的免疫反应，因此可用于抗体检测。对于抗体的检测表明，一般发病后 1 周，患者体内的 IgM 开始产生，最多可持续 3 个月；7~10 天 IgG 开始产生，随后逐渐升高，1 个月左右抗体效价达到高峰并全部阳转，至患者恢复后 6 个月仍持续高水平阳性。SARS 是一种新发疾病，人群普遍易感，流行病学资料表明，SARS – CoV 主要引起显性感染，尚缺少亚临床感染的证据。2003 年春 SARS 流行后，并未在人群中形成免疫保护屏障，人群仍普遍易感，检测患者血清中 SARS – CoV 特异性抗体有助于临床诊断。

（一）传染源

有人认为该病毒变种最初来源于禽类或啮齿类动物，但目前尚无证据表明除人以外，其他动物体内携带该种病毒。国内某些研究机构已在果子狸体内分离到了与 SARS 冠状病毒基因结构相似的冠状病毒，但是还不能确定 SARS 是一种动物源性传染病，需进行进一步研究。尽管如此，对 SARS 患者所接触的动物进行隔离的措施仍是必要的。

目前认为 SARS 患者是传染源，但是至今未发现在潜伏期有明确的传染性。SARS 患者的传染性在整个症状期持续存在，退热后传染性迅速下降。恢复晚期排泄物中仍能检出病毒，此时是否具有传染性尚无资料证实。SARS 患者传染性与其呼吸道症状呈正比，在感染初期 10 天左右，SARS 患者的传染性最强，患者的咳嗽症状最明显，这时也是最危险的传染源。隐性感染者，可能是潜在的传染源。暴露于同等程度病原的人中有一部分不会发病，也就是说他们可能发生了隐性感染，但本病是否有隐性感染，以及隐性感染者所占比例需进一步通过流行病学调查来认证。不典型 SARS 患者是比较难管理的传染源，这类患者并无异常表现，仅仅是胸部有病变，因而对此类患者的诊断和管理就比较困难，也就容易流散在社会上造成疫情的蔓延。但现已有研究表明，SARS - CoV 感染以显性感染为主，存在症状不典型的轻型患者，并可能有隐性感染者，但较少见。尚未发现隐性感染者的传染性。一般认为，症状不典型的轻型患者不是重要的传染源。

（二）传播途径

目前公认最主要的传播途径是呼吸道传播和密切接触传播，尤其是近距离的飞沫传播是重要的传播途径，包括暴露于传染性的飞沫以及直接与传染性体液接触。后者常见于医护人员，特别是在对 SARS 患者进行气管插管、支气管镜检查等操作时尤为危险。

1. 飞沫传播　在急性期患者咽拭子、痰标本中可以检测到很高水平的 SARS 冠状病毒，因此，在一定半径的空间内会存在病毒从而引起近距离呼吸道传播。

2. 接触传播　含有病毒的分泌物可以在许多物体表面存活，因此在一定意义上讲，与患者接触同一公共设施也会导致被感染。而如果接触患者的鼻、口，则被感染的可能性会增加。因为 SARS 冠状病毒可以在呼吸道的上皮细胞中繁殖，局部浓度较高，所以在对 SARS 患者进行口腔检查、气管插管时极易被传染。

3. 肠道传播　香港淘大花园的案例显示，该病毒很可能还通过粪口传播，并且由此感染的病例消化道症状出现比例较高。WHO 最近的研究成果显示，SARS - CoV 能在腹泻患者的排泄物内存活多达 4 天，因此不能排除经粪 - 口途径感染 SARS 的可能，也就是说被患者排泄物污染的水、食物和物品都可能造成感染。

4. 血液传播和垂直传播　北京市已经发现一些急性期患者伴有病毒血症，虽然现在还没有 SARS 经血液传播和垂直传播的报道，但是在以后的临床和研究中要注意这个问题。

影响、SARS - CoV 传播的因素很多，其中接触密切是最主要的因素，包括治疗或护理、探视患者；与患者共同生活；直接接触患者的呼吸道分泌物或体液等。在医院抢救和护理危重患者、吸痰、气管插管以及咽拭子取样时，很容易发生医院内传播，应格外警惕。医院病房环境通风不良、患者病情危重、医护或探访人员个人防护不当使感染危险性增加。另外，如飞机、电梯等相对密闭、不通风的环境都是可能发生传播的场所。改善通风条件，良好的个人卫生习惯和防护措施，会使传播的可能性大大降低。

（三）潜伏期及其传播力

患者感染 SARS 病毒后，经过 1 ~ 12 天（平均 4.5 天）的潜伏期，开始出现发热、咳嗽症状。感染初期患者的传染性较强，排毒量和排毒时间一般与病情轻重成正比。一可用"基本传染数 R"来评价一种传染病的传播潜力，即 R = 2 时就意味着一个患者能传染 2 个健康人。通过分析香港和新加坡的疫情，发现 SARS 的基本传染数为 2.7~3。

但是，并非所有的 SARS 患者都有同等传播效力，有的患者可造成多人甚至几十人感染（即超级传播现象），但有的患者却未传播一人。老年人以及有中枢神经系统、心脑血管、肝脏、肾脏疾病或慢性阻塞性肺病、糖尿病、肿瘤等基础性疾病的患者，不但较其他人容易感染 SARS，而且感染后更容易成为超级传播者。造成超级传播的机制还不清楚，影响超级传播的其他因素还取决于患者同易感者的接触程度和频率、个人免疫功能以及个人防护情况等。超级传播者的病原是否具有特殊的生物学特征尚不清楚。

（四）易感人群

人群普遍易感。SARS 的传播模式多为一到数例输入性病例带动一个社区内的传染链。SARS 具有显著的家庭及职业聚集特征。患者的家人、有社会关系的接触者以及医务人员为高危人群。人群职业分布有医务人员明显高发的特点。医务人员病例占总病例的比例高达20% 左右（个别省份可高达 50% 左右）。在流行后期，由于医护人员防护措施得力，医护人员发病数以及构成逐渐减少。北京市 SARS 流行病学调查表明，男性发病率为 17.839/10 万，女性发病率为 18.939/10 万，两者无明显差别。从发病年龄分布看，成年人比较多见，20 岁~30 岁的发患者数最多，而 10 岁以下的儿童发患者数最少。老年人的病死率最高，青壮年病死率则较低，这可能与老年人免疫力弱、机体调节不良和基础疾病较多等有关。

（路瑞军）

第二节 流行病学特征

一、流行特点

2003 年春季期间，SARS 的主要流行特点如下。

（一）发病率比较高，多为急性起病，可多人同时发病

医院、家庭聚集性发病是这次 SARS 的暴发流行有明显的群体发病特征，表现为医院内感染和家庭内感染为主，密切接触患者的医务人员和家属呈聚集性发病特点。医院内感染，包括医务人员、医院就诊患者和探视家属的发病比例高是 SARS 的一个显著特点。卫生部早期公布的医务人员感染率为 33%，而疫情严重的北京市共有 456 名医务人员被感染。

（二）地区分布较广泛，传播速度快，有输入、散发、流行等不同形式

1. 流行地区的跳跃性强 在交通工具高度发达的今天，跳跃性流行是本病的一个鲜明特征。2 月下旬香港出现首例 SARS 输入性 SARS 病例后，许多国家和地区都开始流行，如加拿大、新加坡、越南、泰国、菲律宾、中国台湾等地的病例大多有过香港旅行史。中国北方的许多大城市的输入性病例也与到过广东、香港有关。

2. 传播速度快 由于对 SARS 的认识不深，缺乏必要的防护和隔离措施，尽管采取了一定的控制措施，但是仍有 32 个国家和地区发现了 SARS 患者，累计人数超过了 8 000。以北京市为例，在疫情暴发的高峰期，也就是 4 月的最后两周，平均每天的新增病例数超过100 人。

3. 大城市内疫情严重 城市内交通便利，人口密集且流动性大，医院、住宅区比较集

中，这也就很容易造成 SARS 的流行，北京市、广州市、香港、多伦多都是疫情的高发地。

（三）流行季节一般在冬、春季

但根据越南、加拿大、我国台湾等地的资料，SARS 流行时当地已不是"冬春"季节，且气温较高。季节因素与 SARS 在人与人之间的传播似无直接关系。至于气象条件、季节性、地理条件、生态环境等与 SARS 发病的关系，尚需进一步观察。

二、流行环节及传播途径

SARS 患者是本病明确的传染源，其主要传播途径为近距离接触患者、经空气飞沫和呼吸道分泌物的呼吸道传播，但不排除其他密切接触传播的途径。

（一）传染源

有人认为该病毒变种最初来源于禽类或啮齿类动物，但目前尚无证据表明除人以外，其他动物体内携带该种病毒。国内某些研究机构已在果子狸体内分离到了与 SARS 冠状病毒基因结构相似的冠状病毒，但是还不能确定 SARS 是一种动物源性传染病，需进行进一步研究。尽管如此，对 SARS 患者所接触的动物进行隔离的措施仍是必要的。

目前认为 SARS 患者是传染源，但是至今未发现在潜伏期有明确的传染性。SARS 患者的传染性在整个症状期持续存在，退热后传染性迅速下降。恢复晚期排泄物中仍能检出病毒，此时是否具有传染性尚无资料证实。SARS 患者传染性与其呼吸道症状呈正比，在感染初期 10 天左右，SARS 患者的传染性最强，患者的咳嗽症状最明显，这时也是最危险的传染源。隐性感染者，可能是潜在的传染源。暴露于同等程度病原的人中有一部分不会发病，也就是说他们可能发生了隐性感染，但本病是否有隐性感染，以及隐性感染者所占比例需进一步通过流行病学调查来认证。不典型 SARS 患者是比较难管理的传染源，这类患者并无异常表现，仅仅是胸部有病变，因而对此类患者的诊断和管理就比较困难，也就容易流散在社会上造成疫情的蔓延。但现已有研究表明，SARS – CoV 感染以显性感染为主，存在症状不典型的轻型患者，并可能有隐性感染者，但较少见。尚未发现隐性感染者的传染性。一般认为，症状不典型的轻型患者不是重要的传染源。

（二）传播途径

目前公认最主要的传播途径是呼吸道传播和密切接触传播，尤其是近距离的飞沫传播是重要的传播途径，包括暴露于传染性的飞沫以及直接与传染性体液接触。后者常见于医护人员，特别是在对 SARS 患者进行气管插管、支气管镜检查等操作时尤为危险。

1. 飞沫传播　在急性期患者咽拭子、痰标本中可以检测到很高水平的 SARS 冠状病毒，因此，在一定半径的空间内会存在病毒从而引起近距离呼吸道传播。

2. 接触传播　含有病毒的分泌物可以在许多物体表面存活，因此在一定意义上讲，与患者接触同一公共设施也会导致被感染。而如果接触患者的鼻、口，则被感染的可能性会增加。因为 SARS 冠状病毒可以在呼吸道的上皮细胞中繁殖，局部浓度较高，所以在对 SARS 患者进行口腔检查、气管插管时极易被传染。

3. 肠道传播　香港淘大花园的案例显示，该病毒很可能还通过粪口传播，并且由此感染的病例消化道症状出现比例较高。WHO 最近的研究成果显示，SARS – CoV 能在腹泻患者的排泄物内存活多达 4 天，因此不能排除经粪 – 口途径感染 SARS 的可能，也就是说被患者排泄物污染的水、食物和物品都可能造成感染。

4. 血液传播和垂直传播 北京市已经发现一些急性期患者伴有病毒血症，虽然现在还没有 SARS 经血液传播和垂直传播的报道，但是在以后的临床和研究中要注意这个问题。

影响 SARS - CoV 传播的因素很多，其中接触密切是最主要的因素，包括治疗或护理、探视患者；与患者共同生活；直接接触患者的呼吸道分泌物或体液等。在医院抢救和护理危重患者、吸痰、气管插管以及咽拭子取样时，很容易发生医院内传播，应格外警惕。医院病房环境通风不良、患者病情危重、医护或探访人员个人防护不当使感染危险性增加。另外，如飞机、电梯等相对密闭、不通风的环境都是可能发生传播的场所。改善通风条件，良好的个人卫生习惯和防护措施，会使传播的可能性大大降低。

（三）潜伏期及其传播力

患者感染 SARS 病毒后，经过 1 ~ 12 天（平均 4.5 天）的潜伏期，开始出现发热、咳嗽症状。感染初期患者的传染性较强，排毒量和排毒时间一般与病情轻重成正比。可用"基本传染数 R"来评价一种传染病的传播潜力，即 R = 2 时就意味着一个患者能传染 2 个健康人。通过分析香港和新加坡的疫情，发现 SARS 的基本传染数为 2.7 ~ 3。

但是，并非所有的 SARS 患者都有同等传播效力，有的患者可造成多人甚至几十人感染（即超级传播现象），但有的患者却未传播一人。老年人以及有中枢神经系统、心脑血管、肝脏、肾脏疾病或慢性阻塞性肺病、糖尿病、肿瘤等基础性疾病的患者，不但较其他人容易感染 SARS，而且感染后更容易成为超级传播者。造成超级传播的机制还不清楚，影响超级传播的其他因素还取决于患者同易感者的接触程度和频率、个人免疫功能以及个人防护情况等。超级传播者的病原是否具有特殊的生物学特征尚不清楚。

（四）易感人群

人群普遍易感。SARS 的传播模式多为一到数例输入性病例带动一个社区内的传染链。SARS 具有显著的家庭及职业聚集特征。患者的家人、有社会关系的接触者以及医务人员为高危人群。人群职业分布有医务人员明显高发的特点。医务人员病例占总病例的比例高达 20% 左右（个别省份可高达 50% 左右）。在流行后期，由于医护人员防护措施得力，医护人员发病数以及构成逐渐减少。北京市 SARS 流行病学调查表明，男性发病率为 17.839/10 万，女性发病率为 18.939/10 万，两者无明显差别。从发病年龄分布看，成年人比较多见，20 岁 ~ 30 岁的发病者数最多，而 10 岁以下的儿童发病者数最少。老年人的病死率最高，青壮年病死率则较低，这可能与老年人免疫力弱、机体调节不良和基础疾病较多等有关。

（李鹏远）

第三节　发病机制与病理

一、发病机制

SARS 是一种新近由 SARS - CoV 引起的传染病，对其发病机制的了解还不清楚，现有资料来自 SARS 死亡病例的尸体解剖资料、超微结构研究、核酸水平的 SARS - CoV 检测和 SARS 患者的临床资料。SARS - CoV 由呼吸道进入人体，在呼吸道黏膜上皮内复制，进一步引起病毒血症。被病毒侵染的细胞包括气管支气管上皮细胞、肺泡上皮细胞、血管内皮细胞、巨噬细胞、肠道上皮细胞、肾脏远段曲管上皮细胞和淋巴细胞。肺泡上皮细胞和肺血管内皮细胞受累可损伤呼吸膜血气屏障的完整性，同时伴有炎症性充血，引起浆液和纤维蛋白原的大量渗出，渗出的纤维蛋白原凝集成纤维素，进而与坏死的肺泡上皮碎屑共同形成透明膜。

机体对 SARS - CoV 感染的反应可表现为肺间质内有巨噬细胞和淋巴细胞渗出，激活的巨噬细胞和淋巴细胞可释放细胞因子和自由基，进一步增加肺泡毛细血管的通透性和诱发成纤维细胞增生。受损的肺泡上皮细胞脱落到肺泡腔内可形成脱屑性肺泡炎，且肺泡腔内含有多量的巨噬细胞，增生脱落的肺泡上皮细胞和巨噬细胞可形成巨细胞。就巨细胞表型来说，主要为肺泡上皮细胞源，少数为巨噬细胞源。巨细胞的形成可能与 SARS - CoV 侵染有关。因为体外实验证明，SARS - CoV 感染可使 Vero 细胞融合形成合体细胞。

肺活检及尸检资料发现，肺组织不同部位可见到早期及机化期弥散性肺泡损伤（diffusealveolar damage，DAD）。早期改变为肺水肿及透明膜形成，符合早期的急性呼吸窘迫综合征（ARDS）表现。之后出现肺泡腔内细胞性纤维黏液样机化渗出物，与机化性肺炎一致。肺间质可见单个核细胞浸润。部分患者肺泡内可见胞质内富含空泡的多核肺细胞（pneumocyte），电镜下未见细胞内病毒颗粒。其他表现还有局灶性肺泡出血、小气道内可见炎性坏死碎屑等。未见细胞核内或胞质内病毒包涵体。病变严重或恢复不良的患者随后出现DAD 的增殖期和纤维化期的变化，增生的细胞包括成肌纤维细胞和成纤维细胞，并产生 I 型和Ⅲ型胶原纤维。病理标本用多种免疫组化方法亦未发现病毒抗原成分提示 SARS 的组织损伤不是病毒直接损伤，而是由于病毒诱发的细胞因子或其他因子造成的继发损伤，为临床上使用皮质激素治疗提供了依据。

由于 DAD 和弥散性肺实变致血氧饱和度下降，以及血管内皮细胞损伤等因素所引起的弥散性血管内凝血，常常造成多器官功能衰竭而导致患者死亡。

SARS 患者末梢血淋巴细胞减少，特别是 CD4 $^+$ 细胞数减少，而且有证据表明 SARS - CoV 直接感染淋巴细胞，可能与 SARS - CoV 的细胞毒性作用以及诱导细胞凋亡作用有关。虽然 SARS 患者的体液免疫反应似乎正常，但从 SARS 患者恢复期血清有明显的治疗作用的角度看，SARS - CoV 感染也会不同程度地影响患者的体液免疫反应。SARS - CoV 影响细胞免疫和体液免疫反应在 SARS 发生发展过程中起一定作用，至少意味着细胞免疫和体液免疫损伤的患者预后较差。

二、病理

由于 SARS 活检和尸检的资料有限，故对其病理改变的认识还很有限。基于目前的尸检和少量支气管活检材料，SARS 主要累及肺和免疫器官如脾和淋巴结，其他脏器如心、肝、肾、肾上腺、脑等也可出现不同程度的损害。

肺脏一般均明显膨隆、肿大，重量增加。除继发感染者外，胸膜一般尚较光滑，暗红色或暗灰褐色。胸腔可无或有少量积液。肺组织切面以均匀实变者居多，可累及全肺各叶，似大叶性肺炎的肝样变期，色红褐或暗紫。继发感染者可有大小不等的脓肿形成。肺血管内可见血栓，部分病例可出现局部区域的肺梗死。在部分病例中可见肺门淋巴结肿大。

光镜观察显示肺的病变通常比较弥散，几乎累及所有肺叶。主要表现为弥散性肺泡损伤的改变。依据病变时期的不同可有如下表现：病程 10 天左右的病例主要为肺水肿、纤维素渗出、透明膜形成、肺泡腔内巨噬细胞积聚和增生的 II 型肺泡上皮细胞脱落到肺泡内所形成的脱屑性肺炎及灶性肺出血等病变。这不仅在尸检标本可见，而且在经纤维支气管镜肺活检材料中也可见到。部分增生的肺泡上皮相互融合，呈合体状多核巨细胞。在增生的肺泡上皮及渗出的单核细胞胞质内可见病毒包涵体。随着病变的进展，在病程超过 3 周的病例常可见到肺泡内渗出物的机化、透明膜的机化和肺泡间隔的成纤维细胞增生。二者不断融合，最终形成肺泡的闭塞和萎缩，导致全肺实变。仅部分病例出现明显的纤维增生，导致肺纤维化甚至硬化。肺内小血管常可见到纤维素性微血栓。以上病变在不同的患者可有很大的差异，即使在同一患者的肺内也可见到不同时期的病变。部分病例，尤其是长期治疗的患者，常可见到散在的小叶性肺炎甚至大面积真菌感染，其中以曲菌感染最为常见。继发性感染可累及到胸膜，造成胸腔积液、胸膜粘连甚至发生胸膜腔闭塞。

电镜观察发现肺泡上皮明显肿胀，线粒体及内质网明显空泡变性。肺泡上皮细胞增生，尤以 II 型上皮增生明显。增生的 II 型上皮细胞胞质板层小体减少，粗面内质网及滑面内质网均大量增生、扩张，扩张的内质网池内有电子密度增高的蛋白分泌物，部分扩张的内质网内可见群集的、大小一致的病毒颗粒，表面有细小的花冠状微粒，颗粒大小 60～120nm。间质血管内皮细胞肿胀、空泡变性。

肺外器官病理改变相对缺乏特异性：肝病理可见小泡性脂肪变，局灶性出血，肝细胞坏死，散在有嗜酸性小体，未见病毒包涵体。脾可见大片可疑的缺血坏死，动脉周鞘可见不典型淋巴细胞。肠道上皮细胞和肾脏远段曲管上皮细胞被 SARS – CoV 侵染，一方面可解释部分临床患者的消化道症状，另一方面也可能在 SARS 的传播途径方面有一定意义。

（李鹏远）

第四节　临床表现

大部分 SARS 患者均为成人，平均年龄 38 岁，有流行病学史，常常有密切接触史或有明确的传染过程。临床潜伏期为 1～12 天。前驱症状不明显，起病急骤，发热，寒战，伴全身和呼吸系统症状。抗菌药物治疗无明显效果。

一、症状和体征

2003 年 3 月到 6 月，北京暴发流行 SARS。从 3 月 17 日到 6 月 24 日，北京协和医院共计诊断 240 例 SARS 患者。其中有 106 例曾在北京协和医院住院治疗，男性 56 人，女性 50 人。这些患者的临床资料显示：SARS 的一般症状包括：发热（98.1%），寒战（75.5%），咳嗽（71.1%），气憋（43.4%），腹泻（24.5%），肺部少量啰音（11.2%）。

（一）发热

发热为多数 SARS 患者的首发而最为常见的症状，少数患者可体温正常，多数为持续性高热，体温常在 38℃ 以上，最高可达 40℃，部分表现为低热（<38℃），少数患者发热为其仅有的症状。部分患者有密切接触史，白细胞减少，胸部 X 线片示肺内片状阴影，但不发热，大多为体质弱，病情重和合并基础疾病者。

（二）全身症状

通常为流感样症状，常见症状为全身肌肉疼痛，关节酸痛，疲乏、乏力，多汗，头痛、眩晕，不常见症状为咳痰、咽痛、鼻炎、恶心、呕吐和腹泻。病情严重时可出现神志模糊，烦躁。

（三）呼吸道症状

多数患者无上呼吸道卡他症状，可有咳嗽，多为干咳、少痰，偶有血丝痰，可有胸闷，胸痛，严重时出现气促或呼吸窘迫，部分出现呼吸功能不全（低氧血症），少数重症患者可迅速进展为急性呼吸衰竭。虽然干咳憋气常见，但在半数患者不为主要症状。早期咳嗽等呼吸系统症状并不明显，与发热间隔时间中位数为5天（3~7天），和胸部 X 线片病变同步出现。

（四）体征

主要为肺部体征，常与胸部 X 线片病变表现不平行。大部分患者体温升高，气促，呼吸音粗，呼吸频率快，双肺底可闻及吸气期湿啰音。肺实变时叩诊为浊音，触觉语颤增强。未见皮疹和淋巴结肿大和紫癜。

二、临床分期

（一）前驱期

多以发热起病，为持续性发热（>38℃），超过半数出现畏寒或寒战。多伴有全身非特异性症状如肌痛，头痛、头晕、全身不适。上呼吸道表现如咽痛、流涕等仅见于约25%的患者。通常无皮疹或神经系统表现，但部分患者可伴有恶心呕吐或腹泻。

（二）极期

以呼吸系统为主，起病 3 天后出现下呼吸道症状如干咳，可伴有胸痛、胸闷气促、呼吸困难，咳痰少见。往往在这一阶段，胸部 X 线检查才发现肺部浸润渗出性阴影，低氧血症常见。症状重，体征轻是本病的特点之一，仅在部分患者可闻及肺底吸气相啰音，无皮疹、紫癜或淋巴结肿大表现。起病后第 3 ~ 12 天（平均 6.5 天）可出现病情的急剧加重，以低氧血症为突出。约 20% 的患者因呼吸衰竭需要进入 ICU 治疗，需要呼吸机支持。呼吸衰竭为 SARS 患者的主要死因。但部分患者仅有发热等全身表现，无呼吸系统症状，极期不明显即可进入恢复期。

（三）恢复期

经皮质激素等药物的有效治疗，病情稳定，并逐渐恢复，体温下降，呼吸道症状缓解，胸部影像学肺内病变完全吸收，少数患者因病情重或延误治疗可形成纤维条索影。病情危重者，由于临床恢复缓慢，病程较长，免疫力下降，在呼吸道黏膜已损伤的基础上，可继发其他病原体感染。

三、SARS 治疗中的继发感染

SARS 治疗中可能出现继发细菌感染或真菌感染以及结核菌感染，与继发感染相关的危险因素有：①老年；②有合并症如慢性肺部疾病、糖尿病和恶性肿瘤等；③重症患者不能正常饮食和活动；④病程长，尤其发病 2 周以上；⑤使用大剂量糖皮质激素；⑥预防性应用抗生素；⑦有创操作与治疗包括机械通气等。

继发感染的部位多为肺部感染，但也可出现于其他部位如泌尿道、肠道、皮肤等，病原学可以是细菌、结核或真菌等。继发感染主要表现为治疗过程中病情突然加重、好转后再次加重、体温下降后又升高，病程延长或出现了新的症状体征，胸部 X 线片出现新的病灶或原有病灶增大。下面以肺部继发感染说明，其他部位感染会出现相应部位的症状。

（一）细菌感染

继发细菌感染的患者出现咳嗽加重和明显咳痰，痰为脓痰或黏痰，可伴有胸痛等症状。血白细胞增多，胸部 X 线片多为渗出实变影。痰细菌学涂片和培养有助于确定病原菌。经验性治疗选择能抗绿脓杆菌的抗生素，包括头孢他定、头孢吡肟（cefepime）、头孢派酮/舒巴坦、哌拉西林 – 他唑巴坦、环丙沙星、泰能。如治疗 3 天无效，建议加用万古霉素、去甲万古霉素或替考拉宁。

（二）结核感染

结核感染主要出现在长期大量使用糖皮质激素的患者中，尤其既往有结核病史的患者。临床表现为低热、午后为主，咳嗽、咯血、胸痛等。血白细胞可正常或增多。胸部 X 线片和胸部 CT 在诊断中的意义很大。PPD 试验可能阴性。治疗上应尽快降低糖皮质激素用量，同时加用抗结核药物，注意抗结核药物的肝功能损害。

（三）真菌感染

真菌感染多见于病程长、糖皮质激素用量大、同时用广谱抗生素的患者。表现为咳嗽有痰，为白色拉丝状。口腔有时可见白斑。胸部 X 线片和 CT 表现多为团絮状阴影，可有空洞形成（图 6 – 2）。痰涂片可见菌丝和孢子，真菌培养阳性。治疗上如可能应停用广谱抗生素，换用窄谱抗生素。同时加用氟康唑，必要时用二性霉素 B。口腔局部可用制霉菌素。伏立康唑是与氟康唑相似、抗菌作用与伊曲康唑相似的抗真菌药，用于治疗侵袭性曲菌病引起的顽固性感染。对深部真菌的治疗，伏立康唑在安全性及有效性方面优于二性霉素 B。可杀死曲菌，对耐氟康唑的白色念珠菌有相当好的抗菌活性。

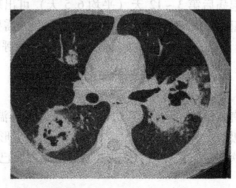

图 6 – 2　SARS 患者在治疗过程中并发真菌感染，多次痰培养为曲菌，胸部 CT 示双肺大片实变阴影，内有多发空洞形成

（李文娟）

第五节　常规实验室检查及影像学检查

一、常规实验室检查

SARS 为近来新出现的一个临床疾病，目前还缺乏特异的实验室诊断指标。北京协和医院的 106 例 SARS 患者的实验室资料显示：34.0% 的病例有白细胞减少，81.1% 淋巴细胞减少，98.1% 有 CD4$^+$T 细胞显著减少。其他少见的异常包括肝损伤（7.6% 的病例有谷丙转氨酶升高），3.8% 血小板减少。几乎所有患者有低氧血症（90.2% 的患者 $PaO_2 < 90mmHg$，28.6% $PaO_2 < 70mmHg$）。

（一）血细胞计数

淋巴细胞减少，多为中度减少，病程早期即可出现。常常小于 $1 \times 10^9/L$。白细胞正常或降低，血小板计数偏少［$(50 \sim 150) \times 10^9/L$］常见。中性粒细胞、单核细胞多正常。

（二）T 细胞亚群分析

CD4$^+$T，CD8$^+$T 淋巴细胞均显著降低，提示细胞免疫功能的严重受损，其在疾病发生发展中的意义有待阐明。

（三）生化检查

（1）肝功能检查：轻度肝功能异常，病程极期肝转氨酶升高可达正常上限的 2 ~ 6 倍。丙氨酸转移酶（ALT）平均为 60.4 + 150.4U/L。

（2）肌酸磷酸激酶（PK）和乳酸脱氢酶（LDH）升高。

（3）电解质：部分患者出现电解质紊乱，低钠血症，低钾血症。肾功能多正常。

（四）凝血功能

出凝血可异常，APTT 延长（> 38s）占 42.8%，D – Dimer 在 45% 患者可见升高，PT 多正常。

（五）病原学检查

SARS 病毒的特异检查手段处在实验阶段。

1. 病原检测　采用 PCR 检测临床标本（血清、呼吸道分泌物、粪便、体液）中的病毒 RNA，起病 10 天内即可有阳性发现，但需要进一步改进操作程序及引物的设计以提高可靠性。准确的 SARS – CoV RNA 检测具有早期诊断意义。采用 RT – PCR 方法，在排除污染及技术问题的情况下，从呼吸道分泌物、血液或粪便等人体标本中检出 SARS – CoV 的 RNA，尤其是多次、多种标本和多种试剂盒检测 SARS – CoV RNA 阳性，对病原学诊断有重要支持意义。

2. 抗体检测　发病 10 天后采用 IFA，在患者血清内可以检测到 SARS – CoV 的特异性抗体（若采用 ELISA，则在发病 21 天后）。从进展期至恢复期抗体阳转或抗体效价呈 4 倍及以上升高，具有病原学诊断意义。首份血清标本需尽早采集。

3. 其他早期诊断方法　免疫荧光抗体试验检测鼻咽或气道脱落细胞中 SARS – CoV，SARS – CoV 特异性结构蛋白检测，以及基因芯片技术等检测方法，尚有待进一步研究。

二、影像学检查

由于目前还没有特异性的实验室诊断方法来确诊 SARS，故胸部影像学表现在临床确诊中占据了十分重要的地位。胸部影像学检查在 SARS 的诊断、治疗效果的观察和康复期随访都有不可替代的作用。普通 X 线检查一般采用立位后前位胸片。床旁胸部摄片在患者情况允许的情况下应采用坐位拍摄后前位胸片。数字化影像技术如计算机 X 线摄影术（computed radiography，CR）和数字 X 线摄影术（digital radiography，DR）有助于提高胸部 X 线检查的诊断质量。CT 可检出普通 X 线胸片难以发现的病变，一般应采用高分辨 CT（HRCT）检查。在图像的存储与传输系统（picture archiving and communication system，PACS）基础上建立的影像工作流程可提高工作效率，减少交叉感染。

（一）SARS 影像学的主要表现

1. 胸部 X 线片表现　早期间质浸润渗出性阴影，进展为弥散性，斑片状，间质浸润阴影，晚期呈实变，常呈双侧改变。肺部阴影吸收消散缓慢。一般而言，SARS 的肺部病变多见于周围肺野，通常不出现钙化、空洞、胸腔积液或淋巴结肿大。特别应该注意：在发热早期胸片可能正常。

北京协和医院的 106 例 SARS 病例的胸部 X 线片显示，34.0% 的病例有单侧局灶性不规则阴影，单侧多灶性和双侧多发性阴影分别占 11.3% 和 46.2%。

2. 胸部 HRCT 表现　主要表现是位于周围肺野，边缘清楚的磨玻璃样阴影，伴有或不伴有小叶内的或小叶间的叶间裂增厚。可有肺实变的表现。

（二）SARS 影像学的表现分类

1. 肺实质浸润渗出性病变

（1）局限性病变：表现为片状阴影、圆形或类圆形阴影、不规则阴影、片块状阴影等，有时病变内可见支气管气像。大多数病灶内未见明确空洞及钙化灶，病灶密度不均匀。部分病例其后可由局限性病变发展为广泛分布。

（2）多发型：发病早期即表现为 2 个以上的病灶，呈片状或团片状，其后病变可以扩大或发展为广泛分布，形成单侧或双侧肺部的广泛病变。病变密度不均匀，其间可见支气管气像。

2. 肺间质性病变

（1）间质-实质型：早期表现为肺纹理异常，短期内可发现病变演变成单侧或双侧肺多发、大片实变或（和）多个结节状病灶，病灶可融合。呈单侧或双侧肺大片实变。

（2）间质型：表现为肺纹理增多、增粗、边缘模糊，可累及单侧肺或双侧肺，部分病例呈网状改变，其间有弥散分布的小点状阴影，肺透亮度下降。

（3）磨玻璃密度影：磨玻璃密度影像在 X 线和 CT 上的判定标准为病变的密度比血管密度低，其内可见血管影像；也可以低于肺门的密度作为识别标准。其形态可为单发或多发的小片状、大片状，或在肺内弥散分布。在 CT 上密度较低的磨玻璃影内可见肺血管较细的分支，有的在磨玻璃样影像内可见小叶间隔及小叶内间质增厚，表现为胸膜下的细线影和网状结构。磨玻璃影内若合并较为广泛的网状影像，称为"碎石路"（crazy-paving）征。密度较高的磨玻璃影内仅能显示或隐约可见较大的血管分支。

（三）不同发病时期的影像表现

在影像表现上，SARS 的病程可分为发病初期、进展期和恢复期。

1. 发病初期　从临床症状出现到肺部出现异常影像时间一般为 2～3 天。X 线及 CT 表现为肺内小片状影像，密度一般较低，为磨玻璃影，少数为肺实变影。有的病灶呈类圆形。病变以单发多见，少数为多发。较大的病灶可达肺段范围，但较少见。X 线胸片有时可见病变处肺纹理增多、增粗。CT 显示有的病灶周围血管影增多。X 线对于较小的、密度较低的病灶显示率较低，与心影或横膈重叠的病变在后前位 X 线胸片上有时难以显示。病变以两肺下野及肺周围部位多见。

2. 病变进展期　病变初期的小片状影像改变多在 3～7 天内进行性加重。多数患者在发病后 2～3 周进入最为严重的阶段。X 线和 CT 显示病变由发病初期的小片状影像发展为大片状，由单发病变进展为多发或弥散性病变。病变可由一个肺野扩散到多个肺野，由一侧肺发展到双侧。病变以磨玻璃影最为多见，或与实变影合并存在。有的病例 X 线胸片显示病变处合并肺纹理增粗增多，CT 显示肺血管影像增多。有的患者 X 线胸片显示两侧肺野密度普遍增高，心影轮廓消失，仅在肺尖及肋膈角处有少量透光阴影，称为"白肺"。"白肺"提示患者发生了 ARDS。患者在死亡前可出现"白肺"，也有的患者经治疗后"白肺"的影像吸收。病变部位以两肺下叶明显多见。大部分患者病变在肺野的内、外带混合分布，呈肺野中心性分布者很少见。

影像学的动态观察表明，影像的形态和范围变化快，大部分病例在 1～3 天复查胸片，肺部影像可有变化。较快者 1 天内病变大小即可有明显改变。有的病例当某二部位病灶吸收后，又在其他部位出现新的病灶。有些病例的病变影像明显吸收后，短期内再次出现或加重。病变反复过程可有 1～2 次。病变加重者表现为病变影像的范围增加及出现新的病灶。也有的患者病变影像吸收时间较长，可比一般患者增加 1 倍，甚至持续更长的时间。

3. 病变的吸收及康复　病变吸收一般在发病 2～3 周后，影像表现为病变范围逐渐减小，密度减低，以至消失。有的患者虽然临床症状明显减轻或消失，胸部 X 线片已恢复正常，但 HRCT 检查仍可见肺内有斑片或条索状病灶影像。有的患者 HRCT 检查显示肺脏的密度不均。肺内的改变需要随访观察。

（四）SARS 病程中影像学演变

SARS 病程中影像学演变类型可分为四种类型。

1. 第一种类型　发病后胸部影像学表现逐渐恶化，病情恶化达到最严重程度后，影像学逐渐改善；

2. 第二种类型　胸部影像学有波动，至少出现两个影像学变化顶峰，中间有一个波谷，影像学改变超过全肺野的 25%，即影像学表现为初期逐渐恶化，达到最严重程度后逐渐改善，但病变吸收好转后又出现扩大，以后又缓慢改善。

3. 第三种类型　影像学表现稳定，超过 10 天时间以上，全肺野影像学变化小于 25%，无明显的影像学恶化，以后病变逐渐吸收好转。

4. 第四种类型　影像学进行性恶化。

（五）并发症的影像学改变

SARS 的并发症一般发生在疾病最为严重的阶段之后。

1. 继发感染　肺部继发感染是重要的并发症，可使病变影像的范围增大及病程延长。在疾病恢复过程中，继发感染可使肺内片状影像再次增多。肺部继发感染也可引起空洞及胸腔积液，一般在发病 2～3 周以后。空洞可为单发及多发，病原诊断需要经相应的病原学检查。有的患者在出院后复查时发现合并空洞及胸腔积液。据报道也有并发脑内感染的病例。当患者出现中枢神经系统的症状和体征时，建议作颅脑 CT 或磁共振成像（MRI）检查。

2. 肺间质改变　少数患者在肺内炎症吸收后残存肺间质纤维化，表现为局部的不规则的高密度斑片、索条状及蜂窝状影像，可引起牵拉性支气管扩张。严重的肺间质增生使肺体积缩小。肺间质纤维化的影像表现是不可逆的。炎症吸收过程中在 X 线上可能出现肺纹理增重和条状阴影，在 HRCT 上可出现支气管血管束增粗、小叶间隔和小叶内间质增厚、胸膜下弧线影等。在疾病的康复过程中这些改变多数可以逐渐吸收。

SARS 患者康复出院后，随诊发现约半数的 SARS 康复者恢复期的影像学检查完全正常，约 40% 康复者 CT 显示不同程度的肺间质改变、磨玻璃样表现、纤维索条影等，不到 10% SARS 康复者有较明显肺间质纤维化，肺间质纤维化主要出现在中、上肺野，而下肺野的肺纤维化程度不明显。这些有明显肺间质纤维化的 SARS 康复者常常遗留有气短、活动后呼吸困难或运动受限等症状。

3. 纵隔气肿、皮下气肿和气胸　纵隔气肿表现为纵隔间隙有气体影，呈条状或片状，气体量较多时可位于食管、气管、大血管等结构周围。皮下气肿较为明显。气胸的量一般较少。部分病例的纵隔气肿、皮下气肿和气胸发生在使用呼吸机之后。

4. 胸膜病变　肺内病变可引起邻近胸膜的局限性胸膜增厚，或轻度幕状粘连。胸膜改变可随肺内病变的吸收而消退。明显的胸腔积液较少见。

5. 骨质缺血性改变　患者在治疗后若出现关节疼痛和活动受限等症状，建议作 CT 或 MRI 检查。骨质异常改变以髋关节多见，也可发生在膝、肩等关节和长骨骨干。

（李文娟）

第六节　诊断和鉴别诊断

一、SARS 流行初期的临床诊断标准

SARS 流行初期，我国原卫生部发布的 SARS 临床诊断标准，内容如下。

1. 流行病学史

（1）与发病者有密切接触史，或属受传染的群体发病者之一，或有明确传染他人的证据。

（2）发病前 2 周内曾到过或居住于报告有 SARS 患者并出现继发感染疫情的区域。

2. 症状与体征　起病急，以发热为首发症状，体温一般 > 38℃，偶有畏寒；可伴有头痛、关节酸痛、肌肉酸痛、乏力、腹泻；常无上呼吸道卡他症状；可有咳嗽，多为干咳、少痰，偶有血丝痰；可有胸闷，严重者出现呼吸加速，气促，或明显呼吸窘迫。肺部体征不明显，部分患者可闻少许湿啰音，或有肺实变体征。注意：有少数患者不以发热为首发症状，

尤其是有近期手术史或有基础疾病的患者。

3. 实验室检查　外周血白细胞计数一般不升高，或降低；常有淋巴细胞计数减少。

4. 胸部 X 线检查　肺部有不同程度的片状、斑片状浸润性阴影或呈网状改变，部分患者进展迅速，呈大片状阴影；常为多叶或双侧改变，阴影吸收消散较慢；肺部阴影与症状体征可不一致。若检查结果阴性，1~2 天后应予复查。

5. 抗菌药物治疗　无明显效果。

疑似诊断标准：符合上述 1.1 +2 +3 条或 1.2 +2 +4 条或 2 +3 +4 条。

临床诊断标准：符合上述 1.1 +2 +4 条及以上，或 1.2 +2 +4 +5 条，或 1.2 +2 +3 +4 条。

医学观察诊断标准：符合上述 1.2 +2 +3 条。

备注：

（1）密切接触是指护理或探视 SARS 病例、与病例曾居住在一起（包括住院）或直接接触过病例的呼吸道分泌物和体液。

（2）SARS 流行区是指有原发 SARS 病例，并造成传播的地区，不包括已明确为输入性病例，并由该输入性病例造成一定传播的地区。

（3）患者可伴有头痛、关节酸痛、全身酸痛、乏力、胸痛、腹泻。

（4）排除疾病：在诊断治疗过程中，要注意排除原发细菌性或真菌性肺炎、肺结核、肺部肿瘤、非感染性肺间质性疾病、肺水肿、肺不张、肺栓塞、肺嗜酸性粒细胞浸润症、肺血管炎等临床表现类似的肺部疾患。

二、中华医学会关于 SARS 的诊断标准

中华医学会中华中医药学会于 2003 年 9 月 30 日公布了 SARS 诊疗方案，提出了新的 SARS 诊断标准：

（一）SARS 的诊断

结合上述流行病学史、临床症状和体征、一般实验室检查、胸部 X 线影像学变化，配合 SARS 病原学检测阳性，排除其他表现类似的疾病，可以作出 SARS 的诊断。

具有临床症状和出现肺部 X 线影像改变，是诊断 SARS 的基本条件。

流行病学方面有明确支持证据和能够排除其他疾病，是能够作出临床诊断的最重要支持依据。

对于未能追及前向性流行病学依据者，需注意动态追访后向性流行病学依据。

对病情演变（症状，氧合状况，肺部 X 线影像）、抗菌治疗效果和 SARS 病原学指标进行动态观察，对于诊断具有重要意义。

应合理、迅速安排初步治疗和有关检查，争取尽速明确诊断。

1. 临床诊断　对于有 SARS 流行病学依据，有症状，有肺部 X 线影像改变，并能排除其他疾病诊断者，可以作出 SARS 临床诊断。

在临床诊断的基础上，若分泌物 SARS – CoV RNA 检测阳性，或血清 SARS – CoV 抗体阳转，或抗体效价 4 倍及以上增高，则可作出确定诊断。

2. 疑似病例　对于缺乏明确流行病学依据，但具备其他 SARS 支持证据者，可以作为疑似病例，需进一步进行流行病学追访，并安排病原学检查以求印证。

对于有流行病学依据，有临床症状，但尚无肺部 X 线影像学变化者，也应作为疑似病例。对此类病例，需动态复查 X 线胸片或胸部 CT，一旦肺部病变出现，在排除其他疾病的前提下，可以作出临床诊断。

3. 医学隔离观察病例　对于近 2 周内有与 SARS 患者或疑似 SARS 患者接触史，但无临床表现者，应自与前者脱离接触之日计，进行医学隔离观察 2 周。

（二）分诊类别及相应处理方式的建议

在临床思维上可将 SARS 诊断问题分为五个层面，将患者划分为五个类别并予相应处理。

1. 不是 SARS 者　可以排除 SARS 诊断，进入正常诊疗程序。

2. 不像 SARS 者　不像 SARS，但尚不能绝对排除。安排医学隔离观察。可采用居家隔离观察并随诊的形式。

3. 疑似 SARS 者（suspected case）　综合判断与 SARS 有较多吻合处，但尚不能作出临床诊断。留院观察，收入单人观察室。

4. 临床诊断者（probable case）　基本定为 SARS 病例，但尚无病原学依据。收至 SARS 定点医院，但为避免其中少数非 SARS 者被交叉感染，需置单人病房。

5. 确定诊断者（diagnosed case）　在临床诊断基础上有病原学证据支持。收至 SARS 定点医院，可置多人病房。

（三）SARS 病情严重程度分类

1. 轻症患者　临床上应该符合以下四项标准：体温 <38.5℃；无呼吸困难；胸部 X 线片显示肺部阴影小于一个肺叶；血气分析正常。

2. 重症 SARS 诊断标准　符合下列标准中的 1 条即可诊断为重症"SARS"

（1）呼吸困难，成人休息状态下呼吸频率≥30/分，且伴有下列情况之一。

1）胸片显示多叶病变或病灶总面积在正位胸片上占双肺总面积的 1/3 以上。

2）病情进展，48 小时内病灶面积增大超过 50% 且在正位胸片上占双肺总面积的 1/4 以上。

（2）出现明显的低氧血症，氧合指数低于 300mmHg（1mmHg = 0.133kPa）。

（3）出现休克或多器官功能障碍综合征（MODS）。

三、鉴别诊断

对于肺炎患者，临床上首先应识别常见的普通典型肺炎及常见的普通非典型肺炎。

（一）普通典型肺炎

临床症状有发热、畏寒、咳嗽、多痰、胸痛。实验室可发现白细胞上升，通常可在痰中找到致病菌，胸部 X 线片常呈大叶型肺炎的表现。常见病原体有肺炎链球菌、流感杆菌、克雷伯菌、部分厌氧菌及革兰阴性菌等。

（二）普通非典型肺炎

临床症状常表现为上呼吸道感染、干咳、头痛、肌肉痛、发热、但较少胸痛及畏寒。实验室检查可以发现白细胞不增多或减少、痰中通常找不到致病菌，胸部 X 线片呈间质性浸润。常见病原体有支原体、衣原体、肺炎军团病菌和病毒等。

（三）流行性感冒

由于冬、春为呼吸道疾病的多发季节，SARS 应该与普通感冒、流行性感冒（流感）或其他常见呼吸道疾病鉴别。流感与 SARS 的鉴别诊断要点如下：

1. 流行病学特点　流感于冬春季节高发，传播快，通过空气飞沫及接触呼吸道分泌物传播。潜伏期 1~3 天，潜伏期末即有传染性，病初 2~3 天传染性最强。暴发流行时常有先学校、后居民区的特点。小儿和老人易并发肺炎。

2. 症状和体征特点　流感起病急，常以高热起病，全身症状重而呼吸道症状相对较轻，表现为头痛、乏力、全身酸痛。体温可达 40℃，2~3 天后体温可消退，但流涕、鼻塞等卡他症状及咽痛、咳嗽转为显著。部分严重患者可出现呼吸困难、发绀。少数患者可有恶心、便秘或腹泻等轻度消化道症状。查体呈急性病容，面颊潮红，眼结膜轻度充血，眼球压痛，咽充血，口腔黏膜可有疱疹，肺部听诊很少有湿性啰音。

3. 实验室检查　流感患者外周血象白细胞计数正常、减少或略增加，淋巴细胞比例可增加。流感病毒的病原学检查有助于明确诊断。

4. 肺部 X 线影像改变　流感患者可无变化或仅见肺纹理重，合并肺部感染时于初期见沿肺门向周边走向的炎性浸润影，以后出现阶段性片状影，常分布于多个肺野，后期可呈融合改变，多集中于肺野的中内带，类似肺水肿表现。

根据当时、当地流感疫情及周围人群发病情况，无 SARS 流行病学依据，卡他症状较突出，外周血淋巴细胞常增加，发病早期投以奥司他韦有助于减轻发病和症状，必要时辅以流感和 SARS 的病原学检查，可以帮助作出鉴别。在发病 48 小时内投以奥司他韦（oseltami-vir）有助于减轻发病和症状。

（四）其他疾病

SARS 还需与其他常见疾病作鉴别诊断，如原发细菌性肺炎或真菌性肺炎，肺结核，肺部肿瘤，肺嗜酸性粒细胞浸润，肺间质性疾病，非感染性肺炎，肺水肿，肺不张，肺血栓栓塞，肺血管炎等。

（郭智敏）

第七节　SARS 流行过后的预警和诊断

SARS 流行期间，其诊断依赖于新近的流行病学接触史。SARS 流行结束后，流行病学接触史不再能为诊断 SARS 提供任何帮助。SARS 既无特异的临床表现，当前也缺乏早期、迅速、快捷诊断 SARS – 冠状病毒（SARS – CoV）的可靠方法，而且其他季节性呼吸道传染病，如流行性感冒等也易与 SARS 相混淆，故在 SARS 流行过后，即使起用最为有效的应急预案，再次早期发现和诊断新的首例 SARS 病例也存在一定的困难。

一、SARS 反弹的危险因素及预警措施

SARS 流行过后，2003 年 8 月 14 日世界卫生组织（WHO）在评估 SARS 再次出现的危险因素时，根据既往的流行情况和潜在复发的危险因素，将所有地区划分为三类，在这三类地区执行相应的预警措施。

（一）SARS - CoV 重新出现的潜在地区（potential zone of re - emergence of SARS - CoV）

2002 年 11 月为 SARS 流行首先出现的地区，以及可能出现动物传染 SARS - CoV 给人类的地区。相应措施：SARS 预警，加强 SARS 监视，并且进一步研究在动物和人群中的 SARS - CoV 冠状病毒感染。

（二）局部传播地区（nodal areas）

在上次 SARS 流行期间出现局部大量传播病例，或者从 SARS - CoV 重新出现的潜在地区输入大量病例。相应措施：SARS 预警，加强 SARS 监视。

（三）低度危险地区（low risk areas）

在上次 SARS 流行期间从未出现过 SARS 病例、仅有输入病例或者仅有有限的局部传播。相应措施：在卫生工作者、其他医务人员、患者和探视者中监视和"预警"SARS 病例的聚集发生。

二、SARS 预警

SARS 预警的目的是保证进行适当的感染控制和采取适当的公共卫生措施，直到 SARS 被排除。

北京市根据 SARS 病例发生数、疫情播散速度和范围及流行趋势，将疫情划分为三个预警等级：

（一）三级预警

周边地区出现疫情，本市出现 1 例临床诊断病例，且有增加趋势，经专家预警委员会研究确定为三级疫情。

（二）二级预警

本市出现 6 例以上（含 6 例）临床诊断病例，且出现 3 个以上（合 3 个）疫点，有在本市传播的趋势，经专家预警委员会研究确定为二级疫情。

（三）一级预警

本市出现 30 例（含 30 例）以上临床诊断病例，或者 30 例以下且有 5 个以上（合 5 个）疫点暴发，有较明显的流行趋势，经专家预警委员会研究确定为一级疫情。

三、SARS 预警期内 SARS 病例的确诊

2003 年 8 月 14 日世界卫生组织（WHO）提出了 SARS 预警期内 SARS 病例的确诊标准：

（一）SARS 病例的临床定义

患者有发热病史，体温 ≥38℃，并且伴有一个或更多的下呼吸道感染的症状（咳嗽、呼吸困难、气短），以及有肺部浸润的放射学表现，与肺炎和呼吸窘迫症状一致；或者尸检发现与肺炎和呼吸窘迫的病理表现一致，而无其他明确的病因，此外也没有其他诊断可以解释本次疾病的过程。

（二）SARS 病例的实验室确诊

患者的临床症状和体征提示 SARS，并且有 SARS - CoV 的实验室阳性发现，符合以下一

个或一个以上的诊断标准：

1. SARS – CoV 的 PCR 检测阳性　即应用以下测定方法 PCR 检测阳性：

（1）至少 2 个不同的临床标本（例如：鼻咽部和粪便），或者

（2）在疾病过程中，2 次或 2 次以上采集同样的临床标本（例如连续采取鼻咽部标本），或者

（3）在每次测定时采用不同的测定方法，或者从原有的临床标本中应用一种新的 RNA 提取物重复 PCR 检查。

2. 应用酶联免疫吸附法（ELISA）或者直接免疫抗体检测法（IFA）检查血清转换

（1）平行测定血清表明，在疾病急性期抗体检测阴性，在恢复期抗体检测阳性，或者

（2）平行测定血清表明，在疾病急性期和恢复期抗体效价呈 4 倍和 4 倍以上升高。

3. 分离病毒　在任何标本中，在细胞培养时分离出 SARS – CoV，以及应用一种有效的方法，经 PCR 证实。

（郭智敏）

第八节　治疗

原则：在目前情况下，尚无特效的治疗药物，发病早期应进行综合治疗，争取控制病情发展。

一、一般性治疗

（1）住院、隔离，卧床休息，重视支持疗法，每天给患者服用维生素 C、复合维生素 B、维生素 A、维生素 B_6 等。

（2）适当补充液体，输液量应偏少，速度要慢，避免增加心、肺负担。

（3）避免用力和剧烈咳嗽：密切观察病情变化（多数患者在发病后 14 天内都可能属于进展期）。应该定期复查胸部 X 线片（早期复查间隔时间不超过 3 天），以及心、肝、肾功能等。

（4）氧疗：一般都给予持续鼻导管吸氧，每天检测脉搏血氧饱和度。对于重症病例，即使在休息状态下无缺氧的表现，也应给予持续鼻导管吸氧。有低氧血症者，通常需要较高的吸入氧流量，使 SpO_2 维持在 93% 或以上，必要时可选用面罩吸氧。应尽量避免脱离氧疗的活动（如：上洗手间、医疗检查等）。若吸氧流量 ≥5L/min（或吸入氧浓度 ≥40%）条件下，SpO_2 <93%，或经充分氧疗后，SpO_2 虽能维持在 93%，但呼吸频率仍在 30 次/分或以上，呼吸负荷仍保持在较高的水平，均应及时考虑无创人工通气。

（5）对症处理和器官功能保护：发热超过 38.5℃ 者，可使用解热镇痛药。如有器官功能损害，应该做相应的处理。

二、抗生素的应用

为了防治细菌感染，应使用抗生素覆盖社区获得性肺炎的常见病原体，包括"典型"和"非典型"病原体；临床上可选用大环内酯类（如阿奇霉素等）、氟喹诺酮类、β - 内酰胺类、四环素类等，如果痰培养或临床上提示有耐甲氧西林金黄色葡萄球菌感染或耐青霉素

肺炎链球菌感染，可选用（去甲）万古霉素等。

（一）轻症患者

通常可选用头孢二代抗生素与多烯环素（0.1~0.2g，bid）联合使用；或安美汀+阿奇霉素联合使用。

（二）中等程度症状的患者

头孢曲松2giv qd与阿奇霉素联合使用；或与左氧氟沙星500mg qd联合使用。

（三）重症患者

哌拉西林-他唑巴坦4.5g q8h；或头孢吡肟（cefepime）2g q8h；加用：克拉霉素500mg bid 口服。

特殊患者视情况调整抗生素使用（如合并MRSA、真菌感染等），或视细菌培养结果再进一步调整抗生素的应用。

三、糖皮质激素的应用

应用糖皮质激素的目的在于抑制异常的免疫病理反应，减轻全身炎症反应状态，从而改善机体的一般状况，减轻肺的渗出、损伤，防止或减轻后期的肺纤维化。

（一）适应证

建议的应用指征为：①有严重中毒症状，高热3天不退；②达到重症病例标准者（胸部X线示多叶病变、明显呼吸困难及严重低氧血症、休克、ARDS或MODS）；③48小时内肺部阴影进展超过50%。临床上应有规律使用糖皮质激素，目前多数医院使用的成人剂量相当于甲泼尼龙40~240mg/d，具体剂量根据病情来调整，一直使用到病情缓解或胸部X线片有吸收后，应该及时减量停用。

（二）糖皮质激素的用法及用量

（1）常规静脉用药剂量：40~80mg qd 或 q8h×3~5天，iv；临床症状明显后开始减量。

（2）必要时可加大至80mg~160mg iv q12h×5天，临床症状明显好转后开始减量，胃肠道吸收功能良好时可改为口服泼尼松。

（3）常用方法举例

1）甲泼尼龙1mg/kg，q8h iv共5天；随后

2）甲泼尼龙1mg/kg，q12h iv共5天；随后

3）泼尼松龙0.5mg/kg bid，口服，共5天；随后

4）泼尼松龙0.5mg/kg qd，口服，共5天。

（4）如果病情严重恶化，甲泼尼龙冲击500mg bid×2天。

（三）糖皮质激素

使用糖皮质激素时要严格注意其不良反应，尤其是注意其他感染的发生。

（四）注意

临床上疑似患者以及没有确诊为SARS患者不能应用糖皮质激素治疗；轻症SARS患者一般可以不用糖皮质激素治疗。临床上应用糖皮质激素时，可同时使用利巴韦林，甲泼尼龙

（MP）优于氢化可的松。

四、抗病毒药物

至今尚无肯定有效抗病毒药物治疗，治疗时可选择试用抗病毒药物，如某些医院在使用抗生素同时，也使用奥司他威（达菲）或利巴韦林等，详见相关章节。

（1）轻、中等程度症状的患者可选用利巴韦林口服用药剂量：$0.2 \sim 0.3g$ q8h。

（2）重症患者首选静脉用药，静脉用药剂量：$400mg$ iv q8h $\times 10 \sim 14$ 天。

注意利巴韦林的不良反应：包括溶血性贫血、网状细胞增多、心脏骤停、低血压、心动过缓、心动过速、神经衰弱、癫痫发作、肾结石、血清胆红素和转氨酶升高、尿酸增加、皮肤红斑及出疹。

五、其他疗法

1. 普通用法　凡年老、体弱、贫血或白细胞数过低，或发病后摄入量明显减少，或缺氧症状明显的较重患者，可输新鲜全血100mL。根据病情需要可再次输血，至病情好转。胸腺素、干扰素、静脉用丙种球蛋白等非特异性免疫增强剂对SARS的疗效尚未肯定，不推荐常规使用。

2. SARS恢复期　血清的临床疗效尚未被证实，对诊断明确的高危患者，可在严密观察下试用。

3. 临床营养支持　大部分重症患者存在营养不良，因此早期应鼓励患者进食易消化的食物。当病情恶化不能正常进食时，应及时给予临床营养支持，采用肠内营养与肠外营养相结合的途径，非蛋白热量 $105 \sim 126kJ$（$25 \sim 30kcal$）/（kg·d），适当增加脂肪的比例，以减轻肺的负荷。中/长链混合脂肪乳剂对肝功能及免疫方面的影响小。蛋白质的入量为 $1.0 \sim 1.5g$/（kg·d），过多对肝肾功能可能有不利影响。要补充水溶性和脂溶性维生素。尽量保持血浆白蛋白在正常水平。

4. 中药辅助治疗　治则为：温病，卫、气、营、血和三焦辨证论治。

六、呼吸功能支持治疗

SARS患者如出现明显呼吸困难或达到重症病例诊断标准要进行监护。一旦出现休克或MODS，应及时作相应的处理。严重SARS患者的病理生理符合ARDS表现，现阶段大多数需要机械通气的ARDS患者多选用有创方式。但对SARS患者进行气管插管会增加操作者和周围人员的感染率，这就限制了有创通气在SARS合并急性呼吸衰竭治疗中的运用；另一方面，越来越多的实例表明，严重SARS患者在早期如能适当应用无创通气，能降低气管插管率和病死率。虽然无创通气较常规有创通气SARS的院内交叉感染率低，但医护人员仍面临感染SARS的极大风险，因此提倡无创通气在室内空气为负压的病房内进行，如无此条件，应加强医护人员的防护和病房的通风。

（一）无创机械通气支持

1. 适应证　SARS患者如果有明显呼吸窘迫的表现，呼吸次数 >30 次/分；吸氧 $3 \sim 5L$/min 条件下，$SaO_2 < 93\%$；或氧合指数 <300mmHg。

2. 无创通气的参数设置

（1）模式：建议使用 CPAP 或 BiPAP 模式。

（2）压力设置：CPAP/PEEP 5~10cmH$_2$O，酌情调整吸气压力设置。

3. 禁忌证　有危及生命的情况，需要紧急插管的情况；气道分泌物多和排痰能力障碍；血流动力学不稳定和合并 MODS。

4. 特别注意　应用无创机械通气时，可能存在着病毒感染播散的危险性，医务人员需进一步加强防护。最好使用负压隔离室或应用空气层流净化装置，加强病房通风，避免造成医务人员感染。此外，所有 SARS 患者不进行雾化或湿化辅助治疗。

（二）常规有创机械通气支持

1. 适应证　现在一般推荐在下列两种情况下给 SARS 患者进行有创通气：一是 SARS 患者急性加重合并急性呼吸衰竭，并已出现严重低氧血症并导致神志障碍时；二是 SARS 患者给予无创通气后，但无明显疗效，或因其他原因出现中断无创通气的治疗时，而常规氧疗又难以满足临床需要及纠正严重的呼吸衰竭时。

实际上大多数 SARS 患者并不需要机械通气来进行支持治疗的。对于那些需要机械通气的患者，一般首选无创机械通气，而且指针宜宽不宜严。有创机械通气一般只在很危重的 SARS 患者合并呼吸衰竭时使用，且无创机械通气无效时，才考虑临床应用。有创机械通气应该在一定的条件下进行，尤其应该注意采取有效的防护措施。按卫生部《传染性非典型肺炎医院感染控制指导原则》，在机械通气时，尤其在为患者气管切开和气管插管及吸痰时，除二级防护外，还应该加戴全面型呼吸防护器。

总之，有创机械通气的适应证，出现以下任何一条者：①无创治疗后呼吸窘迫和氧和指数无改善；②昏迷；③无创机械通气不能耐受。

2. 机械通气策略和参数设置　在严重 SARS 病例并发明显低氧血症中，其病理与临床均呈急性呼吸窘迫综合征（ARDS）样改变，所以在运用有创通气时，要遵从 ARDS 机械通气时的策略。

实施有创正压人工通气的具体通气模式可根据医院设备及临床医师的经验来选择。一般可选用压力限制的通气模式。比如，早期可选择压力调节容量控制（PRVC）+PEEP、压力控制（PC）或容量控制（VC）+PEEP，好转后可改为同步间歇指令通气（SIMV）+PSV+PEEP，脱机前可用 PSV+PEEP。

通气参数应根据"肺保护性通气策略"的原则来设置：①应用小潮气量（6~8mL/kg），适当增加通气频率，限制吸气平台压<35cmH$_2$O；②加用适当的 PEEP，保持肺泡的开放，让萎陷的肺泡复张，避免肺泡在潮气呼吸时反复关闭和开放引起的牵拉损伤。治疗性PEEP 的范围是 5~20cmH$_2$O，平均为 10cmH$_2$O。同时应注意 PEEP 升高对循环系统的影响。

3. 镇静剂及肌松剂的应用　在通气的过程中，对呼吸不协调及焦虑的患者应予充分镇静，必要时予肌松药，以防止氧合功能下降。下列镇静药可供选用：①咪唑西泮（咪唑安定）（midazolam），先予 3~5mg 静脉注射，再予 0.05~0.20mg/（kg·h）维持；②普鲁泊福（异丙酚，propofol），先予 1mg/kg 静脉注射，再予 1~4mg/（kg·h）维持。在此基础上可根据需要间歇使用吗啡类药物，必要时加用肌松药。肌松药可选维库溴铵（vecuronium bromide）4mg 静脉注射，必要时可重复使用。

（三）气管插管和气管切开时的注意事项

1. 重症 SARS 患者气管插管时的注意事项 在为 SARS 患者气管插管时，尤其要注意必需的临床防范措施，在原卫生部规定的二级防护基础上，应该加戴全面型呼吸防护器，最好应用防生化面罩。此外，还应该进一步加强室内通风，有条件时采取负压通气或高水平的层流净化装置，达到保护医务人员的目的。气管插管的适应证包括：①保护气道和肺实质；②保证上气道通畅，缓解上气道阻塞；③如果患者分泌物明显增多，不能自行有效地排出，可通过气管插管进行吸引来清除分泌物。但是，必须注意对 SARS 患者进行吸痰时，应该有合适的防护保证，最好采用密闭式吸引装置；④可连接呼吸机，对呼吸衰竭的患者进行机械通气治疗。实际上气管插管最常见的适应证是为机械通气的 SARS 患者提供密闭的人工气道，连接呼吸机。

气管插管一般可经口插入或经鼻插入，两者各有优缺点。经口插管较为容易，适用于急救场合；而且插管口径较大，气流阻力小，机械通气时产生内源性 PEEP 的可能性较小；易进行气道管理，吸痰容易，不易发生中心气道的分泌物滞留。但经口插管容易移位、脱出；长期使用患者难以耐受；口腔护理困难，易造成牙齿和口咽损伤；插管口径较大时，可发生声门功能异常。

经鼻插管的优点是患者耐受性好，可增加舒适感，故可以保留时间较长；且容易固定，能提供较稳定的人工气道；临床上护理患者口腔较方便，允许患者闭合口腔；其缺点是管腔较小，气流阻力较大，在机械通气时易产生内源性 PEEP，吸痰不方便，管腔易阻塞；易发生鼻出血和鼻腔感染；紧急情况下不易很快插入，不能用于紧急情况下，故目前临床上倾向于使用经口插管。

2. 重症 SARS 患者气管切开时的注意事项 气管切开的临床防护措施同气管插管。气管切开插管是建立人工气道的另一重要方法。气管切开的适应证如下：①气管切开后仍然不能有效地清除呼吸道内分泌物；②需要较长时间地进行机械通气者；③无法进行气管插管的患者；④临床上需要减少解剖无效腔和上呼吸道阻力时。

气管切开的优点有：减少解剖无效腔，容易吸引气管内较深部位的分泌物，容易固定，不影响患者吞咽，可保留较长时间。其缺点是创伤性较大，并发症的发生率及严重性大于气管插管。常见手术并发症有：局部出血、皮下气肿、窒息等；留置套管期间的并发症有切口感染、纵隔气肿和气胸；吞咽困难、气管阻塞、气管食管瘘和气囊破裂等；拔管后并发症包括气管内肉芽肿和气道狭窄。

（乔丽霞）

第九节 SARS 患者的预后和康复期患者的随诊

一、预后

SARS 属于自限性疾病，需机械通气的患者约占 7%，故大多数患者预后良好。目前治疗背景下，全球平均病死率在 10%。部分患者出院时肺部仍有条索斑片影和（或）肺间质纤维化，但随着时间的推移肺部病变可以逐步吸收。死亡病例中多为有基础疾病或年龄大于 55 岁者。死亡原因包括：支持治疗不足、呼吸衰竭、继发感染、败血症（病死率高，部分原因是患者免疫力特别低下）、并发症、肾功能衰竭和心脏骤停。

影响病情严重程度的因素包括：年龄、基因易感性、基础疾病、吸烟、免疫状况及合并其他病原体感染。所有死亡或需要插管机械辅助通气患者均为存在基础疾病（如糖尿病）或年龄在 55 岁以上的患者。吸烟也可能影响疾病严重程度。吸烟者患 SARS 时需要接受呼吸机治疗的概率较高，而不吸烟患者中仅极少数应用呼吸机治疗。统计分析表明高龄、男性、肌酸磷酸激酶（CPK）高峰值、乳酸脱氢酶（LDH）高峰值、发病初中性粒细胞绝对值高、低钠血症等，通常为死亡的危险因素。

二、出院参考标准

应同时具备下列 4 个条件：①停用退热药物或糖皮质激素，体温正常 7 天以上；②呼吸系统症状明显改善；③胸部影像学有明显吸收；④无明显临床相关合并症。

但是，香港中文大学应用 RT - PCR 方法对治疗 3 周的 20 名 SARS 患者临床不同样本进行了病毒检测，结果显示有相当数量的患者在 21 天后，在其鼻咽抽吸物、粪便和尿液中仍可测到病毒的存在，所以上述出院参考标准是否恰当，有待进一步研究。

三、SARS 康复期患者主要生理功能障碍

就 SARS 患者个体而言，康复期随诊可以了解患者生理功能障碍和心理障碍的发生情况与严重程度；有助于制订针对性强的处理和干预措施，最大限度地减轻对患者生理和心理的不利影响。更为重要的是，开展 SARS 患者康复期的随诊工作，有助于更加全面地认识 SARS，其结果对于预测今后 SARS 的流行规模、制订合理的防治措施、了解 SARS - CoV 感染后机体的自我修复规律具有重要的意义。在前一段我国内地 SARS 的治疗过程中，普遍大量应用了多种药物，如糖皮质激素、抗病毒药物、抗菌药物、免疫调节剂等，因此，随诊过程中应注意区分某些异常是来自于 SARS 本身，还是来自于治疗药物。

1. 肺功能障碍　初步的随诊结果表明，相当数量的 SARS 患者在出院后仍遗留有胸闷、气短和活动后呼吸困难等症状，这在重症患者中尤为常见。复查 X 线胸片、HRCT 可发现不同程度的肺纤维化样改变和肺容积缩小，血气分析可有 PaO_2 下降，肺功能检查显示限制性通气功能（包括肺总量和残气量）障碍和弥散功能减退。通常以 HRCT 的改变最明显。值得注意的是，部分康复期患者虽然有活动后呼吸困难，但 X 线胸片、HRCT 和肺功能检查却无异常。病后体力下降及心理因素等综合因素可能与气促有关。因此，SARS 患者尤其是重症患者，出院后除应定期复查 X 线胸片和 HRCT 外，还应定期复查 PaO_2 和肺功能（包括肺容积、通气功能和弥散功能）。

北京协和医院呼吸内科在 SARS 流行结束后，随访了康复出院的 89 例 SARS 患者，其中 48 例（53.9%）存在肺功能异常，多数为轻度异常。单纯弥散障碍有 38 例（42.7%），弥散障碍合并限制性通气功能障碍 7 例（7.9%），弥散障碍合并阻塞性通气功能障碍 1 例，单纯限制性通气功能障碍 1 例，单纯 1 秒钟呼气容积（FEV1）下降 1 例。在患病过程中有明显呼吸困难症状者和康复期胸部 CT 异常者，其一氧化碳弥散量（DLco）和肺总量（TLC）下降更明显。研究表明 SARS 患者在康复期存在轻度的肺功能损害，以弥散障碍为主，其次是限制性通气功能障碍。

2. 肝肾功能损害　部分 SARS 患者在出院后遗留有肝肾功能损害，但原因尚不完全清

楚，不排除药物性损害的可能。其中，以肝功能异常较为常见，主要表现为丙氨酸转氨酶（ALT）和天冬氨酸转氨酶（AST）的异常，大多程度较轻，无须处理，少数需要护肝治疗。随着出院时间的延长，一般均可恢复正常，很少遗留持久性肝功能损害。SARS 患者出院后应定期复查肝肾功能，直至正常或明确有其他原因为止。

3. 骨质疏松和股骨头缺血性坏死　骨质疏松和股骨头缺血性坏死在 SARS 患者恢复期并非罕见，尚未证实此种异常表现与 SARS 病变波及骨骼有关。主要发生于长期大剂量使用糖皮质激素的患者，防治的关键在于严格掌握糖皮质激素的使用指征、控制糖皮质激素的剂量和疗程。对于长期大剂量使用糖皮质激素的患者，出院后应定期复查骨密度、髋关节 X 线片，特别是对有骨关节症状的患者，必要时还应进行股骨头 MRI 检查，以早期发现股骨头的缺血性病变。

四、SARS 康复期患者的生活质量

北京协和医院呼吸内科在 SARS 流行结束后，对 2003 年 4 月至 2003 年 6 月出院的 116 例 SARS 康复期患者进行生活质量调查，选择 St George's（SGRQ）呼吸问卷评估 SARS 患者康复期的生活质量。研究结果显示，大部分康复期患者生活质量良好，仅仅存在轻度的生活质量影响，而且只是对活动影响方面最为明显，对日常生活影响则较小。问卷调查中比较了年龄、性别和出院日期对 SARS 康复期患者生活质量的影响，发现大于 30 岁的患者 SGRQ 症状、活动、影响和总分均明显高于小于等于 30 岁的患者，说明年龄等因素对生活质量是有一定影响的，尤其是在对活动和生活影响方面较大。SGRQ 评分女性显著高于男性，说明 SARS 康复者中女性患者生活质量低于男性。

（乔丽霞）

第十节　SARS 的预防与控制

一、防治总则

SARS 已被列入《中华人民共和国传染病防治法》法定传染病进行管理，是需要重点防治的重大传染病之一。要针对传染源、传播途径、易感人群三个环节，采取以管理传染源、预防控制医院内传播为主的综合性防治措施。努力做到"早发现、早报告、早隔离、早治疗"，特别是在 SARS 流行的情况下，要采取措施，确保"四早"措施落实到位。强调就地隔离、就地治疗，避免远距离传播。

二、防治措施

（一）传染源管理

1. 患者的管理

（1）早发现、早报告：控制 SARS 流行，病例的早期预警和防护尤其重要。当有发热伴呼吸系统表现的患者就诊时，特别是当患者呈现肺炎影像学表现时，要注意询问可能的接触史，并询问其家属和同事等周围人群中有无类似症状。要特别注意询问是否到过收治 SARS 患者的医院或场所等不知情接触史，同时要注意有些老年慢性病患者其 SARS 症状表现不典

型，应慎重鉴别。

发热呼吸道疾病门诊（通称发热门诊）、定点医院或其他医务人员中发现 SARS 患者、疑似患者时，应按照《中华人民共和国传染病防治法》《卫生部传染性非典型肺炎防治管理办法》的规定，向辖区内的县级疾病预防控制机构报告疫情。若出现暴发或流行，则应按《突发公共卫生事件应急条例》的要求，迅速逐级上报。

当出现以下情况时，接诊医师应报告当地疾病预防控制机构：医务人员尤其是直接接触肺炎患者的一线人员发生肺炎；聚集性发生 2 例及以上的肺炎（指某一群体中 14 天内发生 2 例以上肺炎，或接触过肺炎患者后 2 周内发生肺炎，以及 14 天内医疗机构局部出现 2 例以上获得性肺炎病例等）；与野生动物有职业接触的人发生的肺炎以及出现 SARS 死亡病例等。出现上述情况，均应立即严格隔离观察，同时采取有效的防护措施。

（2）早隔离、早治疗：SARS 的疑似患者、临床诊断患者和确诊患者均应立即住院隔离治疗，但应收治在不同区域，其中临床诊断患者、疑似患者均应住单人病房，避免交叉感染。应就地治疗，尽量避免远距离转送患者。

2. 密切接触者管理　对每例 SARS 患者、疑似患者都应在最短时间内开展流行病学调查，追溯其发病前接触过的同类患者以及发病前 3 天和症状期密切接触者。

对症状期密切接触者均应实施医学观察，一般采取家庭观察；必要时实施集中医学观察，但要注意避免交叉感染的可能。对可疑的发热患者，应立即让其住院隔离治疗。

日常生活、学习、工作中，曾与症状期 SARS 患者或疑似患者有过较长时间近距离接触的下列人员，为密切接触者：与患者或疑似患者共同居住的人员；在一个教室内上课的教师和学生；在同一工作场所工作的人员；与患者或疑似患者在密闭环境下共餐的人员；护送患者或疑似患者去医疗机构就诊或者探视过患者、疑似患者，又未采取有效保护措施的亲属、朋友、同事或司机；未采取有效保护措施，接触过患者或疑似患者的医护人员；与患者或疑似患者乘同一交通工具且密切接触的人；为其开过电梯或在患者发病后至入院前与其共乘电梯的人员；直接为上述患者在发病期间提供过服务的餐饮、娱乐等行业的服务人员；现场流行病学调查人员根据调查情况确定的与上述患者有密切接触的其他人员。

观察、隔离期间应采取如下措施：由当地卫生行政部门指定的医疗卫生人员，每日对隔离者进行访视或电话联系，并给予健康教育和指导；密切接触者应每天早晚各测试体温 1 次，一旦发生发热等临床症状，必须及时到指定医院实施医学观察。

隔离观察期为 14 天。在隔离观察期满后，对无 SARS 症状和体征的隔离观察者，应及时解除隔离。如果隔离观察者发展成为 SARS，应严格按患者实施管理，并对其密切接触者进行追踪。一旦可疑患者排除 SARS，对其接触者的管理也相应解除。

3. 动物传染源的管理　应加强对动物宿主的监测研究，一旦发现可疑动物宿主，应立即向当地政府主管部门报告，以采取相应的管理措施，避免或减少与其接触机会。

（二）切断传播途径

1. 加强院内感染控制　选择符合条件的医院和病房收治 SARS 患者是避免医院内感染的发生流行时，应设立 SARS 定点医院和发热门诊。定点医院和发热门诊应符合规范要求，配备必要的防护、消毒设施和用品，并有明显的标志。要开辟专门病区、病房及电梯、通道，专门用于收治 SARS 患者。

确定适宜收治 SARS 患者的医院和病房十分重要，可选择合格的专科医院、经过改造的综合医院作为定点收治医院。病房应设在严格管理的独立病区；应注意划分清洁区、半污染区、污染区；病房通风条件要好，尤其是冬季要定时开窗换气，最好设有卫生间；医护人员办公室与病区应相对独立，以尽量减少医护人员与 SARS 患者不必要的接触或长时间暴露于被 SARS 病原污染的环境中。

发热门诊应在指定的医院设立，门诊内的治疗区应有独立的诊室、临床检验室、X 线检查室和治疗室，并保持通风良好；医护人员、患者都必须戴口罩；还应设立观察室，以临时观察可疑患者，并做到一人一间。

建立、健全院内感染管理组织，制定医院内预防 SARS 的管理制度，严格消毒，落实医务人员个人防护措施，促使医务人员形成良好的个人卫生习惯，是防止发生医院内 SARS 传播的基本措施。要特别强调通风、呼吸道防护、洗手及消毒、防护用品的正确使用、隔离管理、病区生活垃圾和医疗废物的妥善处理．加强医务人员 SARS 预防控制（消毒、隔离和个人防护）等防治知识的培训。

对患者及疑似患者及其探视者实施严格管理。原则上 SARS 患者应禁止陪护与探视。

2. 做好个人防护　个人防护用品包括防护口罩、手套、防护服、护目镜或面罩、鞋套等。其中以防护口罩与手套最为重要，一般接触患者应戴由 12 层以上纱布制成的口罩，有条件的或在 SARS 感染区则应佩戴 N95 口罩。在对危重患者进行抢救、插管、口腔护理等近距离接触的情况下，医护人员还应佩戴护目镜或面罩。

医护人员在日常工作中必须树立良好的个人防护意识，养成良好的个人卫生习惯，规范操作。呼吸内科门诊和急诊室值班医师平时应佩戴口罩，当有发热、呼吸困难、类似肺炎表现的患者就诊时，更应特别注意做好个人防护。对诊疗患者时所使用的器械包括听诊器、书写笔等，要注意消毒或清洗，避免因器械污染而造成传播。接触患者后，手部在清洗前不要触摸身体的其他部位，尤其是眼睛、鼻部、口腔等黏膜部位。

对医务人员尤其是诊治 SARS 患者的一线医护人员应加强健康监测工作。所有进入 SARS 患者病区的工作人员均应进行登记，并记录与患者接触时采取的防护措施情况。工作人员在离开时，禁止将污染物品带出病区；离开病区时或回家后，应洗澡、更衣。病区工作人员应每天测体温，注意自己的健康状况，一旦出现发热或其他症状，应立即停止工作，并实行医学观察，直至排除感染为止。鉴于至今尚无证据表明 SARS 可通过无症状者传播，已经采取有效防护措施的医务人员在诊治 SARS 患者期间，不必隔离观察。

（三）疫源地消毒与处理

病原可能污染的区域称为疫源地。疫源地可分为疫点和疫区。SARS 疫点、疫区大小的划分可根据患者隔离治疗前及发病前 3 天所污染范围的大小、通风状况等来确定。出现单一病例的地区和单位，患者可能污染的场所，称为疫点。较大范围的疫源地或若干疫点连成片时，称为疫区。

原则上患者在发病前 3 天至隔离治疗时所到过的场所、距调查时间在 10 天之内、停留时间超过半小时、空间较小又通风状况不良的场所，应列为疫点进行管理。一般疫点的划分以一个或若干个住户、一个或若干个办公室、列车或汽车车厢、同一航班、同一病区等为单位。如果在一个潜伏期内，在一个单位、一个街区或一个居民楼发生 2 例或以上 SARS 病例，则应考虑扩大疫点管理的范围。如果传染源可能已经在更大范围内活动造成传播危险，或在一个较大范围内在一个潜伏期内出现了数个传染源，或出现了暴发、流行时，则可根据

《中华人民共和国传染病防治法》第二十五条、第二十六条的规定，由县级以上地方政府报经上一级地方政府决定，将这个范围如一个小区、乡、街道甚至城市等宣布为疫区，对出入疫区的人员、物资和交通工具实施卫生检疫。除非传播的范围无法确定，一般不必将较大区域称为疫区。

疫点或疫区的处理应遵循"早、准、严、实"的原则，措施要早，针对性要准，措施要严格、落到实处。对疫点应严格进行消毒。通常情况下，不必开展针对SARS的外环境消毒工作。疫区的处理要在疫点处理原则基础上，突出疫情监测工作的重要性，加强流动人口的管理，防止疫情的传人、传出。

如果疫点、疫区内的SARS患者已痊愈、死亡或被隔离治疗，对患者可能污染的场所或物品已经进行终末消毒，在一个观察期内（暂定为患者、疑似患者被隔离治疗后14天）在疫点、疫区内未再出现新的患者或疑似患者时，由原宣布单位宣布解除疫点、疫区。较大范围的疫区如省、城市等的解除，需要在该区域内所有患者治愈或死亡后2周方可宣布。

（四）检疫和公共场所管理

如果出现SARS暴发或流行，并有进一步扩散趋势时，可以实施国境卫生检疫、国内交通检疫，还可以按照《中华人民共和国传染病防治法》第二十五条、第二十六条的规定采取紧急措施，如限制或者停止集市、集会、影剧院演出或者其他人群聚集的活动；停工、停业、停课；临时征用房屋、交通工具等。

（五）多部门协作，共同做好SARS防治工作

建立强有力的组织指挥、疾病预防控制、医疗救护、社会联动、大众传媒体系是尽早发现和控制SARS疫情的重要保障。必须由政府牵头，卫生、教育、工商、交通等部门联动，统一指挥，统一协调，分工明确，责任到人，措施到位，分级管理，分类指导，加强督查。成立疾病预防控制、医疗救护、后勤保障、社会宣传与服务等专业队伍，负责各项具体防治措施的科学论证和落实。做好与军队、厂矿企业、医疗卫生机构的联动，准备好第二、甚至第三梯队的医疗卫生及后勤保障队伍。储备必要的物资和药品。

（六）加强健康教育、社会关爱和心理干预

要通过多种形式，广泛开展SARS防治知识的宣传，教育群众提高自我防范意识，配合做好预防、控制工作，并注意针对疫情的变化调整宣传教育重点。充分发挥媒体的舆论导向作用，以宣传防治知识为主，明确群防群治的措施和公众的义务与责任，要真实报道疫情，并要减少有可能引起群众恐慌的报道。

接诊患者时，医护人员要以友善的态度与患者交流。在患者充分理解的前提下，积极给予心理支持。对于康复期患者，帮助其打消复发和传染他人的顾虑。对于将要出院的患者，可叮嘱其在出院后2周内暂勿与同事、朋友来往，尽量避免不愉快的事情发生而增加心理负担。

（七）其他预防措施

目前尚无有效的疫苗或药物预防方法，相关预防方法正在研究之中。

（孔玉红）

第七章

肺血栓栓塞

肺栓塞（pulmonary embolism，PE）是来自全身静脉系统或右心的内源性或外源性栓子阻塞肺动脉或其分支引起肺循环和呼吸功能障碍的临床和病理生理综合征。PE 的栓子包括血栓、脂肪、羊水、空气、瘤栓和感染性栓子等，其中 99% 的 PE 栓子是血栓，故也称为肺血栓栓塞（pulmonary thromboembolism，PTE）。近年来肺栓塞诊断和治疗已经取得了明显进展，心脏超声检查、下肢深静脉超声检查、D-二聚体测定和螺旋 CT 或电子束 CT 肺动脉造影等一些先进的无创检查在临床诊断上已被广泛应用，过去临床使用的静脉造影、肺动脉造影等创伤性检查逐渐减少。低分子肝素、其他新型抗凝药物和新型溶栓药物在临床上的应用使肺栓塞的治疗进入新时期。此外，根据循证医学为基础的临床试验，美国和英国胸科协会相继制订了肺栓塞诊断和治疗的指南，我国医师对肺栓塞的诊断和防治水平也取得了显著的进步，颁布了肺栓塞诊断治疗和预防指南及相关检查操作规程。

第一节　概述

一、定义和术语

1. 肺栓塞（pulmonary embolism，PE）　是内源性或外源性栓子阻塞肺动脉引起肺循环障碍的临床和病理生理综合征，包括肺血栓栓塞征、脂肪栓塞综合征、羊水栓塞、空气栓塞、肿瘤栓塞等，其中 99% 的肺栓塞栓子是血栓所致。

2. 肺血栓栓塞症（pulmonary thromboembolism，PTE）　是指来自静脉系统或右心的血栓阻塞肺动脉或其分支所致疾病，为肺动脉或肺动脉某一分枝被血栓堵塞而引起的病理过程，常常是许多疾病的一种严重并发症。临床上最常见的血栓是来自下肢深静脉及盆腔静脉。肺血栓栓塞以肺循环和呼吸功能障碍为主要临床表现和病理生理特征，占肺栓塞的绝大多数，是最常见的肺栓塞类型，通常临床上所称的 PTE 即指肺栓塞。

3. 肺梗死（pulmonary infarction，PI）　定义为肺栓塞后，如果其支配区域的肺组织因血流受阻或中断而产生严重的血供障碍，因而发生坏死。

4. 巨大肺栓塞和次巨大肺栓塞　巨大肺栓塞（massive pulmonary embolism）是指肺栓塞 2 个肺叶或以上，或小于 2 个肺叶伴血压下降（体循环收缩压 <90mmHg，或 5 分钟内下降超过 40mmHg）。次巨大肺栓塞（submassive pulmonary embolism）是指肺栓塞导致右室功能

· 161 ·

减退。

5. 高度、中度和低度危险性的肺栓塞　①高度危险性的肺栓塞：肺栓塞患者合并休克或低血压（也就是临床上称为的巨大肺栓塞），患者住院后具有死亡的高风险，尤其死亡可以在住院后最初数小时；②中度危险性的肺栓塞：患者在住院时表现为血流动力学稳定，但是存在右心室功能不全的证据和（或）心肌损伤；③低度危险性的肺栓塞：患者无肺栓塞相关的主要危险因素，如果有适当的门诊护理和抗凝治疗，患者可以考虑早期出院。

6. 深静脉血栓形成（deep venous thrombosis，DVT）　是引起肺栓塞的主要血栓来源，DVT 多发于下肢或者骨盆深静脉，脱落后随血流循环进入肺动脉及其分支，肺栓塞常为 DVT 的并发症。

7. 静脉血栓栓塞症（venous thromboembolism，VTE）　由于肺栓塞与 DVT 在发病机制上存在相互关联，是同一种疾病病程中两个不同阶段的不同临床表现，因此统称为 VTE。

二、流行病学

全球每年确诊的肺栓塞和深静脉血栓形成患者约数百万人。美国致死性和非致死症状性 VTE 发生例数每年超过 90 万，其中死亡病例大于 30 万。其余非致死性 VTE 包括 37.64 万例 DVT 和 23.71 万例肺栓塞。在美国每年死于肺栓塞的患者占死亡人数的 10% ~15%，在临床死亡原因中，肺栓塞居第三位。在致死性病例中，约 60% 的肺栓塞患者被漏诊，只有 7% 的患者得到及时与正确的诊断和治疗。国外尸解资料表明，肺栓塞的总发生率为 5% ~14%，老年人中可达 25%，心脏病患者中则高达 50%，如用特殊的技术检查可达 60%，甚至这仍是低估计的，因为有些栓子可能已溶解了。早在 20 世纪 80 年代，北京协和医院呼吸内科研究报告发现，在当时肺栓塞的尸检检出率为 3%。在相同年代日本在 1972 年报道肺栓塞的死检率为 1.5%，因此当初认为东方人肺栓塞的发病率可能较低。但目前肺栓塞的发病率已有进行性增多的趋势。国外研究发现肺栓塞患者的生前确诊率为 10% ~30%，在 20 世纪 80 年代北京协和医院报告肺栓塞患者的生前确诊率为 7.8%。凡能及时做出诊断及治疗的肺栓塞患者只有 7% 死亡，而没有被诊断的肺栓塞患者 60% 死亡，其中 33% 在发病后第一小时内迅速死亡。鉴于上述结果，正确诊断肺栓塞是临床上极为关注的问题。

近年来研究发现我国与西方国家一样，肺栓塞绝非少见病，随着对肺栓塞认识水平的提高和诊断技术的进展，现在诊断的肺栓塞病例数量呈 3~10 倍以上的增长。目前国内许多医院诊断肺栓塞病例有逐年增多趋势，如北京协和医院在 20 世纪 90 年代前，每年诊断病例数约 10 例，而进入 21 世纪每年诊断达 100 例以上。分析肺栓塞诊断病例上升原因是：①人们饮食习惯和生活方式等环境因素变化的影响；②临床诊断意识和诊断技术水平提高，使肺栓塞的漏、误诊病例明显减少，越来越多肺栓塞患者能被正确诊断，虽然我国目前缺乏肺栓塞准确的流行病学资料，但随着临床医师诊断意识和水平的不断提高，将来更多的肺栓塞病例能够被正确诊断。

三、肺栓塞的病因

肺栓塞大多数是由发生在下肢周围静脉、包括股静脉、腘静脉和腓肠肌深静脉中的深静脉血栓（Deep venous thrombosis，DVT）所致，故深静脉血栓形成往往是肺栓塞的前兆。临床上静脉血栓栓塞症（VTE）是一种复杂的血管疾病，其发病机制多种多样，代表了包括深静脉血栓和肺血栓栓塞二大类疾病。目前认为，肺栓塞只是深静脉血栓的并发症，肺栓塞的原发病则是深静脉血栓形成。约30%的DVT患者可发生有症状的肺栓塞。如果将无症状的肺栓塞也统计在内，那么50%～60%的DVT患者可发生肺栓塞。北京协和医院103例DVT病例中，合并肺栓塞者达46例，发生率为45%。另一方面82%的肺栓塞患者可发现有DVT。流行病学资料表明，北美和欧洲的VTE发生率为千分之一。在有血栓形成倾向的患者中，VTE可反复发作并导致多种并发症，从肺栓塞、血栓栓塞性肺动脉高压到肺心病均能发生。在美国每年近5万人死于肺栓塞，大部分患者的直接死亡原因为急性肺栓塞的突然发生，但临床上并没有及时地作出诊断和进行有效的治疗。

由于DVT和肺栓塞可以共同存在，某些病例具有两者的共同特征，临床医师应该认识到DVT的多种临床表现，掌握DVT的临床诊断、预防和治疗，并保持一定的警惕性。临床上如要正确诊断肺栓塞，则必须认识DVT的临床表现和了解相关实验室检查，认识DVT形成的危险因素，预防DVT的形成和及时治疗DVT，可以避免或减少肺栓塞发生的可能。此外，及时诊断DVT，也有助于肺栓塞的诊断。如果要认识肺栓塞的病理生理、临床表现、诊断和鉴别诊断，首先需理解深静脉血栓的危险因素、发生机制、临床表现和诊断。

（孔玉红）

第二节 深静脉血栓形成

一、深静脉血栓形成的危险因素

临床上有许多危险因素参与高凝状态的形成，早在1862年Virchow就提出静脉血栓形成的三个主要因素：静脉血液淤滞、血管损伤和血液黏稠度的增加。

通常患者发生静脉血栓时，往往有一个以上的因素参与了血栓的形成，发生血栓危险因素的累积可增加其发生可能性。长期卧床、肥胖、外科手术和创伤、充血性心力衰竭和原有的血栓栓塞性疾病等均为发生血栓的诱发因素。少见疾病如：贝赫切特综合征（白塞病，Behcet's syndrome）、系统性红斑狼疮、真性红细胞增多症、高胱氨酸尿和阵发性夜间血红蛋白尿等，也与静脉血栓的形成有关。20世纪90年代，北京协和医院研究了103例DVT的危险因素，发现手术、创伤、恶性肿瘤和心脏疾病等均可为静脉血栓的危险因素。现将发生DVT的危险因素分析如下：

1. 长期卧床和长途旅行 长期卧床尤其在老年患者中，其DVT的发生危险性增加。老年患者的静脉扩张，对纤维蛋白的溶解反应降低。如有创伤、外科手术则血栓栓塞的危险性可显著增加。创伤后高凝状态为典型代表。国外报道700例创伤后的病例，发现58%有下肢深静脉血栓形成，其中18%位于近端部位。这些病例中，以老年人、输血后、长骨骨折或骨盆骨折和脊柱创伤最易发生DVT。

此外，长时间的长途旅行制动者也可能发生VTE，尤其是既往有VTE患者。所谓经济舱综合征（economy class syndrome，ECS）就是指由于长时间空中旅行，静坐在狭窄而活动受限的座位上，双下肢静脉回流减慢、血流淤滞，从而发生DVT和（或）肺栓塞，又称为机舱性血栓形成。长时间驾车或坐车（火车、汽车、马车等）旅行也可以引起DVT和（或）肺栓塞，所以广义的ECS又称为旅行者血栓形成（traveler's thrombosis）。北京协和医院报道的 103 例 DVT 中有 4 例与长时间坐车相关。

2. 外科手术 通常手术麻醉时间 30 分钟以上时，尤其当患者存在基础疾病（如恶性肿瘤）和其他因素（如老年）的情况下，易发生下肢近端 DVT 和致死性肺栓塞，相当部分 VTE 是无症状的。在全髋关节、全膝关节置换术、严重创伤如髋骨或骨盆骨折、下肢骨折、泌尿科和妇科等盆腔和腹部手术，脊髓损伤、头颅损伤和昏迷时发生 VTE 的危险性增加 6～22 倍。北京协和医院报道的 103 例 DVT 中有 24 例与手术相关。

大部分的术后 DVT 都发生在腓肠肌静脉，腓肠肌的静脉分枝丛内有利于血栓形成。在肺栓塞发生前，腓肠肌的静脉血栓可逐渐向身体近端延伸。由于孤立的腓肠肌静脉血栓常常是无症状的，所以临床上很难发现，往往延误诊断。如果血栓延伸到近端，那么就会出现肺栓塞的危险性。一般来说，外科手术后 7 天，心脏病伴有慢性心力衰竭的患者，有较高的 DVT 的发生率。尸检发现，死于心脏病的患者 5% 可并发肺栓塞。

3. 恶性肿瘤 临床上患有恶性肿瘤的患者也有发生血栓形成的高度危险性。各种癌症增加了血栓发生的危险性，癌症患者中 DVT 形成是一个常见临床表现。北京协和医院 103 例 DVT 患者中，恶性肿瘤占 13.6%。研究表明恶性肿瘤与 VTE 存在显著的生物关系，约 50% 已有肿瘤转移的患者中常存在 1 项或以上血液凝血指标异常，约 1% 患者（尤其是已有转移的腹部和盆腔进展期肿瘤）发生的 VTE 是提示恶性肿瘤预后差的信号。急性髓性白血病、非霍奇金淋巴瘤、肾癌、卵巢癌、胰腺癌、胃癌和肺癌等，均有较高的 VTE 发生率，其中肺癌伴随 DVT 的发生率最高。VTE 发生率在癌症确诊前后时最高，肿瘤化疗、免疫抑制剂治疗或放疗者 VTE 发生率可达 50%。有些患者甚至恶性肿瘤诊断之前，患者已患有 DVT 几周甚至几个月。

北京协和医院 20 世纪 80—90 年代经病理学确诊的 1 850 例肺癌中，有 20 例并发 VTE，其中 DVT 12 例，占 1.14%，肺栓塞 8 例，占 0.76%。国外 PIOPED 研究中的 399 例肺栓塞中 17.3% 存在恶性肿瘤。此外，对所谓特发性或不明原因反复发生 VTE 和双侧下肢同时发生 DVT 的患者应警惕潜在恶性肿瘤发生，因 VTE 有时可能是恶性肿瘤首发的信号或临床表现，对于这些患者应及时进行恶性肿瘤的相关检查和随诊观察。

4. 妊娠和口服避孕药 孕妇中血栓栓塞性疾病的发生率比同年龄中非妊娠妇女高约七倍。临床发现妊娠期和产褥期妇女是 VTE 发生的高危期，通常发生率在 0.5‰～7‰，尤其是年龄大于 40 岁、肥胖、手术性分娩尤其是剖宫产和既往有 VTE 史时发生肺栓塞危险性更大。VTE 易发生于妊娠的头 3 个月和围产期，66% 的肺栓塞发生于产褥期。这与妊娠后 3 个月和分娩期，孕妇常常有下肢静脉压迫、静脉扩张、血小板增多、血小板黏附性增加，纤维蛋白溶解活动度的降低等均为血栓形成诱发因素相关。此外，分娩过程胎盘剥离时、释放出组织凝血激活酶也为重要诱因。临床实践也证明，剖宫产时发生致命的肺栓塞比正常分娩高九倍。美国和瑞典的资料显示：每年在每 1 000 次分娩中约有一次肺栓塞事件发生，而在每 10 万次分娩过程中发生 1 次致命性肺栓塞，因此肺栓塞是孕妇产后死亡的第一位原因，DVT 在产褥期妇女中发生率可增加 20 倍。

口服避孕药的妇女有较高的血栓栓塞性疾病发生率，其危险性与制剂中雌激素剂量有关。服用第一代、第三代避孕药的妇女深静脉血栓形成的发生率也可增加 3～4 倍，为（2～3）/万人，研究发现含有去氧孕烯、孕二烯酮和炔诺酮的口服避孕药比含左炔诺孕酮的避孕药具有更高的风险率，而仅含孕激素的避孕药风险性则较低或不明显。此外，研究显示高剂量雌二醇和口服复方制剂也可增加其风险率，而更年期激素替代治疗VTE可增加2～4倍，而使用选择性雌激素受体调节药治疗患者VTE发生率也可增多。

5. 凝血因子异常和遗传因素　因子V变异的患者，其血栓形成的危险性增加，这与因子V可以破坏活化的C蛋白分裂部位。普通人群中约5%可受影响，所以这在反复发生DVT的患者中起了重要作用。有因子V变异的妇女，如果同时服用避孕药物，则发生血栓形成的危险性可增加30倍。文献指出，有因子V变异，以及肥胖、卧床和有手术、外伤史的妇女不应服用避孕药。

许多遗传或获得性凝血系统实验室指标异常均可增加血栓栓塞性疾病的发生。遗传性高凝状态是在纤维蛋白原/纤维蛋白溶解途径中血浆蛋量或质方面存在着某种缺陷。抗纤维蛋白酶Ⅲ（AT－Ⅲ）、蛋白C、蛋白S和蛋白C底物（活化蛋白C）等因子的缺乏，或这些因子的异常均可造成血浆纤维蛋白溶解系统的异常。

有遗传性AT－Ⅲ缺陷的家族，常有血栓栓塞性疾病的病史。其临床表现包括深静脉系统DVT，部位有双下肢和肠系膜静脉等，以及肺栓塞。蛋白C缺陷为一种常染色体显性遗传，临床上与AT－Ⅲ在许多方面有相似之处。患者常常在20岁以前发生血栓栓塞性疾病，随着年龄的增加其发生率逐渐增加。先天性蛋白S缺乏症患者，当蛋白水平低于60%时，则可能产生静脉血栓形成的并发症，平均发病年龄为24岁，以复发性DVT、肠系膜血栓形成为多见。临床上难以与AT－Ⅲ或蛋白C缺乏症相区别。

6. 免疫系统异常　北京协和医院报道103例DVT中，结缔组织病病例占据7.8%。包括抗心磷脂抗体综合征2例，系统性红斑狼疮2例，混合性结缔组织病、贝赫切特综合征、免疫性血管炎、多发性肌炎各1例。所以，免疫系统异常与DVT发生密切相关。临床上最为常见的获得性高凝状态是存在狼疮类抑制物质或抗凝物质（LAC）。LAC的存在能延长部分凝血活酶时间（APTT）。抗心磷脂抗体（ACA）是一种可用心磷脂作为抗原来进行免疫测定的一种抗体。在红斑狼疮中LAC和ACA的发生率分别为30%和40%，也可见于类风湿关节炎，淋巴浸润性疾病，艾滋病（AIDS）和各种急性感染性疾病。LAC和ACA的存在，常伴有血栓形成的倾向。LAC和ACA也与反复的胎儿流产和血小板减少症相关。上述这些临床表现现称为抗心磷脂抗体综合征（antiphospholipid antibody syndrome）。动脉和静脉系统均可能发生血栓形成的危险性。

7. 医源性危险因素　入住ICU病房的危重患者DVT和肺栓塞发生率分别可高达32%和15%（5%是致死性肺栓塞），其中10%～30%VTE发生入住ICU病房第1周内。中心静脉插管患者容易发生VTE，其发生率为4%～9%，常无明显症状，在下述情况更容易发生①插管时间>6天；②与插管部位有关，发生VTE多寡依次为股静脉、颈内静脉、锁骨下静脉；③多部位插管者；④年龄>65岁；⑤患者伴发恶性肿瘤、脱水、组织灌注差等情况，或进行抗肿瘤药静脉治疗，临床上应用止血带持续超过1小时或超过8小时以上的长途旅行制动者也可能发生VTE，尤其是既往有VTE患者，其他医源性危险因素还包括：安装起搏器、冠脉造影、射频消融术、肝素引起的血小板减少等。

8. 内科疾病　内科疾病急性期住院的患者，因卧床并存在其他慢性基础疾病或（和）接受增加VTE危险性的治疗措施，使发生VTE的危险性较普通人群增加8倍，而75%致死性肺栓塞发生在内科患者。在因急性缺血性卒中伴瘫痪，急性心肌梗死和急性心力衰竭的住院患者，VTE发生率分别为25.9%、20%和15%。卒中后约25%的急性期死亡由肺栓塞引起。急性呼吸衰竭和严重感染脓毒血症患者也可增加 VTE 的发生，而肾病综合征 VTE 发生率可达 38%。系统性红斑狼疮（SLE）、贝赫切特综合征等结缔组织病也是发生 VTE 的危险因素。据北京协和医院报告，SLE 患者肺栓塞发生率为 2.8%（9/227 例），贝赫切特综合征患者 DVT 发生率为 22%，抗心磷脂抗体在 VTE 患者中 8.5%～14% 升高，在一般人群中仅 2% 升高。

此外，高血压、肥胖、静脉曲张、骨髓异常增生综合征、肠道感染性疾病、血管内凝血和纤维蛋白溶解/弥散性血管内凝血（IGF/DIC）、阵发性睡眠性血红蛋白尿、血栓闭塞性脉管炎（Buerger's 病）、血栓性血小板减少性紫癜、慢性炎性肠病（Crohn's 病）、坏死性肉芽肿血管炎（韦格纳肉芽肿病）、高胱氨酸尿症和高胱氨酸血症等发生 VTE 的风险也增加。

二、深静脉血栓形成的机制

血流改变、血管壁异常和血液组成的异常为决定栓子的大小、组成和位置的三大因素。

1. 血流的改变　正常血管内，血流呈层流式。内层流动最快。越靠近血管壁流速越慢。循环血液中各种细胞成分又因电荷不同而相互排斥。因而红细胞占据层流的中心，血小板则沿血管内膜移动。由于贴近血管壁处血流最慢，故血小板一旦聚集成块，即易黏附于血管壁。如果静脉发生损伤，血流减速或受阻，可导致红细胞－纤维蛋白血栓形成，或称红色血栓。因此，静脉血栓形成时，起主要作用的是凝血因子和血流。如果动脉发生损伤，而血流未受明显影响，则容易形成血小板－纤维蛋白血栓或称白色血栓。因此，动脉血栓形成时，血小板起主要作用。如果动脉血流被血栓堵塞，则在白色血栓的基础上可见红色血栓的延伸。此外，真性红细胞增多症、异常球蛋白增多症（多发性骨髓瘤、原发性巨球蛋白血症）、高脂血症、慢性肺心病等，因血液黏稠度增高，血流变慢容易发生血栓形成。血管腔狭窄或动脉壁不规则，可产生涡流；血小板受撞击而活化，容易沉积在血管壁，形成血栓。

2. 血管壁异常　血管损伤是血栓形成的基本因素：机械性损伤如创伤、烧伤、外科手术、导管插入或针穿刺等。大动脉严重狭窄处高切应力可导致内皮剥离。循环血中免疫复合物以及吸入烟中某些产物，可通过免疫机制损伤内皮细胞。高脂血症、高胱氨酸血症、胆盐、血管造影剂、化疗药物等，可造成化学性内皮细胞损伤。病毒或细菌感染均可促使微循环内产生血栓。

病理情况下，血管内皮细胞能释放出组织因子（TF）。后者具有使凝血酶原转化为凝血酶的功能。另一方面，完整的内皮细胞层是阻止血管壁成分与血小板、血浆凝血因子发生相互作用的天然屏障。血管内皮细胞生成一系列的抗凝物质，如前列环素（prostaclin，PGI2）有抑制血小板聚集的功能。内皮细胞亦能生成类肝素分子，促使抗凝血酶Ⅲ与凝血酶结合成复合物，并中和之，从而保护血管壁不致血栓形成。内皮细胞合成血栓调理蛋白（thrombo－modulin，TM）参与蛋白 C 的活化过程，使凝血酶灭活。活化的蛋白 C 使 FVa、Ⅷa 降解，并活化纤溶系统。在生理情况下，内皮细胞既能生成多种纤溶酶原活化物，又能生成多种抑制物。因此活化物与抑制物活性的相对比例将决定纤溶功能的增强或减弱。生理性纤溶活化物的先天性缺陷或抑制物过渡，均导致患者的高血栓形成状态；反之，则产生出血倾向。但是，在病理情况下，内皮细胞受损后将增强其促凝活性。例如内毒素、白介素－1（IL－1）或肿瘤坏死因子（TNF）可损伤内皮层，诱发组织因子（TF）的生成和表达，从而激活凝血机制。并且，内毒素、IL－1，TNF 等能抑制蛋白 C 的活化，结果使纤溶系统受抑制。值得注意的是凝血酶在大血管内以游离形式存在，具有促凝及活化血小板的活性。但在微血管内，凝血酶则与血栓调理蛋白或抗凝血酶Ⅲ结合而被中和。凝血酶可促使内皮细胞释放纤溶酶原活化物而增强纤溶。可见，在病理情况下，在内皮细胞表面同样存在着促凝与抗凝两个系统的相互作用，其结果将决定预后。

3. 血液组成异常 血管内皮层破裂或剥离能很快引起血小板黏附，脱颗粒和聚集并形成血块。内皮细胞损伤可引起组织因子（TF）释放，后者与FVⅡ结合（TF：ⅦⅡa），能诱发凝血瀑布反应。被激活的血小板及凝血因子将直接加重血栓的发展。在血流淤滞情况下尤为明显。某些凝血活化物质进入血流后亦可产生血栓，例如急性脑损伤（组织因子），输入浓缩的依赖维生素K凝血因子，肿瘤（碎片或分泌产物），菌血症（单核细胞或中性粒细胞释放的组织因子）及某些动物毒素中毒等所引起的血栓形成。此外，抗凝血酶Ⅲ，蛋白C或蛋白S的缺乏，纤维蛋白质功能异常等，均易引起血栓形成。同样，血浆纤溶活性减弱，如纤溶酶原活化物生成减少，纤溶酶原缺乏或功能缺陷，纤溶酶抑制物增多等，也能促使血栓形成。青年患者中，某些原因不明的静脉血栓有时伴有先天性纤溶功能缺陷。

4. 高凝状态 临床上可见于恶性肿瘤、真性红细胞增多、严重的溶血性贫血、脾切除术后伴血小板的溶解、高胱胺酸尿、败血症、感染性心内膜炎及口服避孕药物等。

三、深静脉血栓形成的临床表现

临床上造成肺栓塞的大部分血栓，绝大多数来自下肢的深静脉。只有小部分患者的血栓来自骨盆、右心室和上肢静脉。目前由于中心静脉导管的大量应用，锁骨下静脉和颈静脉血栓的发生率增加。尸检证明，大部分病例首先在下肢形成血栓，随后向近端延伸至膝部、股部，随后可能脱落，发生肺栓塞。但是临床表现对下肢急性DVT的诊断既不敏感也不特异。不敏感的原因常常是因为虽然患者有下肢DVT存在，但是缺乏临床表现。患者往往没有下肢红斑、疼痛、肿胀等症状，这与静脉炎发展到血栓形成的过程不特异有关，或者与静脉血流没有完全阻塞有关。然而这些缺乏临床症状的患者始终有可能存在有静脉血栓形成的危险性。下肢红斑、疼痛和肿胀三联症，也不是DVT的特异症状，这些典型的血栓性静脉炎症状存在时，患者不一定有静脉血栓形成。临床上这些典型症状和体征时，静脉造影检查表明，只有45%的患者可证实的血栓形成。其余患者最后诊断可能为肌肉疾病、皮肤组织病变、关节疾病、淋巴管病变、骨骼或神经疾病等。

由于相当一部分的肺栓塞的栓子来自下肢DVT，故肯定或排除DVT的诊断为诊断肺栓塞的重要组成部分。但是DVT的临床诊断有时较困难，50%患者缺乏临床症状及体征，因此需实验室的检查帮助诊断。

1. 下肢DVT的临床表现 下肢DVT包括近端（腘静脉及以上部位静脉）DVT和远端小腿（腘静脉以下部位静脉）DVT两种类型，前者静脉管腔大，叉路少，血栓大，是肺栓塞血栓的最主要来源，后者静脉管腔小，血栓小，通常无明显症状。

常见下肢DVT的临床表现如下。

（1）疼痛和压痛：局部疼痛一般在下肢深静脉阻塞处远端明显，久站或行走时肿痛加重，病变的深静脉周围触诊时常有局限性压痛，加压腓肠肌也有压痛；腘部及腹股沟内侧可有压痛。13%～48%患者Homan征阳性（伸直患肢将踝关节急速背曲时可引起腓肠肌疼痛）。

（2）肿胀：单侧小腿、踝部肿胀，腓肠肌（测定部位胫骨粗隆下10cm）周径比对侧增粗超过1cm，为腓肠肌DVT常见的征象，表明腘静脉和胫静脉系统受阻。当腓肠肌深静脉血栓延伸到股静脉、髂静脉时，有单侧大腿部肿胀（测定部位胫骨粗隆上15cm），严重肿胀可致患肢动脉痉挛，患肢可剧痛、股白肿和股青肿。

（3）静脉曲张、皮下静脉突出：常因深静脉受阻后浅静脉代偿引起，常发生在患侧病变深静脉周边。少数患者表现为此症状，一般可以被诊为表浅血栓性静脉炎，但发现这些患者中有40%存在DVT。

（4）低热：一般不超过38.5℃，如出现高热提示合并感染，如蜂窝质炎或淋巴管炎。

（5）患肢轻度发绀，局部皮肤温度升高，可出现红斑。

（6）束状物：临近体表的深静脉如股静脉血栓形成时，常可在局部扪及静脉内的条索状血栓。

2. 上肢DVT的临床表现　上肢DVT是指腋静脉和锁骨下静脉发生的血栓形成，临床上并不多见，约占全部DVT的3%，北京协和医院103例DVT中，上肢DVT仅仅发现4例。但近年来随着锁骨下静脉插管、血管内支架的操作增多，上肢DVT发生率也较前增多（少数与肿瘤压迫有关），以右侧多见，常见消瘦者，可在发病后24小时内出现临床表现。

（1）上肢疼痛：肿痛范围与血管受累范围有关，如局限于腋静脉，主要表现在患侧上肢的前臂和手，发生在腋－锁骨下静脉时可累及整个患侧上肢、肩和前胸壁，伴患肢麻木不适，沉重感和活动受限。上肢下垂时胀痛和肿胀加重。

（2）上肢肿胀：多在患肢疼痛后发生，呈非凹陷性，肿胀可向上方扩展，并随用力而加重。患肢提高或伸直后减轻。由中心静脉插管相关性DVT通常只有轻度肿胀。

（3）患肢轻度发绀：可伴患肢浅静脉和患侧胸壁浅静脉扩张，在发病初期可因伴有动脉痉挛而出现患肢皮肤温度降低，动脉搏动减弱或消失。

3. DVT形成的临床征象判断　表7-1总结了可疑DVT形成的临床征象，并分析了其主要危险因素和次要危险因素。提出了DVT高度可能性和低度可能性的判断方法。但是，仍需注意60%以上的患者临床查体可完全正常，无阳性体征，必须通过实验室检查来诊断。

表7-1　可疑深静脉血栓形成

1. 主要危险因素

活动期癌症（尚未治疗，或估息治疗中）

瘫痪、轻瘫、下肢或足部近期内石膏固定术后而不能活动

近期内卧床休息3天以上，或4周内有外科手术史

深静脉系统分布周围有局限压痛

股部和腓肠肌部位肿胀（应测量）

腓肠肌部位肿胀比对侧超过3cm（测定部位于胫骨粗隆下10cm）

深静脉血栓形成的明显家族史（家族中二代以上的人群患有深静脉血栓形成）

2. 次要危险因素

下肢近期内创伤史（60天内）

可凹陷水肿（有症状的肢体）下肢浅表静脉扩张（并非静脉曲张）

红斑

6个月内有住院史

深静脉血栓形成的临床可能性：

（1）高度可能性

>3个主要因素，并且无其他可能选择的诊断

>2个主要因素，>2个次要因素，并且无其他可选择的诊断

（2）低度可能性

1个主要因素，>2个次要因素，另有一个可选择的诊断

1个主要因素，>1个次要因素，无其他可选择的诊断

无主要因素，>3个次要因素，另有一个可选择的诊断

无主要因素，>2个次要因素，无其他可选择的诊断

四、下肢静脉血栓的检查

　　临床实践表明，如果没有适当的检查，单凭病史和临床症状诊断下肢DVT形成是不可能的。目前常用的DVT检查方法有：下肢静脉造影（CV）、CT静脉造影（CTV）、多普勒超声检查（DUS）、磁共振静脉成像（MRV）、静脉电阻抗图像法（IPG）和下肢静脉核素造影（RDV）等。这些方法可分为创伤性和无创伤性方法两大类，二类方法各有利弊，临床选择时取决患者的病情及需解决的问题。通常对于有症状的DVT，CTV、MRV、DUS和IPG是可靠的检查方法；而对于无症状的DVT，DUS和IPG检查的可靠性就较低。当今，CV仍是诊断DVT的金标准。

　　临床上可将DVT分类如下：①有症状的近端DVT；②无症状的近端DVT；③腓肠肌DVT；④复发性、慢性下肢DVT；⑤上肢静脉血栓形成。应该认识到某种诊断检查方法的灵敏度也与血栓所在部位有关。位于腘静脉和髂静脉之间的血栓容易被探测到，而在髂静脉以上和位于腓肠肌内的DVT仍较难以诊断。

　　1. 下肢静脉造影（contrast venography，CV）　是测定下肢DVT的最精确方法，可显示静脉阻塞的部位，范围及侧支循环等情况。临床上，如果不能对患者进行DVT的无创性检查（IPG、DUS等），或作了这些检查后仍然难以进行诊断时，则应作CV检查。目前认为CV对DVT的诊断几乎有100%的灵敏度和特异性。合宜的CV检查应该清楚的显示整个深静脉系统，包括腓肠肌静脉、盆腔静脉和下腔静脉。急性DVT的最可靠的影像学的证据为2个或2个方位以上的腔内持久盈缺损，深静脉突然中断为另一个可靠证据。但对于既往有DVT病史的患者需仔细判断。其他诊断标准，如深静脉不能显影（可注射较多的造影剂再证实）、静脉侧支循环形成、静脉腔内非持久性的充盈缺损等对于诊断DVT的可靠性就较差，不能用于确诊DVT。

　　对于有症状的近端DVT，CV相当灵敏和特异。但是，对这类DVT，无创伤性检查为更合宜的一线检查手段。然而，对于腓肠肌DVT，CV仍是最为灵敏的检查检查方法。应用CV诊断复发性下肢静脉血栓形成，则相当困难。因为如果患者静脉既往有血栓栓塞的病史，CV难以发现持续存在的静脉腔内充盈缺损。此外，如果下肢血栓全部抵达肺部形成肺栓塞时，以及肺栓塞的栓子来自其他部位时，下肢静脉造影也可正常。所以，此时如当肺

V/Q 核素显像阳性，而 CV 检查阴性时，则肺栓塞的可能性仍不能除外。

CV 的缺点是一种有创伤性检查，可能会造成静脉炎或过敏反应。CV 检查偶可造成深静脉血栓。造影剂本身的不良反应有恶心、呕吐、皮肤潮红、肾脏毒性和心脏毒性。肾脏毒性可表现为短暂的肾功能衰竭。造影剂的特异性反应与剂量无关，此类反应包括荨麻疹、血管神经水肿、支气管痉挛和心源性休克。

CV 的禁忌证有：急性肾功能衰竭和慢性肾功能不全伴肌酐水平大于 2~3mg/dl。应用抗组胺药物和皮质激素能减少上述特异性反应。

2. CT 静脉造影（computed tomo - venogrphy，CTV） CTV 是近年来出现的 DVT 诊断方法，通常在静脉注射造影剂时行螺旋 CT 或多排 CT 肺动脉造影（CTPA）后进行 CTV 检查。一般无须再次注射造影剂，并且可同时行肺动脉、腹部、盆腔和下肢深静脉检查，以明确有无肺栓塞及 DVT。检查快捷，操作简便，且与 CV、多普勒超声血管等检查有良好的可比性，敏感性和特异性均在 90% 以上。现在已经成为诊断 DVT 的常用方法。尤其对于肺部症状不明显的肺栓塞或仅仅有下肢 DVT 的患者，能及早发现下肢 DVT 并开始抗凝治疗。

3. 磁共振静脉成像（magnetic resonance venography，MRV） MRV 与 CV 及超声检查具有良好的可比性，如果患者不能接受放射线或有肾功能不全及对含碘造影剂过敏者也可进行 MRV 检查，因此成为近年诊断 DVT 的新方法。但是 MRV 不适合以下临床情况：过度肥胖、因手术、创伤或其他原因体内有金属装置者。

研究表明，MRV 对有症状的急性 DVT 的诊断敏感性和特异性均可达 90%，也可用于无症状的下肢 DVT 及小的非闭塞性静脉血栓形成的诊断。现认为 MRV 对诊断有症状的急性腓肠肌 DVT 的特异性和敏感性至少和 DUS 相似，且优于 IPG；诊断下肢近端 DVT 优于 DUS；诊断盆腔静脉血栓形成优于 DUS、IPG 及 CV。在与静脉血管造影的对照研究中，MRV 诊断大腿和骨盆等不同部位的 DVT 也显示其高度敏感性、特异性，而且是诊断非髂静脉的盆腔静脉血栓形成更为优越的检查方法。但目前由于与静脉造影对比的 DVT 病例数目尚有限，还有待进一步观察。MRV 的优点还有可同时进行肺动脉和下肢深静脉检查（确定有否肺栓塞和栓子来源），故特别适用于无下肢 DVT 临床表现而怀疑有肺栓塞的患者；此外还可以鉴别急性 DVT 还是慢性 DVT（在栓塞的静脉周围，前者有炎症反应，后者无水肿）。

4. 静脉电阻抗图像法（IPG） 利用下肢血管内血容量变化引起的电阻改变原理，来测定静脉血流的情况。如静脉回流受阻，静脉容量和最大静脉回流量就明显下降。本测定法对膝以上的血流量变化的敏感性较高，为间接诊断 DVT 的方法。对有症状的下肢近端 DVT 和闭塞性 DVT 敏感性和特异性分别为 92%~98% 和 90%，但对诊断无症状或非闭塞性下肢近端 DVT 和腓肠肌 DVT 敏感性低，仅 20%。此外 IPG 不适合检测上肢 DVT 及已形成侧支循环再通的陈旧性 DVT。

5. 放射性纤维蛋白原测定 静脉内注入^{125}I 标记的纤维蛋白原，然后定时在下肢各部位计数，以测定纤维蛋白原沉着部位和计数。本试验只能测定小腿静脉血栓的形成，当数值增加 20% 以上，表示该处深静脉有血栓形成。另外标记的纤维蛋白原必须在血栓形成前给予。反之纤维蛋白原就不再沉积于病变处，本试验就显示阴性。

6. 多普勒超声血管检查（DUS） 在肺栓塞的病例中，下肢深静脉炎为重要发病相关因素，在急、慢性肺动脉高压及右心功能不全的患者中检出静脉炎或静脉血栓有助诊断肺栓塞。文献报道超声多普勒技术检出深静脉血栓的敏感性为 88%~98%，特异性为 97%~

100%，因此，对下肢静脉的超声多普勒检查，应视作肺栓塞诊断程序中的必要环节。肺栓塞合并存在 DVT 时，下肢多普勒超声血管检查可作为首选影像学检查以确诊静脉血栓栓塞（VTE）。但是，单次下肢超声检查正常，往往不能可靠地排除亚临床型的 DVT。

静脉血栓的超声特征：当静脉宽度显著大于伴行的动脉时（大于 2 倍）提示存在血栓形成的可能性，应注意观察腔内有无实性回声，陈旧血栓回声增强易于发现，新鲜血栓则趋近于无回声区仅靠二维图像诊断敏感性低。正常情况下，检查静脉血管时，探头加压管腔塌陷，管腔内有血栓则压之血管不瘪（但在血栓形成的急性期挤压血管有致使血栓脱落的潜在危险）。采用彩色血流显像观察充盈缺损提示血栓形成并可测定残存管腔内径，如血栓完全阻塞管腔，病变部位可无血流，深吸气或乏氏动作不改变血流充盈状况，在病变远侧挤压肢体，病变区域血流不加速。当血流再通时，彩色多普勒检出边缘性血流，同时在管腔中见条形中强回声。除对下肢静脉进行检查外，还可对盆腔静脉进行观察。

尽管外周血管多普勒超声技术大大提高了静脉血栓的无创检出率，但尚不能完全替代静脉造影。诊断正确率受该技术的自身限制，如血管位置过深，或血流声束夹角过大时无血流信号；受仪器设备敏感性的影响；也受检查医生的经验与技巧的影响。

7. 下肢静脉核素造影（radionuclide venography，RDV）　足背静脉注射放射性药物，如 $^{99m}TC-MAA$，通过动态和延迟的静脉显像，可以显示示踪剂从腓静脉-腘静脉-髂静脉-下腔静脉的全过程，用以判断有无下肢静脉梗阻或支循环形成；因如 $^{99m}TC-MAA$ 能黏附于血栓上，静态显像可以探测血栓的部位，从而有利于确定血栓的部位。

血栓蓄积的放射性颗粒的原理尚不清楚，可能与下列因素有关：①颗粒物质黏附在受损的内皮表面，而不是内皮化的部位；②带异种电荷的血栓和颗粒物质间存在静电吸引力，但这种静电力很弱；③微纤维网的捕获。

下肢静脉核素造影的正常图形显示有腓静脉至下腔静脉的深静脉依次显影，形成一个 Y 字形。如果弹力绷带压力合适，通常浅静脉不显影，也无侧支循环。"延迟"显像时，无明显放射性滞留。血栓栓塞性静脉炎的表现为动态显像有静脉回流受阻，停滞和（或）侧支循环形成的表现。

运动后，股部或盆腔的"延迟"显像可能显示膀胱内的放射性，易与血栓的浓集混淆（通过排尿前后的显像对比，可以鉴别），股部或盆腔部位的异常浓集通常是"点状"的或多发性的，偶尔是孤立的，"热点"的大小，并不代表血栓的大小或解剖范围。

血栓形成完全梗阻时，动态显像示正常的血流中断，并有侧支循环形成，运动后的"延迟"显像，可见明显的"热点"。静脉血液回流途径的普遍放射性浓集，即使一侧明显，也并不表明有血栓存在，除非局限于某个区域。

与 X 线静脉造影对比，核素静脉造影探测血栓的准确性为 85%～90%。$^{99m}TC-MAA$ "延迟"显像的放射性滞留，能提高放射性核素深静脉造影（RDV）探测血栓的灵敏性，但特异性降低，因为 5% 的正常人有腓静脉的放射性滞留，RDV 对于盆腔和股静脉血栓的诊断价值较大。

本法的优点是可同时进行下肢静脉核素造影与肺灌注影像，有助于提高肺栓塞诊断的特异性。下肢 DVT 的常见部位为股腘静脉或腘静脉区，其次是髂股静脉段，下腔静脉较少见，一般左侧多于右侧。

8. 标记物技术　标记血栓蛋白、红细胞或血小板用于放射核素静脉造影、可以发现深静脉系统中的血栓位置。类似技术有放射物标记的单克隆抗体。

五、深静脉血栓形成的诊断

目前许多方法能用于 DVT 的诊断，下肢静脉造影是有效的诊断措施，如怀疑本病应该立即进行。但无创伤性方法可以代替静脉造影，多普勒超声血管检查也可选用。由于目前认为该项检查没有假阳性结果，因此如果多普勒超声血管检查为阳性，则可诊断 DVT 形成并开始抗凝治疗。这些 DVT 形成的患者有潜在肺栓塞的高度危险性。如果初次使用的无创伤检查方法为阴性，则 2 周内应重复多普勒超声血管检查或作下肢静脉造影。

由于只是少数患者出现腓肠肌静脉血栓的延伸，因而有可能适当延缓治疗，并作系列无创伤性检查观察血栓有无延伸。静脉电阻抗图像或多普勒超声血管检查在首次检查后 5 和 10 天内再予以重复。如果无创伤性检查为阳性，临床上可诊断 DVT，随即开始抗凝。相反，如果检查结果始终为阴性，则抗凝治疗可以避免。但是，假如临床仍强力怀疑有 DVT 存在，则需要做下肢静脉造影。

以下患者应该做下肢静脉造影：①已作的无创伤性检查高度疑有假阳性或假阴性的结果；②既往病史中有异常的下肢无创伤性检查结果；③有一项无创伤性检查为阳性，而其他检查不明确。偶尔静脉造影后仍不能获得明确的结果，这常常是由于股静脉或髂静脉不能或难以观察的缘故。此时应继续运用无创伤性检查在 3 天内做系列检查。

六、下肢静脉血栓栓塞的预防

对有发生深静脉血栓栓塞危险性的患者，必须进行预防治疗。如不进行适当的处理，患者很有可能突然迅速地死于肺栓塞。大多数情况下，可对 DVT 的患者，应用药物或物理方法，以及联合使用这两种方法来进行有效的预防。其中皮下注射小剂量肝素或口服华法林为主要的药物预防措施，其他药物预防方法有：静脉注射右旋糖酐，低分子肝素也可以选用。而阿司匹林和其他抗血小板制剂对预防静脉血栓形成并无作用。

各种物理方法也能用于下肢 DVT 的预防，对下肢进行间断的气囊压迫和长筒弹力袜适度压迫，辅以药物预防措施或单独应用，均为有效的预防措施。

1. 小剂量肝素皮下注射　对有血栓形成高度危险的患者，每日分两次剂量应用 10 000 到 15 000U 肝素。对低中度危险的患者，小剂量肝素预防术后的发生下肢 DVT，是也有肯定的效果，并使肺栓塞发生率明显降低。特别是年龄 40 岁以上、肥胖、患肿瘤及静脉曲张者行盆腔、髋部等手术时，在术前测定部分凝血活酶时间（APTT）及血小板，若正常，术前（24 小时）皮下注射肝素 5 000U，以后每 12 小时用药一次，至患者能起床活动，一般约用药 5～7 天，因肝素剂量低，不易有并发症，不需作凝血的监测。凡需急诊手术患者宜在住院时即测血凝状态，同时给予肝素 2 500U 皮下注射，以后每 6 小时一次。小剂量肝素皮下注射方法简便，且吸收缓慢，作用维持时间较久。肝素皮下注射易引起瘀斑和血肿，现改用肝素钙皮下注射可减少此不良反应，亦可用肝素经雾化吸入途径给药。当肝素吸入肺部后，能逐渐吸至血循环，以保持较高的肝素血浓度，每次剂量为 1 000～2 000U。前列腺摘除术、髋膝部手术、神经和眼科手术时，肝素预防性治疗的应用宜慎重。对心肌梗死后康复的患者，接受普通外科手术的患者等，小剂量肝素可有效地降低静脉血栓的发生率。

2. 低分子量肝素（low－molecular－weight heparins，LMWH）　为新近应用的制剂，比

常规应用的肝素有显著的优越性。LMWH 与不能分裂的常规肝素相比，有比抗凝作用更强的抗血栓形成效应，因而在相等的抗血栓效应下，其产生出血的可能性较小。除此之外，LMWH 有较长的半衰期。故 LMWH 为预防静脉血栓形成的有效药物。

3. 右旋糖酐（dextran） 对血栓栓塞性疾病预防效应同小剂量肝素，可为华法林的替代药物，而且出血倾向较低。右旋糖酐有扩充血容量、降低血液黏稠度、保护血管内皮、干扰血小板凝血功能的作用，故可预防血栓形成。所用剂量为 1.5/（kg·d），静脉滴注 5~7 天，老年人和心脏功能障碍者，应谨慎使用。然而，右旋糖酐的应用，可增加充血性心力衰竭和肾功能衰竭的发生率，并有过敏反应的可能，有时会给配血造成困难。

4. 华法林（warfarin） 小剂量华法林对有发生 DVT 的高度危险患者，可作预防药物。这些患者包括髋关节或膝关节置换术，髋关节骨折以及普通外科手术的患者。但华法林并没有广泛使用，这与该药有增加出血危险性和需要试验室监护有关。

5. 深静脉血栓形成（DVT）的溶栓治疗 单纯下肢 DVT 一般不应用常规静脉或导管引导下溶栓治疗。对下肢有大血栓的髂股静脉急性 DVT，虽经足量肝素治疗，但存在严重肿胀或发绀可因静脉闭塞导致肢体坏疽危险时可使用溶栓治疗，使血栓部分或完全溶解，以减少致命性肺栓塞发生、DVT 的加重和复发以及肺栓塞的发生，而对于某些急性上肢 DVT，如新近出现症状，出血风险低，建议短程溶栓治疗。因溶栓治疗可使下肢近端深静脉血栓栓子脱落发生或复发肺栓塞，为预防可于溶栓前植入可回收的下腔静脉滤器，10~14 天取出。

6. 物理方法 间断序贯气动压迫下肢和足底部压迫的装置，对静脉血栓栓塞的发生起到有效的预防作用。尤其对那些应用药物预防有可能出血的患者，这些装置为首选预防措施。长筒弹力袜能改善下肢静脉血回流，为一种安全、简便和经济的预防方法。

（高柏青）

第三节 肺栓塞的病理、病理生理学和临床表现

肺栓塞的病理生理改变取决于肺动脉内血栓在纤溶系统作用下溶解、移位、机化和血流再通的结果，而患者的基础心肺功能和神经体液反应对发病过程也有重要影响。一般肺栓塞的栓塞双肺多于单肺，多发较单发常见，右侧多于左侧，下肺多于上肺。约70%的栓子栓塞肺动脉主干、肺叶和肺段动脉。肺栓塞发生后有可能在栓塞部位继发血栓形成也参与发病过程。肺栓塞的转归可能是血栓溶解，肺梗死，也可能因休克病情严重而死亡或慢性血栓性肺动脉高压、复发性肺栓塞。

一、肺栓塞的病理和病理生理学

（一）肺栓塞的栓子来源

肺栓塞的栓子通常起始于腓肠肌静脉，局限于腓肠肌 DVT 的大部分血栓较小，可自溶或退缩使血流再通，因此很少因血栓脱落发生有临床意义的肺栓塞。但是如不进行治疗，33% 有症状腓肠肌 DVT 的血栓可增大并顺血流向上延伸至腘静脉、髂静脉甚至下腔静脉，引起下肢近端 DVT，或逆血流下行使管腔阻塞，下肢缺血。下肢近端 DVT 的血栓较大，很少能够自行发生完全溶解，因此容易使静脉管腔狭窄，局部血流停止形成新血栓，突入管腔内较大不稳定的新鲜血栓，如不治疗，约50%可因血流冲击或下肢活动挤压脱落发生有症

状的急性肺栓塞，因此下肢近端 DVT 是急性肺栓塞栓子主要来源。未完全溶解的 DVT 血栓，发生机化可引起静脉管腔狭窄或闭塞和静脉瓣功能不全，从而发生血栓栓塞后综合征，血栓反复形成产生复发性 DVT。上腔静脉和右心腔血栓也可是少数急性肺栓塞血栓来源，而下肢浅静脉炎因静脉管壁炎变增厚，血栓与管壁紧贴不易脱落，很少发生肺栓塞。

深静脉血栓脱落进入肺循环，从而造成肺栓塞，血栓脱落的原因现在还不十分清楚。有人认为有症状的血栓性静脉炎易发生肺栓塞。当血栓尾部漂浮在血流中，而静脉内压发生急剧变化或静脉血流量明显增加（如用力大便、劳累、长期卧床后突然活动），均可造成血栓部分或完全脱落。血栓一旦脱落即能迅速通过大静脉和右心，阻塞肺动脉。

临床上大部分肺栓塞是由于 DVT 脱落后随血循环进入肺动脉及其分支而发生的。原发血栓部位以下肢深静脉为主，如股、深股及髂外静脉血栓。在胸、腹部手术，患脑血管意外及急性心肌梗死的患者中因长期卧床，DVT 的发生率很高。于手术中或手术后 24～48 小时内，小腿腓肠肌的深静脉内可形成血栓，但活动后大部可消失。其中 5%～20% 该处的血栓可向高位的深静脉延伸和生长，其游离端可浮悬于静脉腔内，一旦部分或整个血栓脱落，则随血流到达右心并进入肺部栓塞肺动脉。一般来说，3%～10% 于术后 4～20 天内引起肺栓塞。腋下、锁骨下静脉也常有血栓形成，但来自该处的血栓仅 1%。盆腔静脉血栓是妇女肺栓塞的重要来源，多发生于妇科手术、盆腔疾患后。极少数血栓来自右心室或右心房，肺动脉内发生血栓形成更为罕见。故可以认为肺栓塞是下肢深静脉血栓的并发症，预防 DVT 是预防肺栓塞发生的最有效方法。及时监测及治疗 DVT 有可能减少肺栓塞的发生。

（二）肺栓塞的病理

肺栓塞常见为多发及双侧性的，下肺多见于上肺，特别好发于右下叶肺，达 85%。栓子可从几毫米至数十厘米，按栓子的大小和阻塞部位可分为：①急性巨大肺栓塞：均为急性发作（起病过程为几小时到 24 小时），肺动脉干被栓子阻塞达 50%，相当于两个或两个以上的肺叶动脉被阻塞。当栓子完全阻塞肺动脉或其主要分枝时，也称骑跨型栓塞；②急性次巨大肺栓塞：不到两个肺叶动脉受阻；③中等肺栓塞：即主肺段和亚肺段动脉栓塞；④小肺动脉栓塞：即肺亚段动脉及其分支栓塞。

肺栓塞的临床表现谱很广，取决于阻塞的肺血管床的范围及原心肺疾病的程度。将肺栓塞分成不同类型或综合征有利于临床制定治疗方案及判断预后。2000 年 8 月欧洲心脏病学会发表了"急性肺动脉栓塞的诊断及治疗指南"，进一步明确了巨大、次巨大肺栓塞及非巨大肺栓塞的诊断标准。

1. 巨大肺栓塞　肺栓塞 2 个肺叶或以上，或小于 2 个肺叶伴血压下降。通常肺循环阻塞大于 60%。常见的表现为明显的呼吸困难、心动过速、有时伴有低血压。晕厥、心源性休克、心脏停搏则可导致死亡。需鉴别的疾病包括急性心肌梗死、上腔静脉综合征、心包填塞、循环血容量减少。临床上以休克或低血压为主要表现；收缩压 <90mmHg 或收缩压下降 40mmHg 持续 5 分钟以上；除外新发生的心律失常、低血容量或败血症所致上述情况者为巨大肺栓塞。

2. 次巨大肺栓塞　非巨大肺栓塞是指不符合巨大肺栓塞诊断标准的肺栓塞，在这类患者中，经超声心动图证实存在右心室收缩功能低下的亚组患者，定义为次巨大肺栓塞。这类肺栓塞在临床上可表现为以下三种类型。

（1）急性短暂性无法解释的呼吸困难和心动过速：如肺栓塞时肺循环阻塞小于 60%，

则不会出现右心衰竭，因此无右心衰竭体征、心电图亦正常。如不发生肺梗死，则无胸痛，胸片和心电图无异常发现。这种情况下，临床医师必须依靠突发性呼吸急促、心动过速和焦虑不安怀疑本病。鉴别诊断包括左心衰竭、肺炎和过度通气综合征。

（2）肺出血或梗死：肺梗死通常伴胸痛，伴和不伴呼吸困难，有时有咯血。除非胸片上出现肺部浸润，否则无法确定肺梗死的诊断。通常无右心衰竭体征，肺部体检可发现湿性啰音、哮鸣音、胸腔积液体征和胸膜摩擦音。

（3）无症状型或沉默性肺栓塞：10% 的次巨大肺栓塞可无任何症状。

当肺动脉主要分枝受阻时，肺动脉即扩张，右心室急剧扩大，静脉回流受阻，产生右心衰竭的病理表现。若能及时去除肺动脉的阻塞，仍可恢复正常，如没有得到正确治疗，并反复发生肺栓塞，肺血管进行性闭塞至肺动脉高压，继而出现慢性肺源性心脏病。

发生肺栓塞数天内，巨大的肺栓子即开始溶解，于第 10 ~ 14 天可能恢复。与 DVT 一样，因有纤维蛋白溶解系统及组织的机化，促使血管阻塞的恢复。而肺栓塞中纤维蛋白溶解系统显示栓子的溶解较静脉血栓溶解更快。但是并非所有的栓子都能溶解，这可能因内源性纤维蛋白溶解系统有损伤，或栓子进入肺血管前已发生机化，因此既不能进一步发生纤溶及机化，且有可能再反复发生栓塞。

在肺栓塞过程中，若肺动脉阻塞持续存在，使支气管动脉血流增加，在几周后，支气管动脉的旁路循环将形成。使血流可回流到肺毛细血管床，从而使表面活性物的产生得到修复。以维持肺的稳定性能，并使肺不张消失。

病理检查也可发现，静脉内或肺动脉内的游离和已脱落的血栓栓子，血栓通常由红细胞和血小板在纤维网上交织而成。血栓可充满整个深静脉的管腔，血栓顺着静脉血流方向而蔓延生长。

3. **肺栓塞与肺梗死的区别** 肺梗死与肺栓塞是两个完全不同的概念。肺梗死（pulmonary infarction）是指肺组织因肺动脉血流灌注和（或）静脉流出受损，导致局部组织缺血、坏死。这种血管障碍的病理基础为血栓或栓子。肺栓塞是指血栓阻塞肺动脉或肺动脉分支所造成的病理过程、因而肺血管床发生栓塞。肺栓塞后可使肺实质发生坏死，形成肺梗死；但是也可以只有肺栓塞存在而无肺梗死。尸检证明仅有 10% ~ 15% 的肺栓塞患者产生肺梗死。通常无心肺疾病的患者，发生肺栓塞后，很少产生肺梗死。这主要因肺组织的供氧来自三方面：肺动脉系统、支气管动脉系统及局部肺野的气道。只有当支气管动脉和（或）气道受累及时才发生肺梗死，但患有慢性肺部疾病、心力衰竭、休克或恶性肿瘤时，即使小的栓子也易发生肺梗死。另外与肺血管栓塞的程度及速度也有关。

显微镜下检查也表明，急性肺栓塞时虽有肺循环阻塞，但支气管动脉吻合并不受影响，通过支气管动脉的血液供应，能维持肺实质的营养。此时肺毛细血管、肺小动脉、肺泡壁均保持正常，仅肺泡内有出血。当出血吸收后，肺组织可完全恢复正常，一旦发生肺梗死，在梗死区域肺泡或间质内出现出血性改变，肺泡腔内充满红细胞及炎性反应，肺泡壁有凝固性坏死，并累及毛细支气管和肺小动脉。临近肺组织水肿和肺不张，梗死的区域有明确的红色实质界限，范围 1 ~ 5cm。其特征性形态呈三角形，基底部为周围肺实质，尖端指向肺门。不完全梗死时，肺泡壁不出现坏死。病痊愈后肺梗死区域内有瘢痕形成。

（三）肺栓塞的病理生理

肺栓塞发生后，肺血管被完全或部分阻塞，通向远端肺组织的血流可全部阻断或减少，肺栓塞对呼吸生理的影响及血流动力学的改变与阻塞的肺血管床的多少、连累肺血管的大小、栓子的性质以及患者栓塞前的心肺功能状态等有关，而且与伴随的神经反射，神经体液作用有关。

1. 呼吸生理的改变

（1）肺泡无效腔增大：被栓塞的区域出现有通气、无血流灌注带，造成通气 - 灌注失衡，无灌注的肺泡不能进行有效的气体交换，故肺泡无效腔（VD/VT）增大。

（2）通气受限：栓子释放的 5 - 羟色胺、组胺、缓激肽等，可引起气腔及支气管痉挛，表现为中心气道的直径减少，气道阻力明显增高，这可能是为了达到减少无效腔通气的自身稳定机制。

（3）肺泡表面活性物质的丧失：表面活性物质主要是维持肺泡的稳定性。当肺毛细血管血流终止 2~3 小时后，表现活性物质即减少，12~15 小时，损伤将非常严重，血流完全中断 24~48 小时，肺泡可变形及塌陷，出现充血性肺不张，临床表现有咯血。

（4）低氧血症：由于上述原因低氧血症常见，并与以下原因有关。V/Q 比例失调：心功能衰竭时，混合静脉血氧分压明显低下（动静脉氧差增大）；当肺动脉压明显增高时，原正常低通气带的血流充盈增加，使通气 - 灌注明显失常，严重时可出现分流。

2. 循环生理的影响

（1）急性肺源性心脏病：巨大肺栓塞时血栓栓子阻塞肺动脉及其分支后，因机械阻塞作用、神经因素、血栓和肺血管产生的血管收缩因子等体液因素以及低氧引起肺动脉收缩，肺血管床横截面积减少、肺血管阻力与肺动脉压力升高，右心室后负荷增大做功增加，右室扩大。右心衰竭发生与肺动脉阻塞程度和有否存在基础心肺疾病有关，当肺循环阻力显著增加，在右心室收缩压 >50mmHg（或肺动脉平均压 >40mmHg）时才能维持足够心排血量时，可迅速导致右心室扩大和运动幅度降低，使心排出量下降，发生急性肺源性心脏病（acute cor pulmonale）。右心室压力中等程度升高又可导致室间隔左移，由于心包的限制，使左心室舒张期充盈功能和舒张末期容积减少，而右心室心输出量下降，左心充盈减少，使心搏量下降，产生体循环低血压或休克。体循环系统低血压和右心房压升高，使冠状动脉灌注压下降，同时右心室室壁张力升高，导致右冠状动脉血流量进一步减少，特别是右心室内膜下心肌处于低灌注状态，加之肺栓塞时右室心肌耗氧增加，可出现心肌缺血，诱发心绞痛，甚至心肌梗死。原患有冠心病的肺栓塞患者更易发生右心衰竭，而心排血量急剧降低使大脑血流灌注减少，还可引起昏厥发生。

（2）血流动力学改变：肺栓塞后肺血管床立即减少，肺血管阻力和肺动脉压力增加，也使肺毛细管血流阻力增加，进而引起急性右心衰竭，心率加快，心排出量骤然降低，血压下降等。约70%患者平均肺动脉压 >20mmHg，一般为 25~30mmHg，血流动力学的改变主要决定于：①血管阻塞的范围：肺血管床丧失越多，肺动脉内血流阻力就越大，右心室负荷也越大，但肺毛细血管床的储备能力非常大，如果原来的心肺功能正常，只有当50%以上血管床被阻塞时，才出现肺动脉高压，造成右心室扩大及心输出量降低，70%的肺栓塞患者平均肺动脉压力大于20mmHg，一般为 25~30mmHg，即使是巨大肺栓塞，平均肺动脉压力也不会超过40mmHg；②栓塞前心肺疾病状态：原有严重心肺疾病的患者，对肺栓塞的耐受性较差，因其肺血管床已有很大损伤，右心功能也差，肺内气体交换已受影响，一旦发生肺栓塞，肺动脉高压的程度比无心肺疾患的肺栓塞者更为显著，如慢性阻塞性肺疾病患者，一个较小的栓子即可导致患者死亡。既往有心肺疾病的患者，发生肺栓塞后其平均肺动脉压力可能超过 40mmHg。

3. 神经体液介质的变化　新鲜血栓上面覆盖有多量的血小板及凝血酶，其内层有纤维蛋白网，网内具有纤维蛋白溶酶原。栓子在肺血管树内移动时，引起血小板脱颗粒，释放各种血管活性物质，如腺嘌呤、肾上腺素、核苷酸、组胺、5-羟色胺、二磷酸腺苷、血小板活化因子、儿茶酚胺、血栓素 A2（TXA2）、缓激肽、前列腺素及纤维蛋白降解产物等，均可以促使血管收缩及刺激肺的各种神经受体，包括肺泡壁上的 J 受体和气道的刺激受体，从而引起呼吸困难、心率加快、咳嗽、支气管和血管痉挛，血管通透性增加，同时也损伤肺的非呼吸代谢功能。血小板活化因子及血小板脂膜产生的 12-脂氧化酶产物可激活中性粒细胞，释放血管活性物质及氧自由基，进一步引起血管的舒缩改变。此外，右室超负荷可导致脑钠肽、N-末端脑钠肽前体及肌钙蛋白等血清标记物升高。

二、肺栓塞的临床表现

肺栓塞的临床症状及体征常常是非特异性的，且变化颇大，与其他心血管疾病难以区别。较小的肺血管受累时患者可能只有短暂的呼吸困难，或原有心肺疾病的忽然恶化。巨大肺栓塞患者可以猝死，或发病后数小时内死亡，开始以休克和急性右心衰竭为突出表现。肺栓塞合并肺梗死时，可有急性胸膜疼痛、呼吸困难、咯血和胸膜摩擦音。总之，肺栓塞的病状轻重虽然与栓子大小、栓塞范围有关，但不一定成正比，往往与原有心肺疾病的代偿能力有密切关系。

（一）症状

1. 呼吸困难及气短　为肺栓塞最重要的临床症状。可伴发绀。呼吸困难的程度和持续时间的长短与栓子的大小有关。栓塞较大时，呼吸困难严重且持续时间长。栓塞范围较小时，只有短暂的呼吸困难或仅持续几分钟。部分患者系反复发生的小栓塞，可多次发生突发的呼吸困难。呼吸困难特征是浅而速，呼吸频率 40~50 次/分。

2. 胸痛　常为钝痛，较大的栓塞可有夹板感。若表现为胸骨后压迫性痛，这可能为肺动脉高压或右心室缺血所致。冠状动脉供血不足，也常可发生心肌梗死样疼痛。有时因栓塞部位附近的胸膜有纤维素性炎症，产生与呼吸有关的胸膜性疼痛。据此可判断肺栓塞的部位。

3. 晕厥　往往提示有大的肺栓塞存在，发作时均可伴脑供血不足。此时应与中枢神经系统疾病相鉴别。

4. 咯血　当有肺梗死或充血性肺不张时，可有咯血，均为小量咯血，每次数口到 30mL，大咯血甚少见。

5. 休克　约 10% 患者发生休克，均为巨大栓塞，常伴肺动脉反射性痉挛，可致心排出量急骤下降，血压下降，患者常有大汗淋漓，焦虑等，严重者可猝死。

6. 其他　如室上性心动过速、充血性心力衰竭突然发作或加重。慢性阻塞性肺部疾病恶化，过渡通气等。

巨大肺栓塞，常于手术后活动或大便用力时发生。患者突然发生晕厥，或重度呼吸困难，随即伴发绀、休克、大汗淋漓、四肢厥冷、甚至有的患者发生室颤或心搏骤停，可突然死亡。

中等肺栓塞一般不致引起突然死亡，常常反复发作，当患者原有的心肺疾病代偿功能很差时，可以产生晕厥及高血压。有些患者可并发肺梗死，此时常有发热、胸痛、咯血、咳黄痰及胸腔积液。如反复发作或多发性小栓子散在两肺时，可逐渐引起肺动脉高压，活动后气短、乏力，晚期可出现右心衰竭。

（二）体征

常见有呼吸急促、发绀、肺部啰音、哮鸣音、胸膜摩擦音、心动过速、奔马律、肺动脉第二心音亢进、血管杂音。

1. 肺部体征　发生肺栓塞后因肺不张、心力衰竭、肺泡表面活性物质丧失致肺不张及肺毛细血管渗透性改变，因此常可闻及细湿啰音。神经反射及介质作用可引起小支气管的痉挛，间质水肿等，使肺部出现哮鸣音。当有胸腔积液或闻及胸膜摩擦音时，常提示有肺梗死。偶在肺部听到一连续的或收缩期血管杂音，且吸气期增强，系因血流通过狭窄的栓塞部位引起湍流所致，也可发生于栓子开始溶解时。

2. 心脏体征　心动过速往往是肺栓塞的唯一及持续的体征。大块肺栓塞患者时，于胸骨左缘有右心室奔马律、三尖瓣关闭不全杂音，吸气时增强。心界向右扩大。肺动脉瓣区第二音亢进及分裂，当有心输出量急骤下降时，肺动脉压也下降，肺动脉第二音可不亢进。有时听到喷射性收缩期杂音。颈静脉搏动及肝颈反流征阳性。上述体征均显示有广泛肺栓塞、肺动脉高压及右心衰竭。当栓子溶解消失后，这些体征也消失。

3. 下肢深静脉血栓的症状和体征　DVT 的检出是诊断肺栓塞的重要证据。

4. 肺栓塞后的非特异临床表现　①发热：肺栓塞后发热较为常见，早期可有高热（大于 39℃），低热可持续 1 周或 1 周以上，但是发热持续 6 日以上的患者，应小心除外其他疾病；②弥散性血管内凝血（DIC）；③急性腹痛：如有横膈胸膜炎或充血性脏器肿大时可伴有急性腹痛；④无菌性肺脓肿；⑤无症状的肺部结节。

肺梗死后综合征（Postpulmonary infarction Syndrome）：一般发生肺栓塞后 5～15 天可出现类似心肌梗死后综合征，如有心包炎、发热、胸骨后疼痛、胸膜炎、白细胞增多及血沉快等，给予肾上腺皮质激素（泼尼松龙 30mg/d×5d）治疗，症状可逐渐缓解。上述综合征发生机制不明，可能与过敏反应有关。认识本综合征，有助于抗凝药物所致的心包出血鉴别。

5. 慢性血栓　栓塞性肺动脉高压（CTEPH）的发病率仅为 0.15%，即急性肺栓塞患者仅小部分发生 CTEPH，目前尚不能解释这种现象。推测 CTEPH 发生也与下列因素有关：①盆腔静脉区反复脱落小栓子，引起反复肺栓塞。即称为沉默型反复发作性肺栓塞，常引起肺血管广泛阻塞；②经肺血管内皮细胞功能障碍，使纤溶活性降低，血栓不易被清除；③急性肺栓塞未治疗。

（三）急性肺栓塞的临床分型

1. 循环衰竭型（circulator collapse）　有低血压和（或）意识不清，可以有胸壁压榨感，四肢湿冷，面色苍白及有心衰竭体征。通常有心电图异常改变。而胸片改变并不明显。血气分析示严重低氧血症，常伴低碳酸血症，由于这一类型患者有非常广泛的血管阻塞，超声心动常显示有急性右室劳损表现。

2. 肺出血型　临床表现有胸痛和（或）咯血，常有胸部 X 线异常改变，一般定位于胸痛的部位，而心电图通常正常。这一类型患者经肺动脉造影显示栓子通常位于肺外周血管而非中央大血管，血气分析可正常。对以往无基础心肺疾病的患者，胸部异常 X 线表现可迅速消散，提示肺内病理改变可能为肺出血而非肺梗死。

3. 单纯性呼吸困难型 指突发呼吸困难而无前述一些症状。栓子常位于中央血管，因而常有低氧血症。正确诊断的要点是：有静脉血栓栓塞的易感因素的患者突发无法解释的呼吸困难。

（高柏青）

第四节 肺栓塞的实验室检查和诊断

一、肺栓塞的实验室检查

（一）一般项目

肺栓塞时，白细胞计数、血沉、乳酸脱氢酶、CPK、SGOT、胆红素可有升高，但对肺栓塞的诊断无特异性。而心肌酶谱明显增高，将有利于肺栓塞与急性心肌梗死的鉴别诊断。

可溶性纤维蛋白复合物（SFC）和血清纤维蛋白原降解产物（FDP）的测定：SFC 提示近期凝血酶产生。FDP 提示纤维蛋白溶酶活动性。在肺栓塞中的阳性率为 55% ~ 75%，当二者均阳性时，有利于肺栓塞的诊断。一般肺栓塞发生 10 分钟内 FDP 即升高，30 ~ 60 分钟达最高值，4 ~ 7 小时，维持高水平。但 FDP 的水平受肝、肾、弥散性血管内凝血的影响，血浆中游离 DNA 于发病后 1 ~ 2 天即能测得，持续约 10 天，本测定法较快速，可增加诊断的特异性及敏感性，但当患者有血管炎或中枢神经系统损伤时也出现阳性。

（二）血浆 D - 二聚体

是交联纤维蛋白在纤溶系统作用下产生的可溶性降解产物。在血栓栓塞时，因血栓纤维蛋白溶解使其血中浓度升高。血浆 D - 二聚体对肺栓塞诊断的敏感度达 92%，但其特异度较低，仅为 40% ~ 43%。在手术、创伤、急性心肌梗死，心力衰竭、妊娠、恶性肿瘤、肺炎等时也可增加，故诊断急性肺栓塞的价值有限（尤其在老年人、住院患者或手术创伤者）。血浆 D - 二聚体测定的主要价值在于能排除肺栓塞。低度可疑的肺栓塞患者首选用 ELISA 法定量测定血浆 D - 二聚体，若低于 500μg/L 可排除肺栓塞；高度可疑肺栓塞的患者此检查意义不大，因为对于该类患者，无论血浆 D - 二聚体检测结果如何，都不能排除肺栓塞，均需进行肺动脉造影等手段进行评价。另外，D - 二聚体也是帮助判断是否发生 DVT 复发，以及溶栓疗效的生化标记物。

（三）动脉血气分析及肺功能

1. 血气分析 发生肺栓塞后常有低氧血症，故血气分析是诊断肺栓塞的筛选性指标。肺栓塞时 PaO_2 平均为 8.3kPa（62mmHg）。仅有 9% 肺栓塞患者显示 PaO_2 大于 10.7kPa（80mmHg）。原有心肺疾病的患者发生肺栓塞后，其 PaO_2 更低。临床上应以患者就诊时卧位、未吸氧、首次动脉血气分析的测量值为准，特点为低氧血症、低碳酸血症、肺泡动脉血氧分压差 $[P(A-a)O_2]$ 增大及呼吸性碱中毒。因为动脉血氧分压随年龄的增长而下降，所以血氧分压的正常预计值应按照公式 PaO_2（mmHg）= 106 - 0.14 × 年龄（岁）进行计算。值得注意的是，血气分析的检测指标不具有特异性，据统计，约 20% 确诊为肺栓塞的患者血气分析结果正常。故 PaO_2 无特异性，如无低氧血症也不能排除肺栓塞。

2. 肺泡动脉血氧分压差 ［P（A-a）O_2］梯度的测定较 PaO_2 更有意义，因肺栓塞后，常有过渡通气，因此 $PaCO_2$ 降低，而肺泡气的氧分压（$PaAO_2$）是增高，P（A-a）O_2 梯度应明显增高。当 P（A-a）O_2 梯度和 $PaCO_2$ 正常，可作为除外肺栓塞的依据之一。

3. 生理无效腔增大 即无效腔气/潮气量比值（VD/VT）在栓塞时增高。当患者无限制性或阻塞性通气障碍时，VD/VT > 40%，提示肺栓塞可能。VD/VT < 40%、临床上又无肺栓塞的表现，可排除肺栓塞。发生肺栓塞后肺内分流量（Qs/QT）增加。

（四）心电图检查

主要表现为急性右心室扩张和肺动脉高压。显示心电轴显著右偏、极度顺钟向转位、不完全或完全性右束枝传导阻滞及有典型的 S I Q Ⅲ T Ⅲ 波型（I 导联 S 波深、Ⅲ 导联 Q 波显著和 T 波倒置），有时出现肺性 P 波，或肺－冠状动脉反射所致的心肌缺血表现，如 ST 段抬高或压低的异常。常于起病后 5～24 小时出现，大部分在数天或 2 周后恢复。有上述心电图变化的仅仅有 26% 的患者。大多数患者心电图正常，或仅有非特异性改变。因此，心电图正常，不能排除本病。心电图检查也是鉴别急性心肌梗死的重要方法之一。

（五）胸部 X 线表现

由于肺栓塞的病理变化多端，所以胸部 X 线表现也是多样的，疑肺栓塞的患者应连续作胸部 X 线检查，90% 以上的患者出现某些异常改变。如正常也不能除外肺栓塞，常见改变如下。

1. 浸润阴影 由肺出血、水肿所造成，为圆形或密度高低不等的片状影，呈非节段性分布，多数分布两肺下叶，以右侧多见，并好发于后基底段。浸润阴影一般数天内可消失。

2. 局限性或普遍性肺血流减少 当一个较大的肺叶或肺段动脉栓塞时，X 线表现为阻塞区域的肺纹理减少，以及局限性肺野的透亮度增加。若是多发性肺动脉有小的肺栓塞时，可引起普遍性肺血流量减少，因此显示肺纹理普遍性减少和肺野透亮度的增加。

3. 肺梗死时的 X 征象 一般于栓塞后 12 小时至一周出现突变阴影，典型的形态为楔状或截断的圆锥体，位于肺的外周，底部与胸膜相接，顶部指向肺门，以下肺肋膈角区多见。常见的实变阴影呈团块状或片状，大小不一，宽 3～5cm，也可很小，或大至 10cm 左右，阴影常见多发的，可同时发生，也可不同时发生。少数可形成空洞，若并有细菌感染，可形成脓肿。梗死的病灶消退较缓慢，平均需 20 天，有时可长达 5 周，并残留条索状纤维瘢痕。

4. 肺动脉高压征象 由于较大的肺动脉或较多肺动脉分支发生栓塞时，使未被栓塞的肺动脉内血流量突然增加，高度充血及扩张。尤其在连续观察下，若右下肺动脉逐渐增粗，横径 > 15mm，则诊断意义更大。一般扩张现象在发病后 24 小时出现，2～3 天达最大值，持续 1～2 周，另一个重要征象是外围的肺纹理突然变纤细，或突然终止，如残根样。如主肺动脉呈"鼠尾"状，则提示肺动脉内有机化的栓子存在。

5. 心脏改变 一般少见，只有广泛的肺小动脉栓塞时，才急性肺源性心脏病改变，如右侧心影扩大，伴上腔静脉及奇静脉增宽。

6. 一侧或双侧横膈抬高及胸膜反应 发生肺栓塞后患侧膈肌固定和升高较为有意义，可有胸膜增厚、粘连或少量胸腔积液；有时有盘状肺不张。

7. 特异性 X 线表现 Hampton 驼峰征：即肺内实变的致密区呈圆顶状，顶部指向肺门，常位于下肺肋膈角区。另有 Westermark 征：栓塞近侧肺血管扩张，而远侧肺血管纹理缺如。

（六）CT 和磁共振

1. 影像学技术的进展　近年来应用的螺旋 CT 和电子束（超高速）CT，明显提高了扫描的时间分辨率，后者达毫秒级，前者可作一次屏气（15～20 秒，必要时可缩短至 10 秒）的胸部体积（自肺尖至横膈）扫描，以快速法注入造影剂，效果更好。以造影增强 CT 可显示右、左肺动脉及其分支的血栓栓塞，表现为腔内"充盈缺损"。造影剂一次性快速（bolus）注射后，进行肺动脉动态扫描（dynamic scanning）可观察肺循环的血流动态变化，可能有助于肺栓塞的诊断。

螺旋 CT 可有效地显示中心性血栓栓塞（至肺段支），亚段支以远小分支则限度较大。一般 CT 扫描技术和诊断分析上约有 4% 和 10% 的失误。电子束 CT 能有效地消除运动伪影，对呼吸困难患者的血栓栓塞的诊断更有帮助。管腔内中心或偏心性"充盈缺损"以及"截断"性阻塞，为增强 CT 表现。目前多排 CT（multidetector computed tomography，MDCT），即 4，8，16 和 64 detector row CT 的出现，能够在短暂的单次憋气时间内，作 1mm 或 1mm 以下的扫描，而且可以进行二维或三维成像。因而，大大改善了肺栓塞的诊断。

磁共振（MRI），以心电门控的自旋回波（SE）技术可显示主肺、左右肺动脉及较大分支的血栓栓　塞。不同心动周期均可见中、高信号的结节或条块状影，第一和第二回波图像，上述中、高信号区亦无变化。肺动脉高压所致的缓慢血流，不仅舒张期于收缩也可出现中、高信号。但该区于收缩期的不同时期信号强度和形态均有变化，第二回波较第一回波图像，信号强度进一步增高，从而可与腔内血栓栓塞鉴别。

MRI 快速成像，正常血流腔隙呈高信号，对显示肺动脉及主要分支的"充盈缺损"对肺动脉血栓栓塞的诊断更为明显。但这两种 MRI 技术对观察肺内分支均有限度。近年磁共振肺血管造影（HRPA）有相当进展，应用时间飞跃（TOF）和相位对比（PC）的成像技术，可以显示肺动脉及其分支，分辨率也有提高。但缺少显示段以远分支以及血栓栓塞的研究报道。

CT 和 MRI 均有助于显示继发性肺动脉高压所致的右心室壁肥厚和扩大，MRI 不需对比增强为其优点。

2. CT 肺动脉造影（CTPA）　CTPA 的临床应用在肺栓塞的诊断过程中出现了一个革命性变化。CTPA 现在日益应用普遍，已逐渐取代其他影像学检查。研究表明 CTPA 优于通气/灌注扫描。CTPA 的定量分析与肺栓塞的临床严重程度相关性很好。如果临床上能除外肺栓塞，那么 CTPA 也能有助于诊断其他疾病。2003 年英国胸科协会（BTS）在肺栓塞指南中指出：巨大肺栓塞应该在 1 小时内进行影像学检查，非巨大肺栓塞应该在 24 小时进行检查。

CTPA 检查时，从静脉注入造影剂（非离子碘水溶液优维显），12～15 秒后主动脉弓到膈上方进行扫描，3～4 分钟后检查腓肠肌至膈肌下缘，无须再从静脉注入造影剂；通常一次检查同时获得肺动脉情况（CTPA）和深静脉情况（CTV），从而简化诊断过程，提高肺栓塞和 DVT 的诊断率。一般而言，CTPA 创伤小，除碘过敏者外，几乎所有患者均能耐受该检查，特别是急诊和重症患者，也适合于老年和儿童患者。研究表明，16 排螺旋 CT 能很好显示腓肠肌静脉、髂静脉和下腔静脉内血栓，并可以评价下腔静脉滤网情况。CTPA 的特异性 99%，敏感性 86%。

如果与常规肺动脉造影相比较，CTPA 难以发现 5mm 以下亚段肺血管内的血栓。但是，研究证实94%～96%的肺栓塞病例其栓子在近端肺血管内。而且当代最新的CT技术已经能更好地识别周围血管内的栓子。除了能直接显示血管管腔内的血栓外，CTPA还可以发现肺栓塞的间接征象，例如：肺部的楔形阴影和右心室的特征性改变。多排CT能够在检查肺部的同时进行下肢静脉的影像学检查。

  肺栓塞的直接CTPA征象为：①部分性血栓栓塞，血栓游离于血管腔内，周围有造影剂环绕，在CT扫描图上呈圆形低密度影（图7-1），如与扫描层平行可呈轨道状充盈缺损（图7-2、图7-3），在斜行时呈偏心缺损，此种表现多为急性肺动脉栓塞；②完全性血栓栓塞，其远端血管不显影，管腔被栓子完全阻塞呈杯口状、不规则的圆柱状或斜坡状；③环状附壁血栓，表现为附壁性充盈缺损，栓子的内侧呈环形凹向或凸向血流，血栓附着于血管壁上，与血管呈钝角，尤其好发于血管分叉处，为亚急性或慢性栓塞表现。

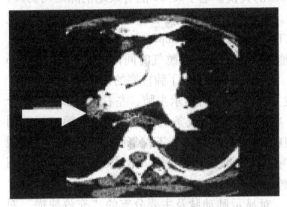

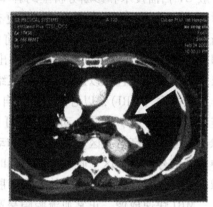

图7-1 CTPA示完全型充盈缺损（箭头所示） 图7-2 CTPA示"轨道征"（箭头所示）

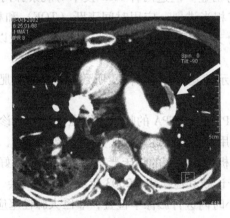

图7-3 CTPA示局限于亚段肺动脉的肺栓塞（箭头所示）

  肺栓塞的CTPA间断征象为：①肺梗死：表现为楔形高密度影，周缘呈磨玻璃样渗出，尖端与相应阻塞的肺动脉相连，基底靠近胸膜；②肺动脉高压，中心肺动脉扩张；③肺动脉栓塞部位明显扩张，这在肺窗内较易分别，周围分支显著纤细，构成"残根征"；④心脏增大，右心房和右心室扩大、右心功能不全；⑤胸腔积液：多发生于肺梗死同侧。

  与同位素扫描相比较，CTPA的优点如下：①检查迅速；②在肺栓塞除外后，能提供其他诊断；③较容易安排进行紧急检查；在怀疑有肺栓塞的患者中CTPA可作为首选影像学检查方法；④质量高的 CTPA 检查，如果阴性，可以不再需要作其他检查，也不需要进行肺栓塞的临床治疗；⑤CTPA 能可靠地诊断巨大肺栓塞。

在临床应用中，CTPA 应结合患者临床可能性评分进行判断。低危患者如果 CT 结果正常，即可排除肺栓塞；对临床评分为高危的患者，CTPA 结果阴性并不能除外单发的亚段肺栓塞。如 CT 显示段或段以上血栓，能确诊肺栓塞，但对可疑亚段或以远血栓，则需进一步结合下肢静脉超声、肺通气灌注扫描或肺动脉造影等检查明确诊断。

（七）超声心动图的应用

超声心动图在提示诊断、预后评估及除外其他心血管疾患方面有重要价值。超声心动图可提供肺栓塞的直接征象和间接征象。直接征象能看到肺动脉近端或右心腔血栓，但阳性率低，如同时患者临床表现符合肺栓塞，可明确诊断。间接征象多是右心负荷过重的表现，如右心室壁局部运动幅度下降，右心室和（或）右心房扩大，三尖瓣反流速度增快以及室间隔左移运动异常，肺动脉干增宽等。

1. 肺栓塞的基本超声改变（间接征象）　由于超声不能显示肺组织因此不能评价肺组织的灌注状态，主要通过检出肺栓塞的造成血流动力学改变提供诊断信息。通常肺栓塞者有下列改变。

（1）心腔内径改变：右心增大尤以右心室（RV）增大显著，发生率为 67% ~ 100%。左心室减小（38%），多数病例的左心室（LV）前后径小于 40mm，反应肺栓塞后造成的左心充盈不良。RV/LV 的比值明显增大。多个图像均可观察，尤以胸骨左缘左室长、短轴与心尖四腔心较好，在这些断层上，可对右心室的负荷量增大与左心室的充盈不良做对比性分析。

（2）室壁运动异常：室间隔运动异常（42%），表现为左心室后壁的同向运动，其幅度显著大于其他原因造成的室间隔的异常运动，随呼吸变化幅度增大；右心室游离壁功能异常，与原发性肺动脉高压时各段室壁运动均减低不同，呈节段性分布，通常累及右心室中段。应采用胸左及剑突下显示右心室为主的断层观察。

（3）三尖瓣环扩张伴少至中量的三尖瓣反流：彩色多普勒检出率高，可根据反流束在右心房的分布范围确定反流程度。

（4）肺动脉高压：M－mode 超声示肺动脉瓣曲线 a 波浅至消失，CD 段切迹；二维图像上肺动脉增宽，瓣关闭向右室流出道膨凸；采用三尖瓣反流的多普勒频谱测得反流压差，加上右房压得到右室收缩压，也即肺动脉收缩压。

如患者既往无心肺疾患史，出现急性心肺功能异常，检出上述异常应高度怀疑急性肺栓塞。据文献资料报告，RV/LV >0.6、室间隔收缩异常伴肺动脉收缩压升高是巨大肺栓塞的特异性信号。但栓塞范围小时改变不明显。慢性肺栓塞者也具备上述改变，但需与原发性肺动脉高压鉴别，据临床经验，原发肺高压者右室壁与室间隔增厚显著，室间隔异常运动较轻，肺栓塞者室壁肥厚较轻，室壁运动异常显著。当上述间接征象出现于既往有心肺血管疾病者时难于做出有无肺栓塞的确切判断，需了解直接征象，寻找栓子。

2. 肺栓塞的直接征象　检出肺动脉内栓子：对于肺栓塞，超声诊断的直接依据应是检出肺动脉内栓子。直接检出肺动脉内栓子并评估其位置、阻塞程度累及范围有利于制订治疗方案，但超声心动图检出率较低，主要原因：①经胸超声仅能显示左、右肺动脉主干不能显示其远端分支，位于叶、段动脉内的血栓无法观察；②该病例新鲜陈旧血栓混合，新鲜血栓回声若趋近于无回声区时不能识别,在肺栓塞的病例,采用右心声学造影,从外周静脉血管(一般采用左上肢肘正中静脉)快速注射声学对比剂如二氧化碳制剂,观察肺动脉及其主要分支的充盈状态,通过充盈缺损可勾画血栓区域以提高诊断敏感性。但由于肺栓塞者血栓位于主肺动脉及左右主干者少,仍不能提高叶与段动脉内血栓的检出率。

检出右心内血栓或其他占位性病变:在栓子进入肺动脉前先进入右心房、室或原就起源于右心。当具备上述间接征象者,检出右心异常团块,可作出肺栓塞的明确诊断。

（八）肺通气/灌注（V/Q）显像

肺通气/灌注显像结果可分为正常、低度可能、中度可能和高度可能性。正常和低度可能性者基本可除外肺栓塞,高度可能性者肺栓塞的可能大于90%。同时 V/Q 显像可为选择性肺动脉造影指示病变部位。

肺灌注显像所用标记药物是$^{99m}TC-MAA$（人血浆白蛋白聚合颗粒）,MAA 颗粒直径为 $10\sim100\mu m$,而肺毛细血管直径约 $10\mu m$。当静脉注入 $^{99m}TC-MAA$ 后,将均匀分布于双肺,并暂时嵌顿于肺小动脉和毛细血管内,肺局部放射性量与肺动脉的血流灌注量成比例。当栓子将肺动脉某一枝阻塞,该区域即可见放射减减低或缺损区。由于某些疾病,如肺炎、肺不张、气胸等,当通气降低时,肺血流灌注也降低。肺实质性病变,如肺气肿、结节病、支气管肺癌及结核等也可引起通气及灌注的降低。因此,上述灌注的缺损并非特异性,仍须有肺通气显像,即吸入 Xe 等放射性气体。也可用放射性气溶胶发生器,将 $^{99m}TC-MAA$ 标记的某些药物雾化缺损区。

既往将 V/Q 显像分为三种类型来判断其结果,即:①Vn/Qn:通气灌注均正常,可除外肺栓塞;②Vn/Qo:通气正常伴肺段或肺叶的灌注缺损,如结合典型临床症状,可确诊肺栓塞;③Vo/Qo:部分肺的通气及灌注缺损或两者缺损不匹配,此时不能诊断肺栓塞,因为任何肺实质病变（如肺炎）都可出现这种类型,必要时需作肺动脉造影。

现在根据 PIOPED（prospective investigation of pulmonary embolism diagnosis）研究小组于 1994 年修订的 V/Q 显像判断标准,将诊断肺栓塞的标准的可能性（Probability）分为:高度（high）、中度（intermediate）、低度（low）可能性和正常。新标准根据三个方面:①肺灌注显像所示缺损范围的大小;②胸部 X 线片的表现;③肺通气显像的结果,进行综合判断。现将新标准简述如下。

北京协和医院曾经报告,被诊为肺栓塞 52 例中,V/Q 显像显示:HP45 例、IP5 例及 LP2 例。121 例正常者无肺栓塞。因此凡属 HP 或正常者,结合临床一般能诊断或排除明显的肺栓塞,IP 提示肺栓塞可能,LP 的诊断价值有争议,PIOPED 前瞻性研究显示,296 例 LP 中确诊为肺栓塞 40 例（14%）。为被避免漏诊,如临床上属中、高度可疑肺栓塞者,V/Q 显像为 LP,应进一步作肺动脉造影,以明确有无肺栓塞。

应注意 V/Q 显像结果与肺栓塞发生时间有一定关系,如在起病后 1 小时行检查,此时因支气管痉挛,通气与灌注显像均不正常,在肺栓塞发生数小时至数日后,栓子已发生自溶,检查结果为正常,因此可导致判断错误。Hull 报告 V/Q 显像对 2mm 以上的栓塞检出率为 91%,对较小的或不完全的栓塞可能检不出。

目前患者可先作通气显像,然后再从静脉注入较通气显像放射剂量大 4~5 倍的 $^{99m}TC-MAA$（约 4~5mci）行灌注显像,这样 V/Q 显像在半小时内完成,使肺栓塞的诊断可以更迅速。

2003 年英国胸科协会（BTS）在肺栓塞指南中指出，肺 V/Q 显像可用于：①胸部 X 线检查正常的患者；②目前患者无明显的心肺疾病症状；③如果 V/Q 显像结果无诊断意义，往往需要其他影像学检查；④V/Q 显像正常，可以除外肺栓塞；但是极少数报告有肺栓塞高度可能性时，也许存在假阳性的可能性。

总之，肺 V/Q 显像诊断肺栓塞的敏感性为 92%，特异性为 87%，且不受肺动脉直径的影响，尤其在诊断亚段以下肺动脉血栓栓塞中具有特殊意义。但任何引起肺血流或通气受损的因素如肺部炎症、肺部肿瘤、慢性阻塞性肺疾病等均可造成局部通气血流失调，因此单凭此项检查可能造成误诊，部分有基础心肺疾病的患者和老年患者由于不耐受等因素也使其临床应用受限。此检查可同时行双下肢静脉显像，与胸部 X 线平片、CTPA 相结合，可大大提高诊断的特异度和敏感度。

（九）肺动脉造影（conventional pulmonary angiography，CPA）

选择性 CPA 是目前诊断肺栓塞最正确、可靠的方法，阳性率高达 85%，可以确定阻塞的部位及范围，若辅以局部放大及斜位摄片，甚至可显示直径 0.5mm 血管内的栓子，一般不易发生漏诊，假阳性很少，错误率低。

肺栓塞时的肺动脉造影的 X 线征象：①血管腔内充盈缺损：肺动脉内有充盈缺损或血管中断对诊断肺栓塞最有意义；②肺动脉截断现象：为栓子完全阻塞一支肺动脉后而造成的；③某一肺区血流减少，一支肺动脉完全阻塞后，远端肺野无血流灌注，局限性肺叶、肺段血管纹理减少或呈剪枝征象；④肺血流不对称，栓子造成不完全阻塞后，造影过程中，动脉期延长，肺静脉的充盈和排空延迟。肺动脉造影时还可以得到一些其他有助诊断的资料，如肺动脉楔压以提示有无心力衰竭存在，正确地得到肺动脉压、心排出量等。

但肺动脉造影有 4%～10% 并发症，如心脏穿孔、热原反应、血肿等。偶有死亡发生，病死率 0.4%。选择性肺动脉造影指征：①临床症状高度疑诊肺栓塞，V/Q 显像不能确诊，又不能排除肺栓塞，尤原有充血性心力衰竭及慢性阻塞性肺疾患；②准备作肺栓子摘除或下腔静脉手术前准备，为避免肺动脉造影发生危险，应先测肺动脉压，若肺动脉压较高，易在造影中产生心搏骤停，需在右心转流术下进行造影。

二、肺栓塞的诊断和鉴别诊断

肺栓塞的诊断比较困难，诊断过程中应注意以下几点：

（一）重视发生肺栓塞的可能情况

这些情况包括：①注意肺栓塞的危险因素：如外科手术、分娩、骨折、长期卧床、肿瘤、心脏病（尤其合并心房纤颤）、肥胖及下肢深静脉炎等，出现下肢无力、静脉曲张、不对称性下肢水肿；②警惕原有疾病突然变化，不能解释的呼吸困难的加重、胸痛、咯血、发绀、心律失常、休克、昏厥、发作性或进行性充血性心力衰竭、慢性阻塞性肺疾病恶化、手术后肺炎或急性胸膜炎等症状；③不能解释的低热、血沉增快、发绀、黄疸；④心力衰竭时对洋地黄制剂反应不好；⑤胸片有圆形或楔形阴影，原因不明的肺动脉高压及右室肥大。

由于上述表现均为非特异的，但是，这些不能解释的临床现象如果伴有肺栓塞的高度可能性，可以预测肺栓塞的可能，从而进行必需的实验室检查程序。

（二）临床和实验室诊断程序

图 7 - 4 显示对临床症状提示有肺栓塞可能的患者，所应进行的诊断程序。

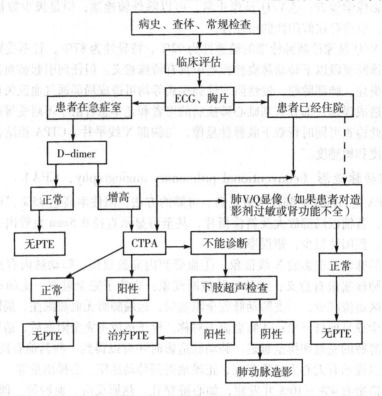

图 7 - 4　对临床症状提示有肺栓塞可能的患者所应进行的诊断程序

1. 常规检查　如胸片、心电图、血气分析、血液生化试验等检查，可为部分患者排除肺栓塞的诊断，而确诊为其他心肺疾病。

2. CTPA、肺灌注和通气显像　如结果正常，则可除外肺栓塞。如肺灌注和通气显像不正常，可根据 PIOPED 标准进行判断。如不能诊断，可作下肢静脉血管造影（CV），IPG，DUS 等以辅助诊断肺栓塞。

3. 肺动脉造影　经 CTPA，V/Q 显像后，还不能确诊的可疑患者应行肺动脉造影，可使其中 15% ～50% 得到肺栓塞的诊断。疑巨大肺栓塞者或伴有明显的低氧血症和（或）低血压时，可直接作肺动脉造影。

通常肺动脉造影是诊断肺栓塞的重要措施。但合理应用非创伤性诊断方法，如 D - 二聚体测定，下肢静脉静脉超声，CTPA 和肺通气/灌注显像，结合临床表现，可减少肺动脉造影的需求。

（1）非巨大肺栓塞的诊断程序：怀疑肺栓塞时，应首先快速检测 D - 二聚体，如 <500μg/L，可基本排除肺栓塞；如 >500μg/L，继续行下肢静脉静脉超声检查，如有深静脉血栓形成，即可开始抗凝治疗；如下肢静脉静脉超声检查无明显异常，应行肺通气和灌注显像，结果正常或接近正常者，不予治疗，肺栓塞高度可能者，可作超声心动图检查，以观察右心室功能，并采取合理治疗（溶栓或抗凝）；不能确诊者，应行肺动脉造影检查。目前已应用 CTPA 来替代肺通气和灌注显像和（或）肺动脉造影。但 CTPA 对肺段以下栓塞诊断有困难，需参考核素肺通气和灌注扫描结果，综合分析。

（2）巨大肺栓塞的诊断程序：怀疑巨大肺栓塞时，由于存在休克或低血压，病情危重，应首先行超声心动图检查，如为巨大肺栓塞，可显示肺动脉高压及右心室超负荷的征象；并可排除其他心血管疾病，如心包填塞或主动脉夹层瘤。高度可疑肺栓塞患者，可仅依据超声心动图结果行溶栓治疗。若患者病情稳定，应根据患者原有无心肺疾病情况选择肺通气和灌注显像和或 CTPA 血管造影检查（包括电子束 CT、螺旋 CT 或 MDCT），以明确诊断。

（三）肺栓塞病因的诊断

DVT 和肺栓塞是不可分割的整体，DVT 是肺栓塞最主要血栓的来源及肺栓塞发生的主要标识。因此对每个疑诊肺栓塞患者，需同时寻找肺栓塞的发生原因，不管患者有无 DVT 症状体征均应进行下肢 DVT 检查，这对于确诊肺栓塞及明确栓子来源有重要价值（反之，当患者有 DVT 时也应该同时检查有无肺栓塞），对指导治疗评价预后也有重要意义。应对 DVT 类型、严重程度、病程以及与肺栓塞发病的联系作出评价，对经积极寻找仍不能明确由已知易栓症或其他继发性 VTE 危险因素引起的肺栓塞 – DVT 称为特发性 VTE（idiopathic venous thrombembolism，IVTE），这是一种慢性疾病状态，应警惕 IVTE 患者有否潜在恶性肿瘤发生可能，注意筛查。

（四）鉴别诊断

由于肺栓塞的临床表现非特异性，与其他许多疾病的临床表现相类似，因此对临床已发现的可疑患者必须作进一步的鉴别诊断。

1. 冠状动脉供血不足 约 19% 的肺栓塞患者可发生心绞痛，其原因为：①巨大栓塞时，心排出量明显下降，造成冠状动脉供血不足，心肌缺血；②右心室压力升高，冠状动脉中可形成反常栓塞（或矛盾栓塞）。所以诊断冠状动脉供血不足时，如发现患者有肺栓塞的易发因素时，则需考虑肺栓塞的可能性。此外，急性肺栓塞部分患者的心电图因肢体导联出现 ST – T 改变，广泛性 T 波倒置或胸前导联呈"冠状 T"，同时存在气短、胸痛，并向肩背部放射，在血清心肌酶不升高或轻度升高时，也易被误诊为冠心病、心绞痛。

临床上急性肺栓塞和急性心肌梗死的临床表现相似，都可有剧烈胸痛、休克，甚至猝死，血清 CK、CK – MB 升高，而且常出现类似急性非 Q 波性心肌梗死心电图图形，含服硝酸甘油症状不能缓解，32% 患者血浆肌钙蛋白升高，所以肺栓塞极易被误诊为急性非 Q 波性心肌梗死。但心绞痛或心肌梗死多有冠心病或高血压病史，年龄较大，心肌梗死的心电图呈特征性动态演变过程，即面向梗死区导联出现异常 Q 波、ST 段抬高、T 波倒置，呼吸困难不一定明显。

2. 肺炎 可有与肺梗死相似的症状和体征，如呼吸困难、胸膜痛、咳嗽、咯血、心动过速、发热、发绀、低血压、胸片表现也可相似。临床上当急性肺栓塞患者有咳嗽、咯血、呼吸困难、胸膜炎样胸痛，胸片出现肺部阴影，尤其合并发热时，极容易误诊为肺炎。但肺炎有高热、咳脓性痰、寒战、脓痰、菌血症等，并有相应肺部和全身感染的表现，如外周血白细胞增多、痰涂片及培养病原体阳性，抗感染治疗有效。而急性肺栓塞患者往往有发生 VTE 的危险因素，可发现 DVT 和呼吸循环系统的相应异常表现。

3. 胸膜炎和其他原因所致胸腔积液 约 1/3 的肺栓塞患者可发生胸腔积液，易被诊断为结核性胸膜炎。结核引起的胸腔积液，患者常有低热、盗汗、结核菌素皮肤试验呈强阳性；而并发胸腔积液的肺栓塞患者缺少结核病的全身中毒症状。此外，急性肺栓塞患者出现胸腔积液时还需与其他原因胸腔积液鉴别，如细菌性、恶性肿瘤及心功能衰竭。细菌性胸液白细胞计数增多，常伴肺炎；恶性肿瘤性胸液可找到癌细胞，多伴有原发性肿瘤。通常急性肺栓塞胸液多为血性渗出液（少数也可因为右心功能不全引起的漏出液），少或中等量，1~2周可自然吸收，胸片显示有吸收较快的肺部浸润阴影或肺动脉高压征象，临床表现有胸痛、咯血、呼吸困难或有下肢 DVT。一旦考虑到急性肺栓塞就不难与其他原因胸腔积液鉴别。

4. 肺动脉肿瘤　原发性肺动脉肿瘤：胸片显示肺门呈"三叶草"征或 CTPA 在肺动脉腔内呈结节样充盈缺损，呈膨胀性生长，增强后不均匀强化，影像学改变与患者症状不平行，也无下肢 DVT。子宫平滑肌瘤病引起肺动脉肿瘤：见于有子宫肌瘤手术病史成年女性患者，CTPA 和 CTV 检查可在下腔静脉－右房－右室腔内有占位性病变（有包膜），呈现连续条索状充盈缺损。

5. 其他　此外急性肺栓塞还需与 ARDS、CTEPH 或 CTEPH 的急性加重（患者多有慢性肺心病的相关表现）、甲状腺功能亢进、支气管哮喘、癫痫、肺动脉外肿物压迫或结核缩窄性心包炎或钙化灶引起的肺动脉扭曲变形、心肌炎、自发性气胸、肋软骨炎、纵隔气肿和术后肺不张等疾病鉴别。降主动脉瘤破裂、急性左心衰竭、食管破裂、气胸、纵隔气肿等也可表现为剧烈的前胸痛，也应与肺栓塞仔细鉴别。

（五）肺栓塞的严重程度分层

肺栓塞需要根据病情严重程度进行相应的治疗，因此必须迅速准确地对患者进行危险度分层，为制定相应的治疗策略提供重要依据。危险度分层主要根据临床表现、右室功能不全征象、心脏血清标记物（脑钠肽、N 末端脑钠肽前体和肌钙蛋白等）进行评价。

1. 休克和低血压　在急性肺栓塞中，休克和低血压是早期死亡的主要危险性标记。低血压定义为收缩压 <90mmHg 或血压下降超过 40mmHg 至少持续 15 分钟。此类急性肺栓塞患者可发生晕厥和心脏停搏，具有相当高的死亡风险，需立即积极处理。除此之外，还要考虑到右心室功能不全、右心室以及近端静脉腔内存在着漂浮血栓而发生再次栓塞的严重性。

2. 超声心动图提示提示右心室扩张、压力超负荷　25% 的肺栓塞患者超声心动图提示发现右心室功能不全。研究发现合并右心室功能不全的患者，其病死率增加 2 倍。另外，如果肺栓塞患者的超声心动图检查正常，则临床预后相对较好，其病死率小于 1%。然而，目前超声心动图的右心室功能不全的标准还不完全相同，应该包括右心室扩张、运动功能减退、RV/LV 直径比例的增加、三尖瓣反流速度的增加等。由于缺乏超声心动图关于右心室功能不全的定义，所以只有超声心动图检查完全正常时，才可以考虑肺栓塞的死亡风险较低。除了右心室功能不全之外，超声心动图还能够发现其余 2 项特异的指标，也能提示肺栓塞的死亡风险程度。即：通过未闭卵圆孔产生右向左的分流和右心室栓子的存在。

3. CT 提示右心室扩张　研究发现，64% 的肺栓塞患者 RV/LV 直径比例 >0.9。经过其他危险因素调整，如肺炎、癌症、COPD 和年龄等，RV/LV 的危险比例 >0.9 时，30 日内预计死亡可能为 5.17%。

4. 脑钠肽（BNP）或 N 末端脑钠肽前体（NT－proBNP）升高　急性肺栓塞时，BNP 和 NT－proBNP 反映了右心室功能不全和血流动力学损伤的严重程度。BNP 和 NT－proBNP 为右心室功能不全的指标。BNP 和 NT‑proBNP 浓度的升高与预后不良相关，而 BNP 和 NT‑proBNP 浓度较低则提示患者预后较好。

5. 右心室功能不全的其他指标　临床上颈静脉怒张是肺栓塞患者右心室功能不全的可靠指标。其余临床征象，例如：三尖瓣反流杂音和右心室奔马律较为主观，可能造成误导。右心室负荷增加的 ECG 改变：例如，V1～V4 导联 T 波的倒置；V1 导联出现 QR 波，典型的 S I Q Ⅲ T Ⅲ 波形等是有用的，但缺乏敏感性。右心室导管能够直接测定右心室充盈压和心排出量，但不推荐用于急性肺栓塞的危险程度分层。

6. 心肌损伤的标记物　①心肌肌钙蛋白：死于巨大肺栓塞的患者，尸体解剖发现右心室跨壁梗死，肺栓塞时心肌肌钙蛋白升高，其升高水平与患者的死亡风险相关，住院患者肌钙蛋白 T 阳性时，其病死率为44%，与之相比，肌钙蛋白 T 阴性时，死亡率为3%，血流动力学稳定的患者，其亚组分析也表明，如果肌钙蛋白增加伴有死亡风险的增加；②心脏脂肪酸结合蛋白（hearttype fatty acid binding protein，H‑FABP）：为心肌损伤的早期标记物，优于肌钙蛋白，可以早期预测肺栓塞相关的死病率。

（王　君）

第五节　肺栓塞的治疗

肺栓塞治疗的总体目标是消除肺血管栓塞，缓解因栓塞所致的临床症状，恢复或维持足够的循环血容量，防止血栓栓塞性肺动脉高压，并预防肺栓塞再发。从而帮助患者度过急性期，降低死亡率。肺栓塞的治疗应个体化，因人而异，肺栓塞的治疗应建立在肺栓塞栓子的大小和患者病情危险分层的基础上，并考虑肺循环阻塞范围、程度大小等多种因素。治疗应有适当的实验室检查依据，要有一定的实验室监测手段。但是，任何高度或中度可疑肺栓塞的患者，在实验室检查前即可给予肝素抗凝治疗。因为，肺栓塞并发的危险性要超过抗凝治疗并发症的危险性。肺栓塞治疗的策略可参考以下流程图（图7-5）。

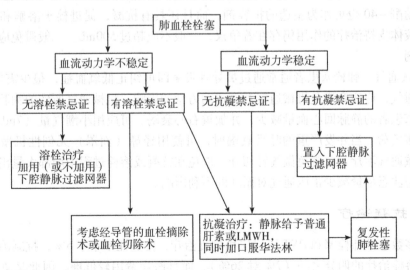

图7-5　肺栓塞治疗的参考选择策略

一、一般处理

1. 监护和对症治疗 由于急性肺栓塞80%死亡在发病后2小时内,因此需对危重者应及时紧急抢救,争取病情缓解。对高度疑诊或确诊急性肺栓塞的患者,应进行严密监护,监测呼吸、心率、血压、心电图及血气的变化,对巨大肺栓塞患者可收入ICU病房,如果准备溶栓应避免有创检查及穿刺部位出血;对于疑诊或确诊的下肢近端DVT患者为防止栓子再次脱落,要求绝对卧床2~3周,保持大便通畅。尤其应避免患者突然用力,例如在大便时,由于腹腔压力突然增高,易使深静脉血栓脱落。必要时可酌情给予通便药或作结肠灌洗。有低氧血症的肺栓塞患者,采用经鼻导管或面罩吸氧纠正,对存在低心排出量者,应给予持续面罩或鼻导管吸氧,吸入氧浓度应使血氧饱和度90%以上为宜。对于有焦虑和惊恐症状的患者应予安慰并可适当使用镇静剂及小剂量抗焦虑药;胸痛者可予镇痛剂,可给予吗啡、哌替啶;对于发热、咳嗽等症状可给予对症治疗。下肢或上肢DVT伴有持续水肿或疼痛可抬高患肢用芦丁、弹力绷带或梯度压力袜缓解症状。为预防肺部感染和治疗静脉炎可用抗生素。

2. 呼吸循环支持治疗 为减低迷走神经兴奋性,防止肺血管和冠状动脉反射性痉挛,可静脉内注射阿托品0.5~1mg。如有休克应予补液,最好在床边用漂浮导管监测中心静脉压,以防止肺水肿。对于临床表现提示肺动脉高压和急性肺源性心脏病,合并低血压或休克的患者,可给予有肺血管扩张作用和正性肌力作用的多巴酚丁胺3.5μg/(kg·min)~10μg/(kg·min)和多巴胺5~10μg/(kg·min);以增加心排出量及降低肺血管阻力。也可应用多巴胺200mg加入500mL液内静脉滴注,开始速率为2.5ng/(kg·min),以后调节滴速,使收缩压维持在90mmHg。若出现血压下降,可增大剂量或使用其他血管加压药物,如间羟胺、去甲肾上腺素0.2~2.0μg/(kg·min),或肾上腺素,迅速纠正引起低血压的心律失常,如心房扑动、心房颤动等。维持平均动脉血压大于80mmHg,心脏指数>2.5L/(min·m²)及尿量>50mL/h,同时积极进行抗凝或溶栓治疗。

右旋糖酐-40也可作为主选的扩容剂,而且还具有抗凝,促进栓子溶解和降低血小板活性。但液体支持治疗的作用仍存在着争议,一般不应超过500mL。一般避免应用利尿剂和血管扩张剂。

3. 机械通气 肺栓塞患者通常通过鼻导管吸氧即可纠正低氧血症,很少需要机械通气。如需机械通气,应注意避免机械通气对血流动力学的影响。机械通气所致的胸腔内正压可使巨大肺栓塞患者的静脉回心血量减少,并加重右心衰竭。可应用小潮气量(7mL/kg),并适当予以液体负荷。当并发严重的呼吸衰竭时,可使用经鼻(面罩)无创性机械通气或经气管插管机械通气治疗。应避免做气管切开,以免在抗凝或溶栓过程中局部大量出血。应用机械通气中需注意尽量减少正压通气对循环的不利影响。

二、抗凝治疗

绝大多数急性肺栓塞和DVT可以应用抗凝治疗,使病死率小于5%,抗凝治疗的出血发生率仅为溶栓治疗的四分之一(7%对26%),而且医疗费用较低廉,因此是急性肺栓塞和DVT的基本治疗方法。

抗凝治疗能防止新的血栓形成、血栓进一步扩大和栓塞的复发,加速内源性纤维蛋白溶解，防止纤维蛋白及凝血因子的沉积，使已经存在的血栓缩小甚至溶解，但不能直接溶解已存在的血栓。肺动脉栓塞经抗凝治疗 1~4 周，肺血栓可被溶解 25%，4 个月后为 50%。主要抗凝药物有普通肝素、低分子肝素和华法林；单纯抗血小板药物的抗凝作用，尚不能满足肺栓塞或 DVT 的抗凝要求。非类固醇抗炎药治疗 VTE 疗效也证据有限。抗凝治疗适应证是不伴肺动脉高压及血流动力学障碍的急性肺栓塞 - DVT 和临床高度疑诊肺栓塞等待诊断性检查结果时（诊断明确后继续治疗），或已经确诊 DVT 但尚未治疗者，如无抗凝治疗禁忌证，均可立即开始抗凝治疗。对于有溶栓治疗适应证的确诊急性肺栓塞或 DVT 者，在溶栓治疗后仍需序贯抗凝治疗以巩固加强溶栓效果避免栓塞复发。

应依据急性肺栓塞 - DVT 患者病情及出血风险，选择下述抗凝治疗方案：静脉或皮下注射普通肝素 5 天以上，然后过渡为口服华法林；或皮下注射低分子肝素至少 5 天，然后过渡为口服华法林；或整个疗程一直皮下注射低分子肝素。目前推荐短期皮下注射低分子肝素和静脉注射肝素治疗。

抗凝治疗起始单独应用口服抗凝剂无效或更危险。因为，口服抗凝剂除抑制四种维生素依赖的凝血蛋白（因子 Ⅱ、Ⅶ、Ⅸ、Ⅹ）的 γ 羟化激活外，也降低蛋白 C 和蛋白 S（抗凝蛋白）的酸化，同时蛋白 C 和蛋白 S 的半衰期短于因子 Ⅱ、Ⅶ、Ⅸ、Ⅹ，致使治疗初期蛋白 C 和蛋白 S 水平下降，引起暂时性高凝状态。

1. 普通肝素（unfractionated heparin，UFH） 肝素是一种硫化的糖胺聚糖，是间接凝血酶抑制剂，主要通过与血浆中抗凝血酶 Ⅲ（AT Ⅲ）结合形成复合物，从而增强后者抗凝作用，AT Ⅲ 能使以丝氨酸为活性中心的凝血因子 Ⅱ a（凝血酶）、Ⅸa、Ⅹa、Ⅺa、Ⅻa 失活，是治疗急性肺栓塞 - DVT 的有效药物。肝素的抗 -Xa：抗 - Ⅱa 活性比例与多糖链的长短或分子量的大小有关，对因子 Ⅱa 的灭活有赖于肝素、抗凝血酶 Ⅲ 因子 Ⅱa 三联复合物的形成，起模板作用的肝素多糖单位必须达到 18 个。因子 Xa 的灭活无须与肝素结合，少于 18 个糖单位的肝素仍可使因子 Xa 灭活。

UFH 起效迅速，能快速有效肝素化，作用较强，持续静脉泵入法较间断滴注更安全（出血发生率少），是首选的起始治疗方法之一。对于需快速达到抗凝效果的急性巨大肺栓塞患者、肥胖者（>120kg）、已进行创伤手术或严重肾功能不全出血风险高的患者、可能需紧急终止抗凝治疗用鱼精蛋白中和患者，推荐普通肝素抗凝治疗（优于 LMWH）。UFH 生物利用度 30%，治疗窗窄，不易达到稳态血药浓度，必须常规进行部分活化凝血时间（APTT）监测以确保最佳治疗效果和安全。首剂负荷量 80U/kg（或 5 000U 静脉推注）继之以 18U/（kg·h）速度泵入，然后按照表 7 - 2，根据 APTT 调整肝素剂量，在最初 24 小时内每 4~6 小时测定 APTT。

表 7 - 2 根据 APTT 调节肝素静脉注射剂量

APTT（秒，sec）	（控制倍数）	肝素剂量的调节
<35	1.2	80 U/kg 冲入，随后增加 4 U/（kg·h）的维持注射剂量
35~45	1.2~1.5	40 U/kg 冲入，随后增加 2 U/（kg·h）的维持注射剂量
46~70	1.5~2.3	无须调节剂量
71~90	2.3~3.0	降低 2 U/（kg·h）的维持注射剂量
>90	>3.0	停止注射 1 小时，随后降低 3 U/（kg·h）的维持注射剂量

对于临床上高度可能肺栓塞病例，如无抗凝绝对禁忌证，在进行影像学检查之前，就应该立即给予肝素治疗。当肝素与抗凝血酶Ⅲ结合时，可终止凝血活酶生成和抑制其活性，它也可抑制血小板聚集及脱颗粒，防止活性物质（5－羟色胺等）释放。并促使纤维蛋白溶解，从而中止血栓的生长，及促进其溶解。

2. 低分子肝素（low molecular weight heparin, LMWH）　LMWH 是肝素的短链剂，平均分子量为 4 000 到 6 000，可与 AT－Ⅲ 相结合而产生抗凝作用。LMWH 也是间接凝血酶抑制剂，糖单位数目少于 18 个，不能灭活因子Ⅱa，但可灭活因子Ⅹa，因此抗Ⅹa因子：抗Ⅱa因子比例增大。与肝素相比，LMWH 具有药物吸收完全、生物利用度高（>90%）、生物半衰期较长（3~6 小时），较好的可预测的抗凝剂量－效应关系、血小板减少、大出血发生率低（<1%），根据体重皮下注射（超过 150kg 肥胖者可导致过量，此时应监测抗Ⅹa因子水平），每日一次或两次。由于 LMWH 对因子Ⅹa比凝血酶有较高的亲和力，故不影响 APTT。一般不需要常规监测凝血指标，使用简便，疗效至少与 UFH 相当，理论上 LMWH 优于普通肝素。可应用于肺栓塞和 DVT 的院外治疗，因此从临床抗凝易化角度来讲，已成为临床广泛应用的抗凝药，已经或即将部分取代普通肝素。

LMWH 经皮下注射后有相当高的生物利用度，血清半衰期也较长，可产生预期抗凝反应。而且出血的并发症也较少。同普通肝素相比，LMWH 具有较强的抗凝作用，不影响血小板聚集，不影响微血管通透性。

LMWH 产品的抗凝活性、药代动力学、治疗作用及安全性均存在一定差异。各种 LM-WH 抗Ⅹa：抗Ⅱa 比值不同，药代动力学存在一定差异，因此推荐治疗剂量各不相同，不要互换。但疗效和安全性没有差异，但应注意个体化评价，一般可根据体重确定剂量每日 2 次或 1 次皮下给药，至少 5 天。各种 LMWH 使用方法需参照不同厂家制剂产品说明。使用这些产品除需参考产品说明书外，尚需对其治疗剂量进行个体化评价。常用的 LMWH 有：依诺肝素钠（enoxaparin sodiun，商品名 clexane）、达肝素钠（dalteparin sodium，商品名 fragmin）、那屈肝素钙（nadroparin calcium，商品名：速避凝，fraxiparine）、合托肝素钠（certoparln sodium，商品名 sandoparin）、亭扎肝素钠（tinzaparin sodium，商品名 logiparin）和瑞肝素钠（reviparin sodium，商品名 clivarin）。研究表明 LMWH 无论是按体重调整剂量或给予固定剂量每日 1 次或每日 2 次皮下注射的疗效及安全性与传统使用普通肝素间无差异，而 LMWH 每日 1 次与每日 2 次使用的疗效与安全性也无差异。

LMWH 在无禁忌证情况下绝大多数患者使用安全，一般无须在使用中进行实验室监护，不需常规监测血浆抗Ⅹa因子浓度。但是如果剂量增加，APTT 可延长，出血危险性也可能增加。在重度肥胖者、孕妇、出血高风险者、药物抗凝强度不易监测者和肾功能不全者，特别是肌酐清除率低于 30mL/min 或 LMWH 用量增加时，出血危险性增大，因此应监测血浆抗Ⅹa因子活性，并据以调整剂量，皮下注射 LMWH 后 4 小时是测定抗Ⅹa因子最合理时间，一天 2 次用药的治疗范围是 0.6~1.0U/mL，LMWH 每日一次的靶目标值尚不确定，1.0~2.0U/mL 似乎是合理的，而 APTT 受 LMWH 的影响小，因此不能以 APTT 代表 LIVI-WH 的活性。LMWH 对肝素诱导的血小板减少症患者禁用，对需要进行神经麻醉患者应慎用；对严重肾功能不全患者也不适合，宜选用普通肝素。鱼精蛋白不能完全中和 LMWH 的抗凝治疗。

总之，LMWH 优于普通肝素，与普通肝素有同样的疗效和安全性，而且比较容易使用。

但是，巨大肺栓塞病例和需要迅速逆转紧急临床情况时，首剂应该使用普通肝素进行冲击治疗；随后再应用 LMWH。

3. 维生素 K 拮抗剂（VKA）　为体内间接抗凝血药物，可抑制肝脏环氧化酶，使无活性氧化型维生素 K 不能成为有活性还原型维生素 K，干扰维生素 K 依赖性凝血因子Ⅱ、Ⅶ、Ⅸ、Ⅹ的羧化，使这些凝血因子停留在无活性的前体阶段，因此被作为抗凝维持阶段治疗，也是肺栓塞长期治疗的首选药物。VKA 对已活化的凝血因子无抑制作用。

常用的维生素 K 拮抗剂方案：①华法林（warfarin）：起始剂量 5mg 口服（对于高龄、体弱、营养不良、慢性心力衰竭或肝脏疾病患者起始剂量 <5mg），维持量 2.5mg/d～5.0mg/d；②新抗凝：第 1 天 2～4mg，维持量 1～2mg/d；③双香豆素：第一天 200mg，第二天 100mg，维持量 25～75mg/d。作用缓慢（2～7 天）的华法林等抗凝剂不仅抑制凝血因子Ⅱ、Ⅶ、Ⅸ、Ⅹ的合成，而且抑制蛋白 C 和蛋白 S（生物半衰期较凝血因子Ⅱ等短）的合成，在最初 3～5 天口服期内发挥促凝活性，因此应在使用肝素（或 LMWH）治疗第 1 天开始口服华法林，并与肝素（或 LMWH）至少合用 5 天，而不直接单独应用华法林（否则 VTE 复发率增加 3～4 倍）以达到最大的抗栓效果，防止血栓形成和 VTE 复发。

华法林由于治疗剂量范围窄和个体差异大，应根据国际标准化比值（INR）或血浆凝血酶原时间（PT）常规调整剂量，在用药初期要注意 INR 测定值和变化趋势，目标国际标准化比值（INR）为 2.0～3.0。如果以 5mg/d 起始举例，如服药后第 5 天，INR <1.4，则继续维持原剂量；如 1.4≤INR<1.8 则减量至 4mg/d；如 1.8≤INR≤2.4，则减量至 3mg/d。应当指出，华法林剂量调整后数天 INR 才会变化，故剂量调整不要太频繁。当 INR 稳定在 2.5（2～3）或 PT 延长至 1.5 倍时可停用肝素或 LMWH，单独口服华法林治疗。INR 一般用药后第 3 天测定，因为这时才到达稳定的峰值，在达到治疗水平前，应每日测定 INR，其后 2 周，每周测定 2～3 次，待 INR 情况稳定后每周监测 1 次，若行长期治疗可每 4 周测 1 次，并调整华法林剂量。INR 高于 3.0 无助于提高疗效，却使出血现象增加，对 INR 在 3～4 者平均需停药 2 天（停药后作用可维持 2～5 天），对 INR >4 者，需停药 4～5 天。而 INR 低于 2.0 也达不到抗凝效果。对有出血倾向患者应尽量将 INR 在有效抗凝治疗水平的低限。

口服抗凝剂在肺栓塞 - DVT 确诊后方可使用，其疗程根据 VTE 危险因素决定：因一过性（可逆性）危险因素（如手术创伤）首次发生的 DVT 抗凝 3 个月；ⅤTE 合并恶性肿瘤患者需应用 LMWH 抗凝治疗 3～6 个月。初次发病找不到明确危险因素的特发性 VTE，抗凝时限要长，至少治疗 6～12 个月（还应复查超声了解血栓和 VTE 有无复发情况）。具体抗凝建议是 40 岁男性建议 24 个月，40 岁女性和 60 岁男性 6 个月，≥80 岁者 3 个月，对复发性特发 VTE 应长期或终生抗凝治疗；因抗凝血酶Ⅲ、蛋白 C、蛋白 S 缺乏，因子Ⅴ Leiden 纯合子基因变异而首次发生的 VTE 抗凝治疗 6～12 个月；至少发生过 2 次肺栓塞或 DVT、抗磷脂抗体阳性或具有 2 个以上易栓危险因素患者应该长期甚至终生抗凝治疗；对慢性血栓栓塞性肺动脉高压和深静脉血栓后综合征者，放置腔静脉滤器者也需终生抗凝。总之，充分抗凝治疗可减少肺栓塞、DVT 病死率和复发率，但应定期评价继续无限期抗凝治疗带来的风险。停用抗凝剂应逐渐减量，以避免发生血凝度增加，病情反复。

4. 新型抗凝药物

（1）磺达肝癸钠（fondaparinax）：为一种人工合成的戊糖，属选择性间接凝血因子Ⅹa

抑制剂，戊糖与抗凝血酶结合后，使抑制凝血因子Ⅹa活性的作用明显增强，可减少凝血酶生成从而发挥抗凝作用。自 2001 年在上市后正成为急性肺栓塞－DVT 抗凝治疗（和骨科手术、高危腹部手术预防 VTE）的新型抗凝药，戊糖的优点是起效快速（2 小时），不经肝脏代谢，不与非特异蛋白结合，生物利用度高达 100%，药代动力学稳定，可固定剂量 7.5mg 皮下注射（SC），1 次/d，无须常规实验室监测，使抗栓治疗更加易化；疗效更为优越，至少与 LMWH 相似；由于不引起血小板减少，出血并发症较少，安全性更加优化；此外非动物源性，无病原污染的危险性。但戊糖不能被硫酸鱼精蛋白逆转，目前也尚无方便有效的其他拮抗剂，因此对于可能进行创伤性诊断检查的患者和有出血高风险患者应慎用。戊糖由肾排泄，对有明显肾损害者也应慎用，可通过测定血浆抗Ⅹa 因子水平来监测。

（2）idraparinux：是一种长效的戊糖，间接凝血因子Ⅹa 抑制剂，可一周给药一次，采用不同剂量的 idraparinux 与华法林相比，疗效相似。idraparinux 无剂量－效应关系，而出血发生率则有明显的剂量－反应关系。目前临床应用最小剂量为 2.5mg，皮下注射（SC），每周一次。已应用于 VTE 预防和 DVT 治疗。

（3）水蛭素（hirudin）和阿加曲班（argatroban）：均为凝血因子Ⅱa 直接抑制剂，前者是一种强效的二价直接凝血酶抑制剂，抗凝作用不需要血浆 PATⅢ 的存在，也不引起外周血液血小板减少，出血不良反应少，主要经肾脏清除，半衰期为 60 分钟，抗凝作用优于UFH。对合并血小板减少的 VTE 和 HIT 患者，可使用重组复合物水蛭素，一般先予重组复合物水蛭素抗凝，待血小板升至 $10 \times 10^9/L$ 时再给予华法林治疗。阿加曲班是精氨酸衍生的小分子肽，经肝脏代谢生产多种活性中间产物，能与血栓的凝血活性部位直接结合，对凝血酶诱导的血小板聚集有抑制作用，不引起血小板功能障碍和数量减少，抗凝作用迅速（约30 分钟起效），可用于 HIT 和不能耐受肝素的患者。

5. 特殊情况下抗凝治疗

（1）妊娠期：双香豆素类药物可通过胎盘，有潜在的致畸危险。因此对需长期 VKA 治疗的育龄妇女需注意避孕，而对准备妊娠的女性应经常进行妊娠试验监测，由于妊娠 6～12周时服用华法林 10%～25% 胎儿发生鼻、骨骼和肢体发育不良及中枢神经系统和眼部异常（视神经萎缩、小眼），而 UFH 或者 LMWH 不能通过胎盘对胎儿无影响，因此在妊娠头 3 个月用 UFH 或 LMWH 替代华法林。由于华法林会导致胎儿出血和死亡，以及胎盘早期剥离，在产前 6 周也应禁用 VKA。整个妊娠期间一般多采用 UFH 5～14 天持续静点，然后皮下注射 UFH 直至分娩，使 APTT 维持在治疗范围（因妊娠时Ⅷ因子增加，APTT 可靠性下降，有条件者可测定抗Ⅹa 因子浓度），分娩之前 24 小时可停用肝素。妊娠期间也可给予调整剂量LMWH（根据体重调整剂量如达肝素 200U/kg，qd 或 100U/kg，q12 小时皮下注射）。由于产后发生 VTE 危险性高，因此一旦产科出血停止即应给予 UFH 充分抗凝，在分娩后第 1 天即开始口服华法林，按规定抗凝，产后华法林抗凝至少 6 周。华法林和 UFH 在母乳中分泌极少，因此母乳喂养时可应用。

（2）恶性肿瘤：恶性肿瘤并发 VTE 者的病死率要高于无 VTE 恶性肿瘤患者，故须积极治疗 VTE。推荐初始治疗应用 LMWH 要优于静脉 UFH 和华法林，疗程 3～6 个月，必要时可无限期治疗，直到癌症治愈。两项随机研究比较了 LMWH（克赛和法安明）与华法林（标准强度）治疗各 336 例癌症 VTE 患者的疗效和安全性（疗程分别为 3 个月和 6 个月），结果显示 LMWH 治疗组 VTE 复发率仅为华法林治疗组的一半（10.5% 对 21% 和 8.0% 对

15.7%），严重出血率3%～6%，此外LMWH还有调节肿瘤生长、增殖、浸润、转移和瘤血管生成等抗癌作用。因此对实体肿瘤不管有无转移，经化疗和LMWH（如法安明）联合治疗较单纯化疗效果更好，可延长患者生存期。

（3）围手术期：为避免UFH、LMWH发生最大抗凝作用时间出现在手术后6～8小时，抗凝治疗可在大手术后12～24小时进行，因便于控制抗凝强度，调节剂量和一旦发生出血，可用鱼精蛋白中和，可首选UFH，（肝素不使用首剂负荷量，4小时后检查APTT）。如果手术部位有出血则应推迟抗凝治疗。术后肝素剂量宜比常规剂量略小，抗凝强度较小。治疗中应密切观察患者血压、血小板、血红蛋白以及有无出血情况，尤其是手术部位。危险期后如需要溶栓治疗，必要时可采用介入治疗方法，其适应证：①术后2周内；②导管溶栓取栓；③置腔静脉滤器。

6. 抗凝治疗期间手术或其他侵入性治疗　抗凝治疗期间手术有可能引起出血，但也要防止因手术减少或停止抗凝治疗可能引起的血栓栓塞危险，因此需临时调整华法林用量，在围手术期实施LMWH/UFH的过渡抗凝疗法，对高危患者在术前5天停用华法林，LMWH术前第2、3天，200U/kg，SC，qd，术前1天100U/kg，术前10小时停用，使INR≥1.8。术后12～24小时可继续LMWH，而华法林可在术后晚上重新服用。但对于一般性皮下组织手术（如皮下静脉或动脉穿刺，皮肤治疗）和介入性治疗（如无创伤性内镜检查、小型外科手术）出血低中危患者不需采用过渡抗凝疗法，可低剂量华法林继续抗凝治疗（手术时INR在1.3～1.5），术前4～5天开始减量，术后恢复华法林治疗。对需要紧急手术，术前需快速逆转INR者（如妇女生产）可尽快用维生素K_1（≤5mg口服）中和抗凝剂，只有当INR<1.5时才考虑手术；如要立即重建正常止血效果，可补充新鲜血浆，输入浓缩凝血酶原复合物500～1 500U，或重组因子Ⅶa，可每隔12小时重复维生素K1。为防止高危患者手术后血栓栓塞的发生，可术后谨慎用小剂量LMWH或UFH，但需要密切监测有无术后出血情况。

三、溶血栓治疗

溶栓药物可直接或间接地将纤维蛋白溶酶原转变成纤维蛋白溶酶，迅速降解纤维蛋白，使血块溶解；另外还通过清除和灭活纤维蛋白原、凝血因子Ⅱ、Ⅴ、Ⅷ及系统纤维蛋白溶酶原，干扰血凝；纤维蛋白原降解产物增多，抑制纤维蛋白原向纤维蛋白转变，并干扰纤维蛋白的聚合。溶栓治疗可迅速溶解血栓和恢复肺组织灌注，逆转右心衰竭，增加肺毛细血管血容量及降低病死率和复发率。欧美多项随机临床试验一致证实，溶栓治疗能够快速改善肺血流动力学指标，改善患者早期生存率。国内一项研究也证实对急性肺栓塞患者行尿激酶或rt-PA溶栓治疗＋抗凝治疗总有效率96.6%，显效率42.7%，病死率3.4%，显著优于对症治疗组和单纯抗凝治疗组。美国胸科医师协会已制订肺栓塞溶栓治疗专家共识，对于血流动力学不稳定的肺栓塞患者建议立即溶栓治疗。

总之，纤维蛋白溶解剂可促进静脉血栓及肺血栓的溶解，恢复阻塞的血循环，纠正血流动力学的障碍，是一安全治疗方法。用药后，以右心导管监测患者的血流动力学，发现肺动脉压在90分钟内减低，6小时内获得溶血栓疗法的最佳效果。经远期随诊证明肝素抗凝治疗组患者肺弥散功能与毛细血管血液容积减少，而溶血栓治疗组却均正常。溶血栓治疗的常用药物有链激酶、尿激酶和重组组织型纤维蛋白溶酶原（rt-PA）。

1. 溶血栓治疗（溶栓）的作用机制 ①溶栓疗法可使肺动脉内血栓溶解，改善肺组织血流灌注，逆转右心功能不全，改善肺毛细血管血流量；②溶栓最主要的目的是迅速降低肺动脉压力，改善右心功能，减少或消除对左室舒张的影响，改善左室功能，可使心源性休克逆转，降低病死率；③溶栓可改善肺组织灌注，预防慢性肺动脉高压的形成，改善生活质量和远期预后；④溶解深静脉系统的血栓，可减少栓子来源，减少栓塞复发和由此导致的慢性血栓栓塞性肺动脉高压的发生；⑤溶栓还可通过迅速减少或消除血栓负荷，减少不良体液反应对肺血管和气道的作用。

溶栓疗法的根本目的不在于使栓子溶解了多少，至关重要的是栓子溶解的速度，确切地讲是改善血流动力学的速度，速度就是生命。

2. 溶栓疗法的优越性 在治疗肺栓塞时，溶栓治疗实际上能够溶解血栓，因而比单纯抗凝治疗有以下潜在的优越性：①溶栓治疗能迅速溶解血栓并尽快改善肺循环灌注，使血流动力学和气体交换得以改善；②溶栓治疗也能够溶解深静脉血栓，故能明显减少肺栓塞的复发；③由于能迅速和完全使血栓溶解，因而可防止慢性血管阻塞的发生并降低肺动脉高压的发生率；④溶栓治疗能降低肺栓塞患者的死亡率。

3. 常用溶栓药物

（1）链激酶（SK）：系由 β - 溶血性链球菌所产生，半衰期 < 30 分钟，可促使体内及血栓内的纤维蛋白溶酶原转变为活性的纤维蛋白溶酶，后者具有很强的纤维蛋白水解活力，从而达到溶解血栓的效果。由于人体常受链球菌感染，故体内常有链激酶的抗体存在，首次使用必须输入高剂量的链激酶，以中和抗体。常规治疗方法：SK 150 万 U，2 小时内静脉输入，或 25 万 U 链激酶溶于 100mL 生理盐水或 50% 葡萄糖溶液中，30 分钟左右静脉滴注完，以后保持每小时 10 万 U 水平，连续滴注 24 小时。为预防过敏反应，在用本药前半小时，先肌内注射异丙嗪 25mg 及静脉内注入地塞米松 5mg。如近 2 ~ 3 个月内有链球菌感染者，链激酶可能无效，应及时改为尿激酶。由于 SK 具有抗原性，至少 6 个月内不能重复使用，因为循环抗体可灭活药物，并可引起严重的过敏反应。重组链激酶（recombinant streptokinase，r - SR）抗原性降低。

（2）尿激酶（UK）：是从人尿或人胚肾细胞培养液分离的类胰蛋白酶，有高、低两个分子量型，直接激活纤溶酶原转化成纤溶酶发挥溶解纤维蛋白作用，UK 无抗原性及药物毒性反应。常用方法：常用治疗方案：UK 2 万 U/kg，2 小时静脉滴注，或者 4 400U/kg 10 分钟静注，随后 2 200U/（kg·h），12 小时持续静脉滴注，两种给药方法、疗效、安全性相似。2008 年欧洲心脏病协会推荐方法为：负荷量 4 400U/kg，静脉注射 10 分钟，随后以 4 400U/（kg·h）持续静脉滴注 12 ~ 24 小时；或者可考虑 2 小时溶栓方案：300 万 U 持续静脉滴注 2 小时。

（3）重组组织型纤维蛋白溶酶原激活剂（recombinant tissue - type plasminogen activator，rt - PA）：是一种糖蛋白，用各种细胞系重组 DNA 技术生产，无抗原性，可直接激活纤溶酶原转化成纤溶酶，导致纤维蛋白降解，因较少激活血循环其他系统纤溶酶原，具有高度血栓蛋白亲和力和选择性，无抗原性可重复使用，因此比 SK 或 UK 更具有特异性。剂量：50 ~ 100mg 静脉滴注，时间大于 2 小时。rt - PA 为第二代选择性溶血栓制剂，优点：不会耗尽纤维蛋白原，不会出现全身溶解状态、安全、无过敏。24 小时后 82% 的病例血块溶解，结果优于尿激酶，并发症也明显下降。

（4）瑞替普酶（reteplase，rPA）：新型溶栓药，在国外已开始应用，血栓溶解迅速。用法：10U 负荷量静推，30 分钟后重复 10U。

肝素不能与 SK 或 UK 同时滴注，在溶栓药物输入完毕后，检查 APTT（活化部分凝血活酶时间）或 ACT（活化凝血时间，激活全血凝固时间），待其降至正常对照值 1.5～2 倍时，继续给予肝素抗凝。

4. 溶栓治疗方案　见表 7-3。

表 7-3　急性肺栓塞的溶血栓治疗方案（美国 FDA 批准）

溶栓药物	方案	批准时间
SK 链激酶（Streptokinase）	250 000U 静脉注射（负荷量，注射时间>30 分钟）； 随后 100 000U/h，共 24h	1977
UK 尿激酶（Urokinase）	4 400U/kg 静脉注射（负荷量，注射时间>10 分钟）； 随后 4 400U/（kg·h），共 12～24 小时	1978
rt-PA 重组组织型纤维蛋白溶酶 原激活剂	100mg 静脉注射，注射时间>2 小时	1999

注：以上药物均经周围静脉连续输入。

5. 溶栓疗法的适应证　①2 个肺叶以上的巨大肺栓塞者，无出血倾向；②不论肺动脉血栓栓塞部位及面积大小只要血流动力学有改变者；③并发休克和体动脉低灌注（如低血压、乳酸酸中毒和/或心排血量下降）者；④原有心肺疾病的次巨大肺血栓栓塞引起循环衰竭者；⑤有呼吸窘迫症状（包括呼吸频率增加，动脉血氧饱和度下降等）的肺栓塞患者；⑥肺血栓栓塞后出现窦性心动过速的患者。

美国胸科医师学会循证医学临床概要——抗栓与溶栓指南（第 8 版）中提出："对所有肺栓塞患者，应进行快速的危险分层。对于明确存在血流动力学异常的患者，推荐溶栓治疗，除非患者由于存在出血的风险这一主要禁忌证。由于这些患者可能发生不可逆的心源性休克，溶栓治疗不应该延误。对于某些高危患者，即使无低血压，如经评估出血风险性较小，仍建议给予溶栓治疗。是否采取溶栓治疗取决于临床医师对肺栓塞的严重程度、预后及出血风险的评估。对于大多数肺栓塞患者，并不推荐溶栓治疗"。

临床上如果无绝对禁忌证，所有巨大肺栓塞患者均应接受溶栓治疗。对于血压和组织灌注正常，而有临床和超声心动图显示有右心功能不全的患者（如：次巨大肺栓塞），如果没有禁忌证也可以进行溶栓治疗。但是，如果患者既不是巨大肺栓塞也不是次巨大肺栓塞，则不应该接受溶栓治疗，除非患者存在既往心肺疾病所致的血流动力学异常。总之，溶栓治疗适用于肺栓塞危险度分层中的高危患者，对于大多数肺栓塞患者，并不推荐溶栓治疗。

6. 肺栓塞溶栓治疗的最佳时间窗（optimum time window）　肺组织氧供丰富，有肺动静脉、支气管动静脉、肺泡内换气三重氧供，因此肺梗死的发生率低，即使发生也相对比较轻。肺栓塞溶栓治疗的目的不完全是保护肺组织，更主要是尽早溶解血栓疏通血管，减轻血管内皮损伤，降低慢性血栓栓塞性肺高压的发生危险。既往主张溶栓治疗在肺栓塞发生后 5 天之内进行，现根据 308 例肺栓塞资料研究认为，溶栓治疗可将溶栓时间延长到肺栓塞症状发生后 14 天之内进行。但是，24 小时内溶栓治疗时：86% 的肺栓塞患者，其肺血管灌注可平均增加 16%；如肺栓塞发生 6 日后，溶栓治疗仅能使 69% 的患者肺血管灌注平均改善 8%。因此在急性肺栓塞起病 48 小时内即开始行溶栓治疗能够取得最大的疗效，但对于那些有症状的肺栓塞患者在 6~14 天行溶栓治疗仍有一定作用。

总之，溶栓应在肺栓塞确诊的前提下慎重进行，对有溶栓指征的病例，溶栓越早越好，一般为发病 14 天内，症状 2 周以上溶栓也有一定疗效。但鉴于可能存在血栓动态形成过程，对溶栓时间窗不做严格限定。溶栓治疗结束后，应每 2~4 小时测定 APTT 或 PT，当其水平低于正常值的 2 倍，即应开始规范的抗凝治疗。

7. 溶栓治疗的禁忌证

（1）绝对禁忌证：患有活动性出血及颅内新生物；近 2 个月内有过中风或颅内手术史；对巨大肺栓塞和休克患者则无绝对禁忌证。

（2）相对禁忌证：①2 周内的大手术、分娩、器官活检或不能压迫止血部位的血管穿刺；②2 个月内的缺血性中风；③10 天内的胃肠道出血；④15 天内的严重创伤；⑤1 个月内的神经外科或眼科手术；⑥难于控制的重度高血压（收缩压 >180 mmHg，舒张压 >110mmHg）；⑦近期曾行心肺复苏；⑧血小板计数低于 $100 \times 10^9/L$；⑨妊娠；⑩细菌性心内膜炎；⑪严重肝肾功能不全；⑫糖尿病出血性视网膜病变；⑬出血性疾病；⑭动脉瘤；⑮左心房血栓；⑯年龄 >75 岁。

8. 溶栓治疗的并发症　临床上无论根据何种适应证、采用何种溶栓方案、应用那一种溶栓药，凡接受溶栓治疗的肺栓塞患者都可能有不同程度出血并发症。因此在溶栓治疗前应慎重评价出血的危险，如有无颅内病变、近期手术史，创伤等。根据文献报告，溶栓治疗出血发生率为 5%~7%，致死性出血发生率 1%，颅内出血发生率 1.2%，其中约半数死亡，腹膜后出血隐匿，多表现为不明原因的休克。老年和低体重的高血压患者，可增加颅内出血风险。溶栓治疗的其他并发症可能有发热、过敏反应、低血压、恶心、呕吐、肌痛、头痛。过敏反应可见于用链激酶者。溶栓治疗后，尽量减少血管穿刺的次数，可有效降低出血发生。

溶栓治疗时如患者有创伤性监测时，可达 50%。因此治疗中应避免创伤性监测，动、静脉穿刺必须用小号穿刺针，穿刺后局部应压迫。溶栓前宜留置外周静脉套管针，以避免反复穿刺血管，方便溶栓中取血监测。溶栓治疗前及治疗中应监测血小板、凝血酶原时间、凝血时间、部分凝血活酶时间（APTT）、血浆纤维蛋白溶解活性，如优球蛋白溶解时间及血浆纤维蛋白原浓度。当有显著改变时，应警惕出血的危险。当溶栓疗法结束后，2~4 小时，纤维蛋白溶酶作用才消失，此后再继续肝素抗凝治疗。

溶栓治疗并发症的处理：溶栓治疗的出血并发症为 5%~7%，病死率约为 1%。

（1）危及生命的并发症：其中最为严重的是颅内出血，溶血栓治疗过程中如果患者诉头痛，则应立即采取如下措施：①停止溶栓及抗凝治疗；②立即作头颅 CT 检查，请神经内科及神经外科会诊，判断有无颅内出血，并采取有效措施；③如果经检查后排除颅内出血，则可以继续溶栓治疗。

（2）溶栓时发生大出血：溶栓时出现大咯血、消化道大出血或腹膜后出血，引起出血性休克或低血压状态，并需要输血者为大出血。其中腹膜后出血较快、持续、诊断困难，可危及生命。如停止溶栓后仍继续出血，则除采取上述措施外。请有关科室会诊和处理，决定是否经内镜或手术止血。此外，严重出血时也可予 10% 6 - 氨基己酸 20~50mL，以对抗纤维蛋白溶解剂的作用，更严重者可补充纤维蛋白原或新鲜全血。

（3）溶栓时小量出血：指皮肤、黏膜、显微镜下血尿、血痰或小量咯血、呕血等。体表局部出血，可局部压迫；牙龈渗血可用纱布填塞，鼻出血可用油纱填塞，必要时请有关科室会诊和处理。

9. 溶栓治疗的疗效评价和疗效分析

（1）疗效评价：应注意观察患者的呼吸困难症状是否好转，心率、血压、脉压等血流动力学指标及动脉血气分析指标是否改善，急性右心室扩张表现是否减轻，尤其是具有确诊性质的实验室检查参数变化，如超声心动图、肺通气灌注显像、CTPA、肺动脉造影等栓塞直接征象是否有显著改善。如果临床症状和各种指标改善不明显甚至有恶化可能，应重新评价诊断问题或考虑再次溶栓可能。

（2）疗效分析：溶栓治疗可提高巨大肺栓塞患者的生存率，如休克或（和）低血压患者（收缩压 <90mmHg 或不是由于新发生的心律失常、低血容量、脓毒血症所致血压下降 >40mmHg，并持续 15 分钟以上）。但是，对血压正常及有临床、血流动力学、超声心动图证据具有右心衰竭（次巨大肺栓塞）的患者，溶栓效应并不明显。国外研究表明，肺血管床阻塞小于 50% 及非巨大或次巨大肺栓塞的患者，其病死率小于 5%。这些患者如进行溶栓治疗，收效不多。rt-PA 100mg 2 小时静脉输注所产生迅速的血流动力学改善效应，在重症巨大肺栓塞患者中较为显著。

10. 溶栓治疗的具体操作

（1）溶栓前应常规检查：血常规，血型，活化的部分凝血活酶时间（APTT），肝、肾功能，血气分析，超声心动图，胸片，心电图等作为基线资料，以及其他确诊肺栓塞的实验室资料（CTPA、肺动脉造影、肺通气灌注扫描及超声心动图等），用以与溶栓后资料作对比以判断溶栓疗效。

（2）输血准备，向家属交代病情，签署知情同意书。

（3）使用尿激酶溶栓期间勿同时使用肝素，rt-PA 溶栓时是否停用肝素无特殊要求，一般也不使用。

（4）溶栓使用 rt-PA 时，可在第一小时内泵入 50mg 观察有无不良反应。如无，则序贯在第二小时内泵入另外 50mg。应在溶栓开始后每 30 分钟做一次心电图，复查动脉血气，严密观察患者的生命体征。

（5）溶栓治疗结束后，应每 2~4 小时测定 APTT，当其水平低于基线值的 2 倍（或 <80 秒）时，开始规范化肝素治疗。常规使用肝素或低分子量肝素治疗。使用低分子量肝素时，剂量一般按体重给予，皮下注射，每日 2 次，且不需监测 APTT。普通肝素多主张静脉滴注，有起效快，停药后作用消失也快的优点，这对拟行溶栓或手术治疗的患者十分重要。普通肝素治疗先予 2 000~5 000U 或按 80U/kg 静脉注射，继以 18U/（kg·h）维持。根据 APTT 调整肝素剂量，APTT 的目标范围为基线对照值的 1.5~2.5 倍。

（6）溶栓结束后 24 小时除观察生命体征外，通常需行肺通气灌注扫描、肺动脉造影或 CTPA 等复查，以观察溶栓的疗效。

（7）使用普通肝素或低分子量肝素抗凝治疗时，可同时给予口服抗凝药，最常用的是华法林。华法林与肝素并用通常至少在 5 天，直到国际标准化比值（INR）达 2.0~3.0 即可停用肝素。有些基因突变的患者，华法林 S-对映体代谢减慢，对小剂量华法林极为敏感。INR 过高应减少或停服华法林，可按以下公式推算减药后的 INR 值：[INR 下降 = 0.4 + (3.1 × 华法林剂量减少的%)]，必要时可应用维生素 K 予以纠正。对危急的 INR 延长患者，人体重组Ⅶa 因子浓缩剂迅速地防止或逆转出血。

（8）溶栓疗效观察指标：①症状减轻，特别是呼吸困难好转；②呼吸频率和心率减慢，血压升高，脉压增宽；③动脉血气分析示 PaO_2 上升，$PaCO_2$ 恢复至正常范围；④心电图提示急性右室扩张表现（如不完全性右束支传导阻滞或完全性右束支传导阻滞、V_1S 波挫折，$V_1 \sim V_3S$ 波挫折粗顿消失等）好转，胸前导联 T 波倒置加深，也可直立或不变；⑤胸部 X 线平片显示的肺纹理减少或稀疏区变多，肺血分布不均改善；⑥超声心动图表现如室间隔左移减轻、右房右室内径缩小、右室运动功能改善、肺动脉收缩压下降、三尖瓣反流减轻等。

（9）疗效评价标准：①治愈：指呼吸困难等症状消失，肺通气灌注扫描、CTPA 或肺动脉造影显示缺损肺段数完全消失；②显效：指呼吸困难等症状明显减轻，肺通气灌注扫描、CTPA 或肺动脉造影显示缺损肺段数减少 7~9 个或缺损肺面积缩小 75%；③好转：指呼吸困难等症状较前减轻，肺通气灌注扫描、CTPA 或肺动脉造影显示缺损肺段数减少 1~6 个或缺损肺面积缩小 50%；④无效：指呼吸困难等症状无明显变化，肺通气灌注扫描、CTPA 或肺动脉造影显示缺损肺段数无明显变化；⑤恶化：呼吸困难等症状加重，肺通气灌注扫描、CTPA 或肺动脉造影显示缺损肺段数较前增加。

四、外科治疗

由于内科治疗的进展和手术治疗肺栓塞的效果不理想，现在外科治疗的适应证已大为缩小，现介绍 2 种外科手术方法如下：

1. **肺栓塞取栓术**　适用于危及生命伴休克的急性大块肺栓塞，或肺动脉主干、主要分支完全堵塞，且有溶栓治疗禁忌证或溶栓等内科治疗无效的患者。手术病死率可高达 70%，但可挽救部分患者的生命。但必须严格掌握手术指征：①肺动脉造影证明肺血管 50% 或以上被阻塞，栓子位于主肺动脉或左右肺动脉处；②抗凝或（和）溶栓治疗失败或有禁忌证；③经治疗后患者仍处于严重低氧血症、休克和肾脑损伤。血栓摘除术应在主肺动脉和叶肺动脉内进行，而不可因追求血管造影的结果在段肺动脉中也进行，当血流动力学改善后就应终止操作。

2. **导管取栓术**　是治疗急性肺栓塞最有希望的方法之一。对于危及生命的巨大肺栓塞，体循环低血压，溶栓效果差或有溶栓禁忌证等的肺栓塞患者，在心源性休克发生前应用导管去栓术，可迅速改善肺循环血流动力学，挽救患者生命，改善预后。

3. **腔静脉阻断**　肺栓塞的栓子 85% 以上来源于下肢和盆腔静脉的深静脉血栓。腔静脉阻断术主要预防下肢或盆腔栓子再次脱落入肺循环，以至危及肺血管床。腔静脉阻断的适应证：①下肢近端静脉血栓，但抗凝治疗禁忌或抗凝治疗出现并发症者；②下肢近端静脉大块血栓溶栓治疗前；③经充分抗凝治疗后，但仍有反复发生的肺栓塞；④伴有血流动力学不稳定的巨大肺栓塞，由于反复栓塞，患者处于垂危状态；⑤行导管介入治疗或肺动脉血栓剥脱术者，术后不能应用抗凝治疗；⑥慢性血栓栓塞性疾病合并严重肺动脉高压或肺源性心脏病患者；⑦腔静脉有较大的游离血栓；⑧血栓可能通过潜在的卵圆孔，形成矛盾血栓，栓塞体动脉系统。

腔静脉阻断的方法如下：①下腔静脉结扎术；②下腔静脉折叠术：包括用缝线间隔缝合

或塑料钳夹，本手术病死率为5%以内，术后易发生下肢肿胀、血液淤滞及皮肤溃疡，目前可以作下腔静脉置网术，即在肾静脉至下腔静脉开口之下方，用不可吸收的血管缝线，缝制间隔为1mm的网，这样可滤过由下腔静脉进入肺动脉的致命大血栓，并避免了上述方法的并发症；③下腔静脉伞式过滤器，即从颈内静脉插入特制的器材，直至下腔静脉远端，打开伞式滤器，使下腔静脉部分阻塞，这样3mm以上的栓子即被留滞，但其可发生滤器的脱落、移行及静脉穿孔等危险。上述各种腔静脉的阻断术后，复发率为10%~20%，因术后侧支循环可能增大，栓子能通过侧支循环进入肺动脉，或阻断的器材局部也可有血栓形成，因此术后需继续抗凝治疗，应用可撤离的滤器，如果10天后静脉造影证明远端无血栓则可以撤除滤器。

通常应用下腔静脉滤器的适应证有：①对有抗凝治疗禁忌的肺栓塞患者；②抗凝治疗得当但有严重出血或再发肺栓塞（尤其是中、重度肺动脉高压）危险的患者；③对高危患者（如与介入治疗或外科肺动脉血栓内膜剥脱术并用，中重度肺动脉高压，伴较高部位深静脉血栓形成者，矛盾性栓塞伴深静脉血栓形成的患者）；④髋关节骨折作紧急手术前，也可预防性使用下腔静脉滤器，如果应用可撤离的下腔静脉滤器，植入10天后静脉造影证明远端无血栓则可以撤除下腔静脉滤器。

（王　君）

第八章

重症肺结核患者的监护

重症肺结核是指各型血行播散型肺结核、3 个肺野以上的浸润型肺结核及慢性纤维空洞型肺结核。患者排菌量大、病变活动、病损广泛、机体免疫力低下，随着干酪坏死空洞的形成，肺纤维化、肺气肿和损毁肺等不可逆性病变的增多，容易合并肺感染、咯血、自发性气胸等，极易发生呼吸衰竭。呼吸衰竭是肺结核的严重并发症，是重症肺结核导致多脏器衰竭最早出现的综合征，也是导致患者死亡的主要原因。因此，及时预防和治疗诱发呼吸衰竭的因素是降低重症肺结核死亡率的重要措施。

随着医学科学的发展、加强监护病房（ICU）的建立、先进仪器和设备的利用，为危重患者的抢救提供了安全、有效的保障，提高了重症肺结核患者的抢救成功率。

第一节　重症肺结核 ICU 监测技术及相关概念

重症肺结核患者，病情变化迅速，护士应熟练掌握相关的监测技术及使用方法、指标及临床意义，并动态观察病情变化，从而根据结果对患者进行及时的、完整的、准确的评估，主动积极地采取抢救措施，使患者得到有效救治。

一、呼吸监测

（一）临床观察法

重症结核病患者常伴随肺部呼吸面积减损，而出现不同程度的呼吸困难，监测呼吸变化，可及时做出分析和判断，以便对病情变化做出迅速处理。

1. 异常呼吸模式

（1）潮式呼吸（Cheyne – Stokes 呼吸）：呼吸由浅慢逐渐变为深快，然后再由深快逐渐变为浅慢，之后经过约 20 秒呼吸暂停，再开始重复如上过程，即呼吸呈周期性"浅慢—深快—浅慢—暂停"；呼吸过程中呼吸暂停时间可变，呼吸周期为 30 秒至 2 分钟。潮式呼吸见于结核性脑膜炎导致的中枢神经损害、结核合并糖尿病发生昏迷、结核病合并充血性心力衰竭时。

（2）间断呼吸：又称比奥（Biots）呼吸，不规则的间歇呼吸，一段时间加强呼吸，以后呼吸突然停止后又突然开始呈周期性"深呼吸—呼吸停止"。见于结核性脑膜炎、结核病并发尿毒症时。

（3）深度呼吸：又称库斯莫尔（Kussmal 呼吸）呼吸，快速、规律的深呼吸，呼吸频率超过 20 次/分，见于结核病合并糖尿病酮症酸中毒及出现呼吸性酸中毒时。

（4）Apeustic 呼吸：长时间喘息、吸气后紧跟短的、无效呼气。多见于结核病患者发生大咯血。

（5）Ondine's curse 综合征：属于中枢性睡眠呼吸暂停的一种，原因为呼吸的自主控制对正常呼吸刺激反应衰竭，不能产生自主呼吸，清醒时靠患者主观用力呼吸来维持生命，入睡则呼吸停止，见于脊椎结核患者出现延髓压迫症状时。

（二）仪器监测法

1. 多功能心电监测　根据呼吸时胸廓大小的改变引起两电极间电阻抗的变化来监测呼吸频率和呼吸模式。

2. 测温法　通过置于鼻孔或口处的热敏组件，连续测量呼吸气流的温度来监测呼吸频率和模式。

二、温监测

发热是肺结核病常见症状之一，表示病灶处于活动或恶化、进展阶段。加强体温监测不仅能及时了解病情变化，并可根据情况采取相应的治疗、护理措施。

常用玻璃管汞体温计和电子测温仪两种方法监测体温。

1. 玻璃管汞体温计　临床护理中常用玻璃管汞体温计测温，此方法操作方便、易于消毒，但有无连续性、易碎，以及重症肺结核患者极度消瘦时测皮肤温度不准确等缺点。

2. 电子测温仪　主要有热敏电阻测温器或热电偶测温器，带测温头的导线状温度传感器可以按需要置入不同部位和深度，亦可根据特殊要求将测温头放置于某些导管内，常用于 ICU 中不规则发热的患者。

三、经皮血氧饱和度（SpO_2）监测

重症肺结核患者发生呼吸衰竭和 ARDS 时，监测 SpO_2 不仅能精确调节最低吸入氧浓度、减少氧中毒，并且能确定患者行机械通气的时机，选择合适的通气方式，为呼吸机撤离和拔除气管导管提供参考。

（一）检测方法和原理

经皮监测氧饱和度是一种无创性连续监测动脉血氧饱和度（SaO_2）的方法，将传感器至于患者的手指、脚趾、耳垂或前额处后，传感器根据氧合血红蛋白和解氧血红蛋白在红光和红外光场下有不同的吸收光谱的特性，获取血氧饱和度数值。

（二）监测意义

脉搏血氧饱和度法所测得的血氧饱和度（SpO_2）与患者即刻的实际动脉血氧饱和度（SaO_2）有很高的相关性，正常值 >95%。SpO_2 监测可用于评估患者对呼吸机治疗、吸痰和撤呼吸机等的反应。

（三）影响因素

SpO_2 监测具有无创、连续、方便、快捷等优点，但监测时应注意避免影响因素，尽可

能获得准确的临床信息。

1. 仪器因素　探头脱落、仪器故障。

2. 患者因素　各种原因引起的外周血管强烈收缩，末梢组织搏动性血流减少，读数不稳定；贫血或血液过度稀释的患者动脉搏动信号明显减弱；指甲油、增厚性灰甲、指端有血痂，均影响透光度，使读数受到影响。

四、动脉血气分析监测

动脉血气监测有着非常重要的临床意义，根据血气分析结果能帮助判断患者有无呼吸功能障碍和酸碱平衡紊乱，为及时采取有效治疗、护理措施提供重要依据。

（一）正常值及临床意义

1. 动脉血氧分压（PaO_2）　指物理溶解于动脉血液中的氧产生的张力，正常值为 80 ~ 100mmHg（10.7 ~ 13.3kPa），随年龄增长而降低。动脉血氧分压低于 80mmHg（10.7kPa）称为低氧血症，低于 60mmHg（8.0kPa）为呼吸衰竭的诊断依据，低于 40mmHg（5.33kPa）提示细胞代谢缺氧，严重威胁生命。

2. 动脉血二氧化碳分压（$PaCO_2$）　指物理溶解于动脉血液中的二氧化碳产生的张力，正常值为 35 ~ 45mmHg（4.67 ~ 6.0kPa）。动脉血二氧化碳分压由肺调节，通气不足时动脉二氧化碳分压升高，出现呼吸性酸中毒；通气过度时动脉血二氧化碳分压降低，出现呼吸性碱中毒。

3. 酸碱值（pH）　pH 为血液中氢离子浓度的负对数，正常值为 7.35 ~ 7.45。碱中毒，pH > 7.45；酸中毒，pH < 7.35。

4. 动脉血氧含量（CaO_2）　指 100mL 动脉血氧中所含氧的毫升数，正常值为 8.55 ~ 9.45mmol/L（19 ~ 21mL/dl），临床意义与动脉血氧分压基本相似，但动脉血氧分压不受血红蛋白含量影响，而动脉血氧含量受血红蛋白的影响。

5. 动脉血氧饱和度（SaO_2）　指单位血红蛋白含氧百分数或与氧结合的血红蛋白百分数，正常值为 93% ~ 99%。SaO_2 增高常见于原发性或继发性红细胞增多症、氧中毒，降低常见于缺氧血症。

6. 碳酸氢根（HCO_3^-）　HCO_3^- 反映血液中的重碳酸氢盐浓度，代表碱性，由肾调节，正常值为 22 ~ 28mmol/L。增高为代谢性碱中毒；降低为代谢性酸中毒。

7. 剩余碱（BE）　BE 反映缓冲碱的变化情况，正常值为 ±3mmol/L。BE 正值增加提示代谢性碱中毒，BE 负值增加提示代谢性酸中毒。

（二）影响因素

（1）正确采集动脉血液：标本采集的正确与否直接影响患者的诊断和治疗。

（2）发热或体温过低的患者应注明当时的体温，体温对 pH、PaO_2、$PaCO_2$ 都有影响。

（3）避免空气进入注射器内，以免影响监测结果。

（4）送检时注明吸氧浓度或呼吸机条件，否则所测得数据没有参考价值。

（5）不能及时送检时，应放在零摄氏度冰盒内保存，最长不能超过 2 小时。

五、机械通气时的呼吸功能监测

机械通气时需密切观察呼吸机显示屏上的各项参数。

1. 潮气量（tidal volume，VT） 是指平静呼吸时每次吸入或呼出的气量，正常成人一般为 8～10mL/kg。机械通气时，可分为吸气潮气量和呼气潮气量，呼气潮气量通常按 8～12mL/kg 调节。当呼气潮气量与吸气潮气量相差 100mL 以上时，应检查管路有无漏气。潮气量增加多见于结核性脑膜炎导致的中枢系统病变、呼吸性酸中毒；潮气量减少多见于肺结核合并呼吸肌无力、肺部感染、肺纤维化、肺水肿、血气胸及损毁肺等。

2. 通气频率（respiratory rate，RR） 是指每分钟内机械通气的次数，反映呼吸周期的长短。重症肺结核患者的呼吸频率在设定时通常按健康人的频率调节。成人：14～20 次/分；儿童：16～25 次/分；婴儿：28～30 次/分。

3. 每分钟通气量（ventilation in liters per minute，V） 每分通气量 - 通气频率×潮气量。即每分钟通气与通气频率、潮气量成正比，通气频率和潮气量成反比。正常人为 5～7L/min，若大于 10L/min 则提示通气过度，若小于 3L/min 则提示通气不足。

4. 吸入氧浓度（FiO_2） 应尽量以最低的吸入氧浓度维持 PaO_2 在正常范围，通常调节吸入氧浓度在 40% 左右。对因缺氧而垂危的患者，可给 80% 或纯氧，持续时间应小于 6 小时，避免氧中毒。

5. 吸气时间（time of inpiratory，TI） 是指吸气气流开始至呼气开始的这段时间。

6. 呼气时间（time of expiratory，TE） 是指呼气开始至吸气气流开始的这段时间。

7. 吸/呼时间比值（inpiratory/expiratory，I/E） 是指吸气时间与呼气时间的比值。使 PaO_2 和 $PaCO_2$ 保持在一定范围内。I/E 比值大，意味着吸气时间延长，即吸入气体在肺泡内保留时间延长，使肺泡氧合作用增加。正常情况下为：I/E = 1 :（1.5～2.5）（平均为 1 : 2）。

8. 触发灵敏度（trigger） 是在使用呼吸机通气方式时，靠患者自主吸气的初始动作使吸气管路中产生负压，被呼吸机中特定的传感器感知而同步协调地启动呼吸机行机械通气。这种感知域称为触发灵敏度。触发灵敏度只用于辅助通气和自主呼吸。在控制通气时与触发灵敏度无关。通常用于辅助通气和自主呼吸时的灵敏度为 - 2～-1cmH_2O（$1cmH_2O$ = 0.098kPa）。

六、人工气道气囊压力监测

气囊压力是决定气管黏膜压迫性损伤的主要因素，因此，临床上应严密监测套囊压力。气囊充气后，压迫在气管壁上，达到密闭固定的目的，保证潮气量的供给、预防口腔和胃内容物的误吸。但充气量过大、压迫气管黏膜过久，会影响该处的血液循环，导致气管黏膜损伤，甚至坏死。气管的毛细血管压力在 20～30mmHg（2.67～4.0kPa），达 22mmHg（2.93kPa）时可见对气管血流具有损伤作用，在 37mmHg（4.93kPa）时可完全阻断血流。临床上常采用最小闭合容量技术和最小漏气技术，以确定理想的气囊容积和压力。

1. 最小闭合容量技术 是指气囊充气后，在吸气时无气体漏出。将听诊器置于气管处，向气囊内注气直到听不到漏气声为止。然后抽出 0.5mL 气体，可闻及少量漏气声。再注气，直到吸气时听不到漏气声为止。

2. 最小漏气技术　气囊充气后，在吸气时有少量气体漏出。将听诊器置于气管处，向气囊内注气直到听不到漏气声为止。然后抽出气体，从 0.1mL 开始，直到吸气时听到少量漏气为止。

（牛俊瑞）

第二节　机械通气治疗的观察与护理

机械通气（mechanical ventilation）是利用呼吸机把气体送入及排出肺部的一种技术。随着结核病患者病情加重，使呼吸生理负荷加重，机体不能代偿，最终出现肺泡通气不足、弥散功能障碍和通气/血流比例失调，导致呼吸衰竭。肺结核所致呼吸衰竭有其病理生理上的特征，其不同于慢性阻塞性肺病引起的、以通气障碍为主的呼吸衰竭，肺结核既引起肺组织的实质性破坏，又引起气道解剖结构的变化，导致气道引流不畅，常表现为换气和通气功能双重障碍，临床以严重缺氧和二氧化碳潴留多见。建立人工气道，行肺保护性通气策略的机械通气治疗是治疗肺结核呼吸衰竭的重要措施。

一、机械通气的适应证与禁忌证

（一）适应证

1. 低氧血症

（1）结核病合并肺水肿和肺不张导致的低氧型呼吸衰竭患者，可进行面罩无创正压通气。

（2）结核病患者经保守治疗无效的严重低氧血症。

2. 肺结核病灶进展导致的肺泡通气不足

（1）肺泡通气不足导致动脉血 pH < 7.30。

（2）肺泡通气不足，患者呼吸做功明显增加，有呼吸衰竭的可能。

3. 重症肺结核患者合并其他疾病导致呼吸肌疲劳　肺结核并发 COPD、肺心病等引起呼吸做功增加，应在出现氧合障碍前进行机械通气。

（二）相对禁忌证

由于肺结核所致呼吸衰竭有其病理生理上的特征性，长期以来，肺结核被列为机械通气的禁忌证。随着机械通气技术的发展，使用呼吸机的禁忌证越来越少，而这些禁忌证也只是相对禁忌。在某些情况下，应先做必要处理再行机械通气。

1. 肺结核合并张力性气胸　肺结核是发生自发性气胸的主要病因，张力性气胸患者应先进行胸腔闭式引流，再进行机械通气。对于严重低氧血症的患者，缺氧随时可能导致心搏骤停，可在行机械通气给氧的同时放置胸腔闭式引流管。

2. 肺结核合并肺大疱　肺大疱多发生于中老年肺结核患者，伴有肺大疱的呼吸衰竭患者，在应用机械通气时，应适当降低气道峰压，降低限压水平，并避免应用呼气末正压。在通气过程中，应严密观察患者呼吸形态的改变、持续脉搏血氧饱和度监测，并经常进行肺部听诊，及早发现气胸。若发生气胸，应尽快行胸腔闭式引流术。

3. 肺结核误吸导致的呼吸衰竭　肺结核大咯血时，不宜立即行机械通气，以免将血块压入小支气管而发生阻塞性肺不张。应在开放气道后，首先使用简易呼吸器以小潮气量、长吸气时间、高氧流量供气几次后，吸引误吸物。反复实施，尽量将误吸物清理干净后，再进行常规通气。

二、可能存在的护理问题

（1）清理呼吸道无效。

（2）焦虑。

（3）语言沟通障碍。

（4）有感染的危险。

（5）有皮肤完整性受损的危险。

（6）自理能力缺陷综合征。

（7）睡眠形态紊乱。

（8）便秘。

（9）腹泻。

（10）不舒适。

（11）有呼吸功能异常的危险。

（12）营养失调低于机体需要量。

（13）有传播感染的危险。

（14）口腔黏膜改变。

（15）社交隔离。

（16）有误吸的危险。

三、机械通气患者的护理

肺结核患者的肺组织破坏严重，肺功能代偿极为低下，对气道压和肺内压变化耐受性差，不仅会出现呼吸机相关的气压伤，更会导致原有感染加重引发多器官功能衰竭（MOF）。因此，加强机械通气患者的观察与护理对提高疗效和减少并发症至关重要。

（一）机械通气患者的临床观察

应观察患者意识状态、体温、脉搏、呼吸、血压、尿量、痰、胸部体征、皮肤、血气等变化。

1. 意识状态　观察患者是处于清醒、浅昏迷或深昏迷状态。

2. 呼吸　密切监测患者自主呼吸的频率、节律与呼吸机是否同步。

3. 胸部体征　观察两侧胸廓动度、呼吸音是否对称，一侧无呼吸音常提示气管插管进入一侧气管或有肺不张、气胸等情况，特别要注意年老体弱、极度消瘦的患者。

4. 脉搏　当气道内压力增高、回心血量减少时，可引起血压下降、心率反射增快。

5. 血压　呼吸机正压通气尤其是加用呼气末正压（PEEP）时，胸腔内压升高、外周静脉回流减少、心排血量降低、血压下降。

6. 体温　体温升高是感染的一种表现，也意味着氧耗量及二氧化碳的增多；体温下降伴皮肤苍白、湿冷，则是休克的表现，应找出原因，采取相应措施。对于长期发热的结核病患者，要持续监测体温变化，及时对症处理。

7. 尿量　由于心排血量减少和血压下降，可引起肾血流灌注减低，血中血管升压素、肾素和醛固酮水平升高，使尿液的生成与排出减少，对肾结核患者应观察有无血尿、脓尿。

8. 皮肤　皮肤潮红、多汗和表浅静脉充盈，提示有二氧化碳潴留；肤色苍白、四肢末梢湿冷，提示有低血压、休克或酸中毒的表现。在机械通气过程中，如出现表浅静脉充盈、怒张，提示周围静脉压增高、循环阻力增加，应及时通知医生，对呼吸机参数进行调节。重症结核病患者营养不良，皮肤抵抗力差，应预防压疮的发生。

9. 痰的观察　根据痰量、颜色及性状的改变，正确判断病情变化并采取相应的治疗措施。

（二）维持安全及有效的通气治疗

（1）机械通气时最重要的是维持连续性及紧密性，以确保患者获得足够的供氧和通气。

（2）为确保体弱患者在发生意外时及早得到抢救，呼吸机报警系统要保持启动。

（3）护士床旁监测，以防发生意外；观察患者是否因病情恶化或机械障碍引起呼吸窘迫和呼吸衰竭。

（4）床旁要有简易呼吸器、吸痰装置及其他急救用品，以便急救使用。

（5）躁动的患者，必要时给予束缚，以防患者在无意中拔除气管插管发生生命危险。

（三）维持足够的供氧及通气

（1）按医嘱设定呼吸机参数，随时检查保证呼吸机未被意外改动。

（2）留置胃管，及时引流胃内过多的空气和液体，以减轻胃胀，增进肺部扩张。

（3）使用加湿器，以防因气道分泌物过多而产生气道阻塞，配合胸部物理治疗促进患者气道内分泌物排出。

（4）机械通气期间，遵医嘱使用镇静剂和止痛剂，以减少患者的焦虑及不适。

（5）根据病情定时为患者变换体位，防止压疮和坠积性肺炎。

（四）加强气道管理，保持呼吸道通畅

1. 病室环境　病室空气流通，保持室内温度 24℃ ±1.5℃，湿度 60%~70%，每日用含氯消毒液擦拭病房日用品及房间地面。

2. 套管的固定

（1）插管后摄胸片，确定插管位置，插管尖端应位于隆突上 2~3cm。

（2）记录插管外露长度：经口插管者应从门齿测量，经鼻插管者应从外鼻孔测量。

（3）固定好插管位置后，每班测量 1~2 次并记录。

（4）用通透性良好的水胶型皮肤贴膜将导管固定于鼻部。

（5）气管切开伤口不宜过大，否则导管易脱出。

（6）对神志不清、躁动不安的患者应给予适当的肢体约束，必要时应用镇静剂，尽量减少患者头部的活动或强调头颈部一致转动。

（7）固定带的松紧以容纳一个手指为宜。

3. 气囊的管理

（1）气囊压力保持在 22mmHg 以下，防止气管内壁受压坏死。

（2）气囊放气前、后，应分别及时吸尽口腔、气道及气囊上的分泌物。

（3）进食时，不宜采用最小闭合技术和最小漏气技术，而应将气囊充分充气，患者取

半卧位，防止误吸。

4. 人工气道的湿化　建立人工气道后，使患者失去鼻腔等上呼吸道对吸入气体的加湿、加热作用，气体直接进入气道，并且机械通气时被送入流速、容量较大的气体，使呼吸道失水、痰液变黏稠，损伤黏膜纤毛运动系统的功能，使痰液不易排出，甚至阻塞人工气道。

（1）蒸汽加湿、加温：吸入气温一般 32～34℃，若在 32℃ 以下，气温不足，达不到湿化的目的；若温度在 40℃ 以上，会造成气道损伤。

（2）气道内直接滴注加湿：无论持续或间断机械通气治疗，一般吸痰前、后均应向气道内注入湿化液，以利于分泌物的吸出。根据分泌物的黏稠程度及性质，湿化液可分为蒸馏水、生理盐水、2%～4% 碳酸氢钠溶液或稀释的抗生素等。气道内湿化应掌握"适度"二字，根据痰液的黏稠度湿化气道。

（3）温-湿交换过滤器：呼出气体中的热量及水分可部分进行循环吸入，减少呼吸道失水并对吸入气体进行适当加温，减少气道失水和散热，降低痰栓发生率。

5. 吸痰　建立人工气道后的患者，因失去会厌作用，咳嗽反射减低，使咳痰能力丧失，应及时吸出痰液，保持呼吸道通畅。但肺结核合并咯血时，应在咯血停止 12 小时内尽量避免吸痰过频以免血压波动诱发咯血。

（1）吸痰前必须预充氧。机械通气患者，给予纯氧吸入 3～5 分钟。

（2）吸痰管插入过程中不能带负压，以避免过度抽吸致肺萎陷。

（3）吸痰动作要轻快，每次吸痰时间不宜超过 15 秒，每次吸引间期应吸入纯氧。

（4）吸痰过程中应密切监测心电、血压和脉搏血氧饱和度。一旦发生异常，应立即停止吸痰，并吸入纯氧。

（5）在整个吸痰过程中应严格遵守无菌操作。

（6）气道分泌物的吸引应掌握指征，患者有分泌物潴留的表现时再进行吸引。过多吸痰会刺激气管黏膜，反而使分泌物增加。

（7）吸痰管的外径以能顺利插入的最大外径为妥，一般应略小于人工气道内径的 1/2。

（8）吸引时负压不得 >50.7mmHg（6.7kPa），以免损伤气道黏膜，尤其对结核病合并支气管哮喘患者，应避免吸引时的刺激，以免诱发支气管痉挛。

（五）维持足够的心脏排血量及组织灌注

（1）间歇正压通气能够令胸腔内的压力增大，导致心脏受压，心脏的回流、输出以至组织灌流因而减少。

（2）监测患者的血压、脉搏、心电示波、尿量及外围组织灌流，及早发现病情变化。

（六）营养支持

重症肺结核患者常伴有营养不良、免疫功能低下，使病情进展和恶化，在治疗过程中要确保肠外或肠内营养的顺利供给，补充足够营养，增强免疫功能，减少负氮平衡，以利于组织的修复。

1. 肠外营养的护理　肠外营养通常是由静脉供给机体所需的营养物质，以维持机体合成代谢和生长发育的一种方式，又称全静脉营养，通常采用 PICC、CVC 的输液方式。凡存在严重营养不良、评估 2 周内无法正常进食者均可采用全静脉营养支持。

（1）营养液输注时的护理：密切观察静脉营养液输注过程中的不良反应。输注速度过快或过慢而引起高血糖或低血糖，如低血糖时患者可表现心慌、出汗、饥饿感，高血糖时患者可有口渴、多尿、重度脱水、神志淡漠等。应及时识别，并迅速采取措施，防止病情发展。

（2）静脉导管的护理：严格无菌操作，做好 PICC、CVC 的置管与维护。输注过程中密切观察导管有无弯曲打结、渗液、堵塞等。

2. 肠内营养的护理　与肠外营养（PN）相比，肠内营养更符合生理状况，能维持肠道结构和功能的完整性，费用低、使用和监护简便、并发症较少且易处理。只要患者胃肠道功能完整或具有部分胃肠道功能，就可以选择肠内营养。

（1）按医嘱配制营养制剂，无菌操作、配制后置冰箱内保存，输注前分次从冰箱内取出在室温下复温，注意不能煮沸加热。

（2）肠内营养应遵循从少到多、由慢到快和由稀到浓循序渐进的原则，使肠道有一个更好的适应过程，避免发生腹泻而导致脱水等并发症的发生。

（3）制剂以室温或接近人体温度 37℃ 左右为最佳。在寒冷的冬天可通过电子加温器或热水袋等加温，夏天室温即可。

（4）鼻饲前应先吸痰，鼻饲后，应尽量避免气管内吸痰。因为吸痰时患者会因反射性呛咳致腹压骤然升高，胃内容物容易反流而导致误吸。管饲过程中，头部应抬高 30°～45°，防止胃食管反流。输注速度应从低速开始，间歇输注法每次 100～200mL，间歇时间为 2～4 小时；而连续输注法用输注泵控制 20mL/h 逐渐增加至 100mL/h。

（5）每日输注完毕，用温开水冲洗管道，避免堵塞，并应严格执行无菌操作。管饲用的输注管及注射器每 24 小时更换。每瓶营养液（500mL）悬挂输注时间 < 8 小时，营养液开启后应马上使用，如暂不使用，需置于冰箱内（2～10℃）保存并在 24 小时内使用。

（6）对应用肠内营养支持的患者必须在代谢与营养两方面进行周密的监测，以便及时发现或避免并发症的发生。

（7）注意观察排便情况，若发生腹泻应及时调整输注的温度、速度、浓度、剂量，并对症处理，若出现粪便干结、便秘则可适当增加纤维素含量，服用乳果糖口服液等药物辅助治疗。

（七）预防感染

（1）严格执行洗手卫生规定、无菌操作原则，减少院内交叉感染。

（2）监测、控制院内感染 ICU 患者院内感染概率比其他院内患者高出 3 倍，致病菌如铜绿假单胞菌、大肠杆菌、金黄色葡萄球菌、真菌等耐药性很强，故微生物感染的监测及控制尤其重要。对排菌的结核病患者应严格执行消毒、隔离制度，定期做空气培养。

（3）长期带机者应每周更换呼吸机管路，减少不必要拆卸呼吸机管道，以防管路内的细菌播散到病房中。

（4）正确运送和管理患者的检验标本及医疗、生活垃圾。

（八）加强基础护理

1. 口腔护理　及时清除口腔内分泌物，保持口腔清洁、无异味。

2. 眼部护理　定时为患者滴眼药水，帮助患者闭眼，以防止眼睛受损。

3. 皮肤护理　保持患者的皮肤清洁、干燥，经常变化体位，按摩皮肤受压部位，以防发生压疮。

4. 排泄护理　观察患者排泄功能是否正常，找出原因，对症处理。每周更换尿管，观察尿道口周围有无异常，晨、晚间护理时给予会阴冲洗，便失禁患者及时清洁肛周，防止淹红。

5. 肢体护理　定时为患者活动肢体，穿抗栓塞长袜以免发生下肢静脉栓塞。

（九）心理支持

（1）患者焦虑时，护士应给予适当的心理安慰和支持。

（2）对不能进行语言沟通的患者，应用纸和笔或利用眼神及肢体语言交流。

（3）钟表放在患者视线所及范围内，帮助患者建立准确的时间定向力。

（4）提供舒适的环境，室内安装柔和的灯光，保持安静，控制病室的湿度和温度。

四、机械通气并发症的观察

肺结核的机械通气宜采用低潮气量、低吸气压、低通气频率的肺保护性通气策略，正确调节呼吸机参数，既保证有效的通气量又可避免机械通气的并发症。

1. 机械通气诱发肺的损伤　目前认为造成肺损伤主要来源于三个方面：

（1）肺泡过度膨胀和肺泡压异常增高，造成炎症和肺泡－毛细血管膜通透性增加。

（2）肺泡反复扩张和萎陷所产生的剪切力，同样造成炎症和肺泡－毛细血管膜通透性增加。对于合并 ARDS 的结核病患者，这种损伤机制可能更加突出。

（3）机械通气也可以导致肺脏炎症反应。

2. 气压伤在正压通气时，肺泡破裂后气体透过支气管鞘外渗至肺间质、纵隔、心包、胸膜腔和皮下组织，称为气压伤。当气道峰压高于 $40cmH_2O$ （3.92kPa）时，气压伤危险性增高。机械通气的肺结核患者突然出现血流动力学不稳定，应该高度怀疑张力性气胸。

3. 对体循环的影响　正压通气增加胸腔内压，使静脉回流受阻、右心室前负荷降低。同时，肺泡压超过肺静脉压时，将造成肺循环阻力升高、右心室后负荷增加。这两个因素导致右心排血量降低。

4. 对脑血流的影响　PEEP 使颈内静脉回流受阻、颅内压升高，加上 PEEP 造成平均动脉压降低，导致脑灌注压降低。对于结核性脑膜炎患者，在进行机械通气支持的同时，应监测颅内压力，目的是对脑血流灌注进行评估。

5. 呼吸机相关性肺炎（ventilator associated pneumonia，VAP）　多与人工气道套囊周围分泌物的误吸相关，因此 VAP 更可能是人工气道相关性肺炎，使机械通气患者发生 VAP 的危险性增高。

五、呼吸机报警的观察与处理

常见呼吸机报警：

1. 低压报警（low pressure alarm）

（1）检查呼吸管路是否脱开。

（2）检查是否漏气：包括人工气道（尤其是气囊）、呼吸机回路。

（3）若连接近端压力传感器，检查是否脱开、是否阻塞。

（4）检查压力报警线设定是否合适。

2. 高压报警（high pressure alarm）

（1）检查人工气道是否完全阻塞。

（2）观察患者是否咳嗽。

（3）检查气道内是否有分泌物积聚。

（4）检查患者是否咬管，人工气道是否打折，呼吸回路是否通畅。

（5）检查气道阻力是否增高，顺应性是否降低。

（6）检查是否存在人机失调。

（7）检查是否存在内源性PEEP。

（8）检查呼吸阀的工作是否正常。

3. 低呼气末正压/持续气道正压报警（low PEEP/CPAP alarms）

（1）检查低PEEP报警线的设置是否低于PEEP水平。

（2）观察患者是否表现为用力吸气。

（3）其余检查同低压报警。

4. 窒息报警（apnea alarm）

（1）检查患者的呼吸是否停止。

（2）检查窒息报警设置是否合适。

（3）检查触发设置是否合适，患者是否可成功触发呼吸机送气。

（4）检查是否存在漏气。

（5）检查压力和流量传感器的工作是否正常。

5. 气源或电源报警（low source - gas pressure or power input alarm）

（1）检查气源压力和气源连接。

（2）检查供电和电源连接。

（3）检查保险丝。

（4）尝试报警复位（按压reset键）。

（5）上述处理后持续报警，应更换呼吸机。

六、呼吸机的消毒

肺结核患者使用后的呼吸机及管路应严格消毒，以避免交叉感染。

（一）呼吸机的外表面

呼吸机的外表面包括界面、键盘、万向臂架、电源线、高压气源等。应用湿润的纱布擦拭即可（每日一次）。污染严重和呼吸机用毕消毒时，须用医用酒精擦拭，触摸屏式操作面板，应用湿润的纱布擦拭即可（每日一次），切勿使液体进入呼吸机内部。

（二）呼吸机外置回路

呼吸机外置回路包括呼吸机管路、湿化器、集水杯、雾化器等。

1. 手工清洗消毒方法、步骤及要点

（1）医护人员在清洗、消毒前应穿戴必要的防护用品，如口罩、帽子、手套、防溅屏、防护镜等。

（2）彻底拆卸呼吸机外置管路的各处连接，仔细检查管道内有无痰痂、血渍及其他污染残留。

（3）将拆卸下的管路在浓度 2 000mg/L 的有效氯消毒液中浸泡 30 分钟后捞出，清水冲洗、控干。管路中如有痰痂或血渍等脏物，需在专用的水槽中用鲁沃夫 75mL＋20 000mL 水浸泡 2 分钟后捞出，清水冲洗、控干，然后在 500mg/L 有效氯消毒液中浸泡 15 分钟后捞出，用流动水冲净、控干。控干后的管路使用管路消毒机消毒 45 分钟后放入清洁袋内，并在清洁袋上标明管路使用期限（一周），放入清洁柜内保存。浸泡时要将其全部浸泡在消毒液中，管路不应有死弯，中空物品腔内不应有气泡存在。

（4）呼吸机使用过程中，装有过滤纸的湿化器应更换内衬过滤纸并及时更换湿化液（使用中的呼吸机湿化器内的湿化液应每天更换，以减少细菌繁殖）。为避免病原微生物的生长、繁殖及呼吸机被腐蚀、损坏，每次使用后应倒掉湿化器内的液体，浸泡消毒、晾干备用。

2. 用清洗消毒机清洗消毒方法、步骤及要点

（1）医护人员在清洗、消毒前应穿戴必要的防护用品，如口罩、帽子、手套、防溅屏、防护镜等。

（2）戴手套将呼吸机外置回路的部件完全拆卸，各部件按清洗消毒机厂商操作说明所述方法放置，若呼吸机外置回路上有血渍、痰痂等污物，先用鲁沃夫 75mL＋20 000mL 水浸泡 2 分钟后，再放入清洗消毒机内清洗。

（3）正确放置呼吸机外置回路后，按照清洗消毒机厂商的说明选择适宜的程序进行清洗、消毒。清洗消毒机最低温度至少应达到 85～90℃，维持时间至少 5 分钟。

（4）呼吸机清洗、消毒、烘干自动完成后，装入清洁袋内干燥保存备用。

（牛俊瑞）

参考文献

[1] 赵建平. 呼吸疾病诊疗指南 [M]. 北京：科学出版社，2016.

[2] 李万成，姜轶. 微创呼吸病学 [M]. 成都：四川科学技术出版社，2016.

[3] 韩颖萍，李俊，刘勤社. 实用呼吸病临床手册 [M]. 北京：中国中医药出版社，2016.

[4] 杨岚，沈华浩. 呼吸系统疾病 [M]. 北京：人民卫生出版社，2015.

[5] 吴丛山，李勋光，顾锋，等. 呼吸系统疾病的检验诊断与临床 [M]. 上海：上海交通大学出版社，2016.

[6] 王辰. 呼吸与危重症医学 [M]. 北京：人民卫生出版社，2015.

[7] 胡建林，杨和平. 呼吸疾病鉴别诊断与治疗学 [M]. 北京：人民军医出版社，2015.

[8] 林典义. 呼吸内科疾病诊疗新进展 [M]. 西安：西安交通大学出版社，2015.

[9] 白春学，蔡柏蔷，宋元林. 现代呼吸病学 [M]. 上海：复旦大学出版社，2014.

[10] 朱惠莉，任涛，贝政平. 呼吸系统疾病诊疗标准 [M]. 上海：上海科学普及出版社，2014.

[11] 李云霞，王静. 呼吸系统疾病 [M]. 北京：人民卫生出版社，2014.

[12] 曾勉. 呼吸治疗及临床应用 [M]. 北京：科学出版社，2014.

[13] 罗彬，吴海峰，唐全. 呼吸系统疾病诊疗技术 [M]. 北京：科学出版社，2014.

[14] 梁群. 呼吸重症疾病的诊断与治疗 [M]. 北京：人民卫生出版社，2014.

[15] 刘又宁. 呼吸内科学高级教程 [M]. 北京：人民卫生出版社，2014.

[16] 王红阳，李球兵，刘飒. 呼吸内科并发症诊疗学 [M]. 北京：科学出版社，2013.

[17] 吕坤聚，等. 现代呼吸系统危重症学 [M]. 北京：世界图书出版公司，2013.

[18] 朱毅. 最新呼吸科疾病诊疗指南荟萃 [M]. 南京：东南大学出版社，2013.

[19] 黄金银，倪晶晶. 呼吸系统疾病病人护理 [M]. 杭州：浙江大学出版社，2014.

[20] 吴小玲，万群芳，黎贵湘. 呼吸内科护理手册 [M]. 北京：科学出版社，2015.

[21] 钮美娥，钱红英. 呼吸系统疾病护理实践手册 [M]. 北京：清华大学出版社，2016.

[22] 赵艳伟. 呼吸内科护理工作指南 [M]. 北京：人民卫生出版社，2016.